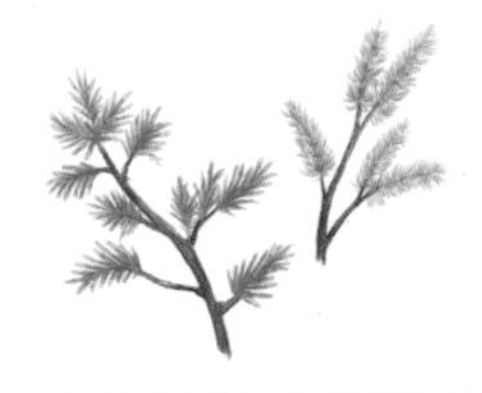

日本超人氣新修版

芳療植物圖鑑聖經

113種芳療植物介紹

&48款生活香氛配方

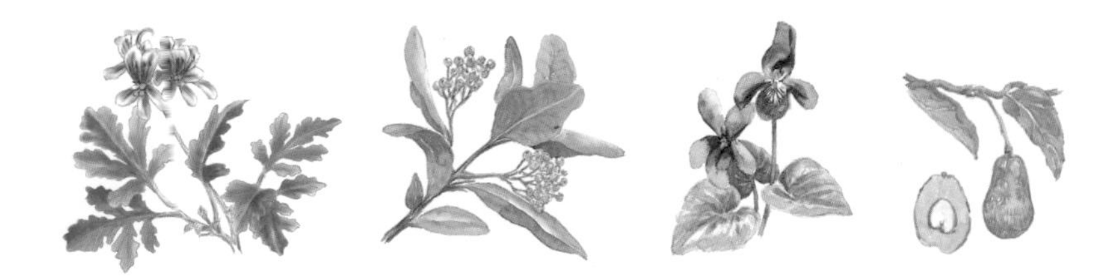

CONTENTS

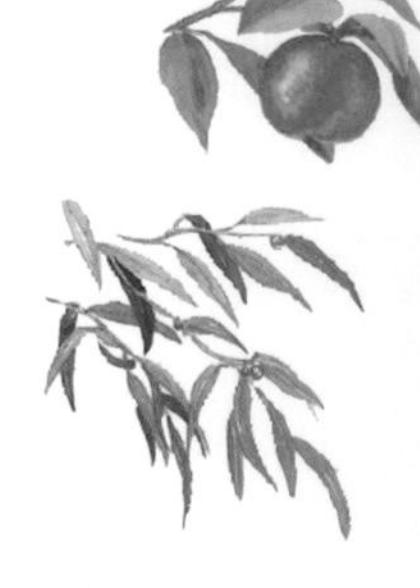

芳香療法是結合心與身體的自然療法。
以活用植物香氣的「精油」與充滿植物生命力的「植物油」的美容法與健康法，不管是植物油還是精油，每一種都有它的魅力及典故逸趣，在在充滿著植物的能量，深入了解後會產生更多的親切感，也會對這些不知名的香味產生更大的興趣。誠心的希望本書可以開拓您的芳香精油療法世界。

佐佐木薰

Part_1

精油圖鑑

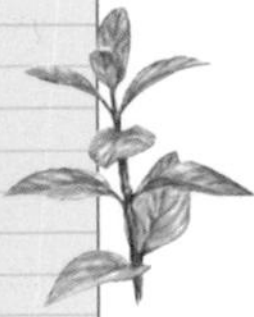

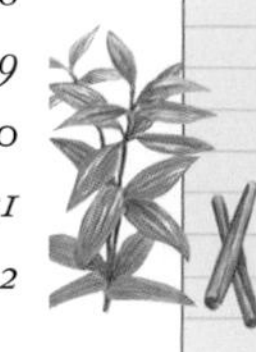

※精油前面的數字是日本芳療環境協會主導，芳香精油療法檢定（筆試）的對象精油。
①……檢定考１級　②……檢定考２級

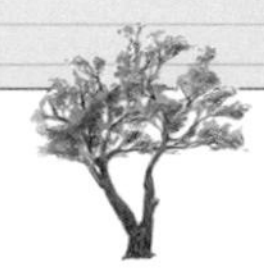

Part_2

植物油・植物脂・乳化蠟圖鑑

Part_3

享受芳香療法的日常生活

Part_4

芳香療法手製保養品

Part_5

針對不同目的調配適合的精油配方

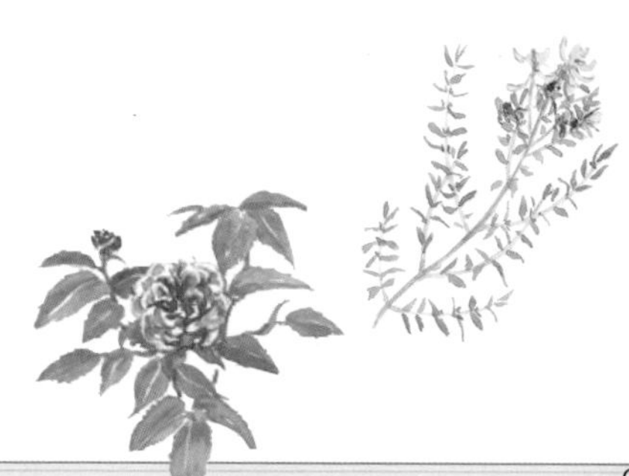

序章 對身心有益的芳香療法

對於芳香療法有興趣的你，我想先傳遞一些基本的芳香精油療法知識。關於芳香精油療法應該如何應用在我們的日常生活中，及對我們的身心會有如何的效用，在此會進行簡略的探討。

何謂芳香精油療法？

芳香療法是由Aromatherapy翻譯而來的一種自然療法。從芳香香草中萃取出精油（Essential Oils），對健康與美容大有助益，由於芳香成分會被人體吸收，進而達到調整身體狀況或安定精神的目的。最近，如醫院或針灸治療診所等，將芳香療法納入治療的醫療場所也越來越多，從醫學立場來看，足可證明其藥理性的效果。

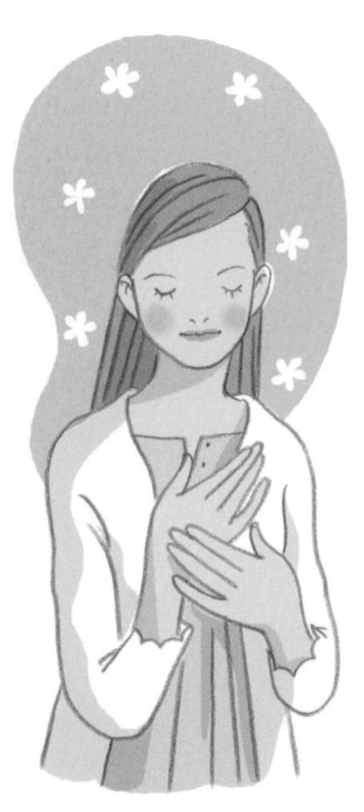

精油的歷史，約有3000年以上

在中東區域、中國、印度等地，三千多年以前就開始運用植物的芳香成分，來治療疾病 不舒適的症狀。另外，古代埃及也流傳著使用雪松精油來製作木乃伊的記載。

芳香療法（Aromatherapy）是近代法國出現的名詞，約在1928年，法國化學家 René Maurice Gattefossé在化妝品公司的研究室遭逢爆炸事故，手部被灼傷。他在情急之下，試著使用薰衣草精油來塗抹傷口，不料傷口卻以驚人的速度痊癒。因此他在著作《Aromatherapy（芳香療法）》中，將「自然香氣（Aroma）」與「治療法（therapy）」兩個單字結合創造了「Aromatherapy（芳香療法）」這個新興名詞。

從此以後，原本已經隨著近代發達醫學，而逐漸沒落的香氣自然療法，變身成為「Aromatherapy（芳香療法）」並再度受到矚目，而流行至今。在這之後，芳香療法的研究不斷進步，不單是在醫療領域，也逐漸發展到美容領域上。日本直到1980年代才開始翻譯出版芳香療法的書籍，人們也逐漸對於芳香療法一詞有了認識。

「香氣」會發散到全身，藉由香氣療癒身心靈

精油，是含有各種芳香成分的高揮發性物質，一種精油含有數十種到數百種的芳香成分。這些芳香成分會對身體產生作用，發揮調整身體狀況，讓人放鬆，恢復活力等效用。

芳香療法並非以「可能是香味很棒，所以能讓人放鬆」的說法，就可以詮釋的療法。有關芳香成分的藥理作用，現在也已經多半被研究與確認。那麼，芳香成分是如何在身體內運行，發揮它的效果呢?

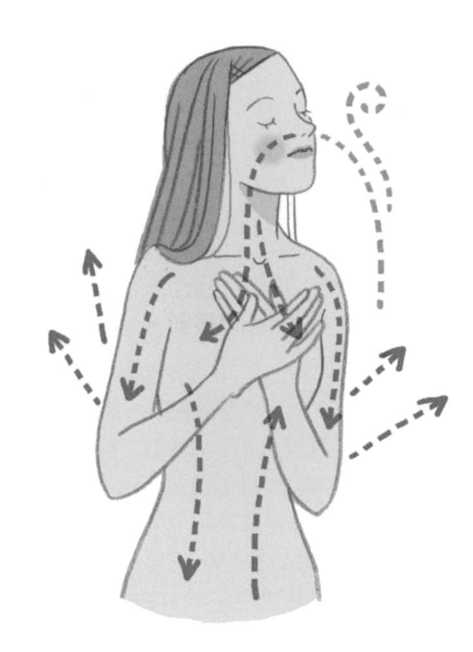

從鼻子經由神經系統傳達到腦內進行刺激

芳香成分主要的傳遞方法是從鼻子吸入，亦即將芳香成分，吸入至位於鼻腔內側深處的嗅上皮的嗅毛上。一旦察覺到芳香成分後，會將香氣轉換成電訊，傳達到大腦。訊號會傳遞到與喜怒哀樂等情緒有關聯的大腦邊緣體，及處理記憶相關的海馬、腦丘下部。由於腦丘下部是調節自律神經、賀爾蒙及免疫效用的部位，因此芳香成分能在腦內產生作用，影響我們的身心。

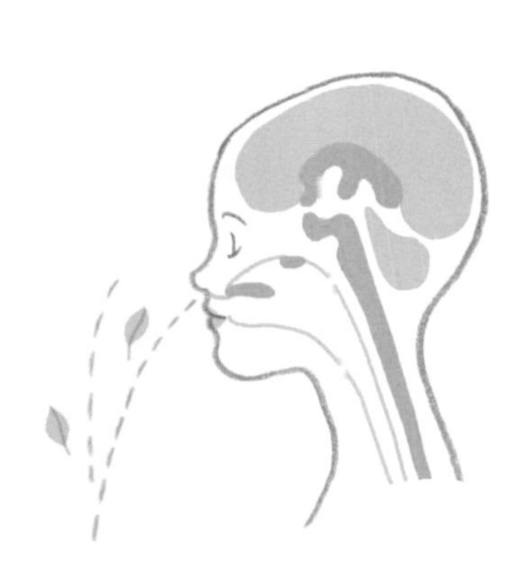

雖然微量，但鼻黏膜也能吸收，再從肺部的黏膜經由血液傳達到全身。

隨著呼吸，精油的香氣成分從鼻口經由喉嚨，進入氣管及支氣管，再抵達肺部，再從肺部的黏膜經由血管吸收到血液中，對於身體內臟產生作用。另外，即便是很微量的芳香成分，鼻子黏膜也都可以吸收到。如果吸入具有抗菌效果或殺菌作用的精油，就能常保持喉嚨與氣管的淨化，還能預防感冒。

從皮膚經由血液運行到全身

一般而言，外部的物質不容易侵入到皮膚內層，因為皮膚的表皮與位於表皮、真皮之間的保護膜等，都能防範紫外線及其他物質對皮膚的傷害。由於芳香成分的分子構造很小，只要在將添加植物油或大量溫水稀釋過的精油，塗抹在皮膚上，芳香成分就能被皮膚吸收，經由血液循環擴散到全身，對全身的所有組織產生作用。

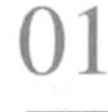

水蒸氣
蒸餾法

精油，是從大量植物中萃取出芳香成分的精華

從植物的花、枝葉、葉子、種子、果皮、樹皮等部位所萃取出來的芳香物質就是精油。可作為精油原料的植物大概約有3000種以上，但是目前作為精油流通使用的大概約有200種。而且大量的芳香植物僅能萃取少量的精油。例如：以1000公斤的植物而言，薰衣草只能萃取出10至30公斤，玫瑰只能萃取出100至300公克的精油。依照植物特性的不同，所選擇的萃取方式也各有差異。

01

水蒸氣蒸餾法

將芳香植物原料放入蒸餾鍋中，從下方輸送水蒸氣，透過水蒸氣的熱度將揮發的芳香成分與水分一同變成蒸氣。水蒸氣冷卻後會變成液體，上層是精油，下層的液體略含有微量精油的花水（芳香蒸餾水），見P.133。此法是目前最廣泛採用的萃取方式。另有在蒸氣鍋中放入芳香植物及水，以直火加熱的方式讓芳香成分揮發的萃取方法。

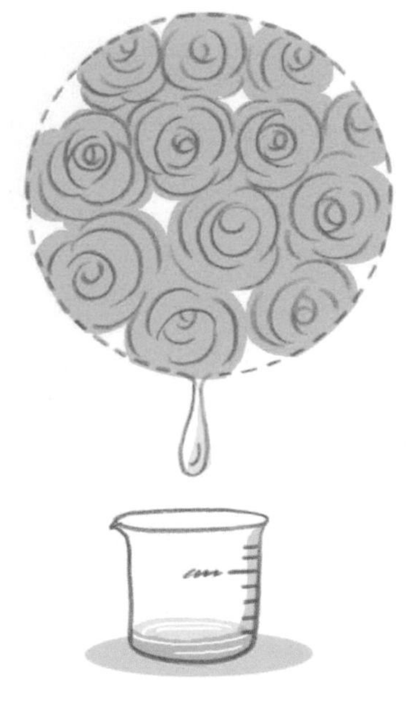

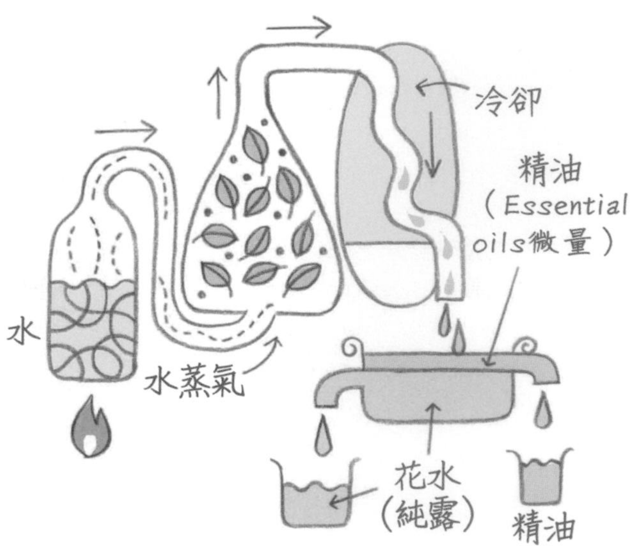

02

壓榨法

使用壓榨器具，對檸檬及甜橙等柑橘類的果皮，進行壓榨後再利用離心力將油水加以分離，以萃取出芳香成分的方法。優點是因為此法使用低溫處理，所以可保持果類原有的香味；缺點是在壓榨果皮時，易混入不純物而造成酸化現象。這種精油稱之為「精質Essence」，嚴格來說與「精油Essential Oils」並不相同，但一般通稱為精油。

03

溶劑萃取法

這是一種使用石油醚等揮發性有機溶劑，來萃取精油的方法。先將芳香植物浸泡在有機溶劑中，再以低溫進行揮發，揮發後會殘留軟膏狀的固態物質，接著加入酒精來溶解，然後再度低溫揮發後而成為精油。採用此法所萃取的精油稱為原精（Absolute），通常萃取玫瑰、茉莉花或橙花等花瓣精油時會採取此種方法。

04

脂吸法

以牛油、豬油或橄欖油等油脂來萃取植物的芳香成分，稱之為油脂吸取法。從吸飽芳香成分呈現飽和狀態的油膏，以乙醇溶解萃取出芳香成分，接著再將乙醇除去後就會得到原精（Absolute）。另有冷泡法（Enfleurage：花香吸取法）及溫泡法（Maceration：浸漬法）。

05

二氧化碳萃取法

使用二氧化碳素等的液體瓦斯，作為溶液對溶劑施加壓力，讓高壓氣體溶解植物中的芳香精油，當壓力放緩後再度將溶劑氣化，就會蒐集到精油萃取物。由於此方法需要高價設備裝置，所以一般很少使用此方法來萃取精油。

選擇精油

挑選天然精油

選擇精油的時候，第一步首先請確定此精油是100%萃取自天然的植物的純天然精油。須留意不要誤買到香精油（Potpourri Oil）等合成品。同時也要確認精油名稱、學名、原產地（原料栽培的場所）、萃取部位（是從植物哪個部位所萃取）、 萃取方法是否有明確標示。同時也要應確認是否標示進口國家、製造地、使用說明等。若能進一步確認精油蒸餾與裝瓶的場所、日期等資訊，那就更理想了。

也應該確認是否使用遮光性的玻璃瓶來包裝精油；瓶口上最好附有滴管。也建議選擇密封型瓶蓋，這種瓶蓋一旦被開封過就能察覺，是屬於安全型的密封方式。

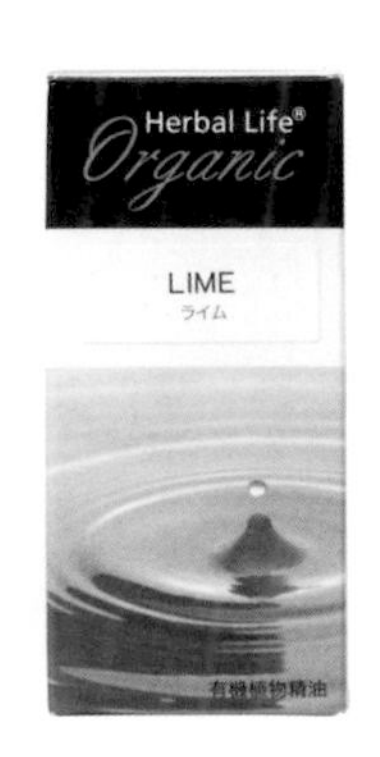

選擇精油的五大重點

- ●有標記精油或精華油（Essential Oils）。
- ●100%天然植物成分。
- ●有記載精油名稱、學名、原產地。
- ●有記載進口原產地及製造商。
- ●有附上使用說明書。

首先，選出喜愛的一種香味吧！

先試試看聞一聞幾種不同的精油香味。聞精油香味的時候若是太靠近鼻子，太濃郁的香味會阻礙鼻子感受原本的香氣。請將精油瓶子與鼻子保持一些距離，接著將瓶蓋打開，輕輕左右搖動，讓香味擴散到空氣中，這樣就能感受精油的原本香味。在試聞精油香氣時，建議一次以3至5種精油為限，因為一次試聞太多種精油香氣，判斷香氣的感覺會鈍化。

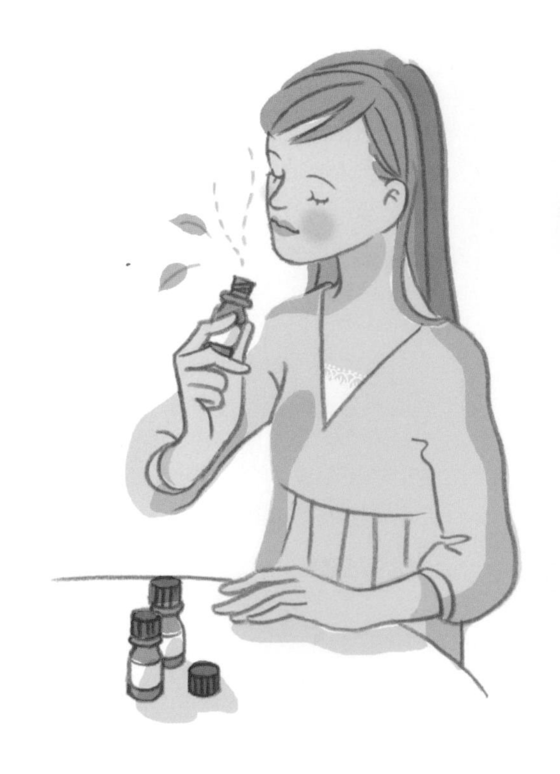

活用精油

01 分開使用2至3種喜愛的精油

找出自己喜歡的香味，持續使用，等到可以習慣並持續使用後，再試試看其他不同的香味。想要放鬆、重新恢復元氣的時候，或有不快感的時候等狀況，可以配合不同的目的，及T.P.O來分別使用不同的精油。這時，我們就需要預先對於各種精油的效果（對於心靈、身體、肌膚的功效）有個大略的了解。

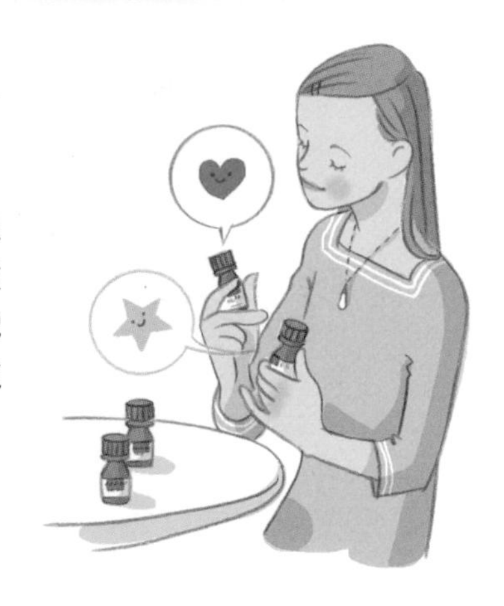

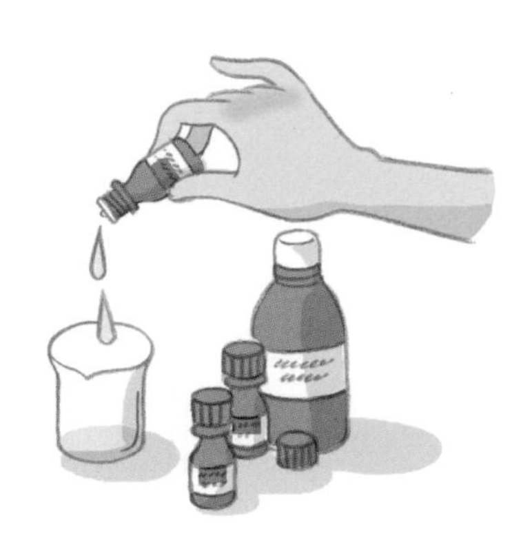

02 享受調配精油的樂趣

如果找到了幾款喜歡的精油後，或視自己的狀況可以大略分辨適合使用的精油種類，那就可以著手將精油搭配基底油作調配，開始製作屬於自己的專屬特調精油（參考P.13）。請一邊確認香味的系統及精油的特徵，再思考每款精油的效果，然後調配出調性相同的精油。

也可以從香味揮發速度（見P.12）的不同，來挑選組合搭配。從基音、中音、高音（見P.12）三種中各選出一種，然後滴入植物油再加以混合，精油的量都只需要1至2滴即可。例如：將葡萄柚加甜橙，這同樣調性的香味調配在一起等，都是對於初學者較為容易的調配方法喔！

03 理解精油芳香成分，活用精油

為了了解精油的效果，必須具備芳香成分的相關知識。本書中會標示各精油所包含的特徵芳香成分。請參考P.216的芳香成分及其芳香特徵，充分了解這些芳香成分的作用，進而就可延伸精油的活用方法。例如：希望鎮定皮膚發炎時，就可以選擇帶有抗發炎作用、且對於皮膚沒有強烈刺激性的芳香成分來使用。

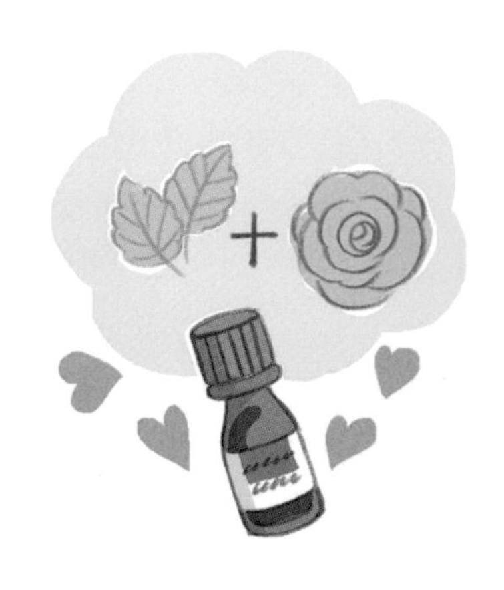

認識精油的香味特徵

根據精油的香味屬性，分成不同的基本類型

在約200種的精油香氣中，分為幾種類型。依照萃取芳香植物的不同部位如花朵、香草、樹木、果實等，將香味分成右圖的七個種類。首先需要了解香氣的特性，才能選擇自己喜歡的香味或適合自己身心狀況的香味請參考右頁，混合成複方精油時，應該選擇鄰近的群組來搭配。

調配香味的選擇

●從同類型中選擇

同類型的香氣通常屬於同一個植物的科別，這類香氣地相配度高，比較不會失敗.如柑橘調中的檸檬與葡萄柚為例，將同屬性的兩種精油混合調製，嘗試調配看看吧！

●從相鄰的種類來選擇

參考右邊的關係圖，採用相鄰類別的調配方式如花香調搭配上東方調等。相鄰類別彼此協調度較高，調製搭配起來也不會有落差感，香味與香味之間比較融合。調配精油也是精油芳香療法的樂趣之一，請大家動手調配看看吧！

香味的揮發度

不同精油的揮發速度都不一樣，將不同揮發速度的精油調配在一起，會因為揮發時間差的關係，享受香味的變化樂趣，同時也可以讓香味更為持久，平衡感更佳。

●高音

包含有快速揮發的成分，調配時，首先散發出來的香味。

●中音

揮發速度屬於中間程度，調配時是接著最高速度的香味散發，這種香味會決定整體香味的印象。

●低音

時間經過越久，才會慢慢釋放出來淡淡的香味。調配時，具有穩定較慢揮發香氣成分的效果，能讓整體的香氣更為持久。

精油的「天然化學芳香成分」

樟腦迷迭香、馬鞭草酮迷迭香……芳香植物的名稱雖然相同，卻屬於不同種類的精油。同種的芳香植物經常因為日照或土壤季節等生長環境的不同，導致精油的化學成分結構也有明顯不同，所以才會出現有同為迷迭香精油，卻含有不同的化學成分，就稱作為「天然化學芳香成分」。

例如：光是迷迭香就有八種不同的化學芳香成分，其中馬鞭草、桉葉、香樟較為知名；百里香也有複數的化學成分，一般沉香醇是被公認為最好使用的。要知道更詳細的知識，請參閱書中各精油的介紹。書中也有指定化學種作為調配材料的精油配方。

七種香味類型

根據香味種類，可以分成七大類。

這些精油都可以單獨使用，若要享受調配樂趣時，可參考香味關係圖來進行搭配組合！

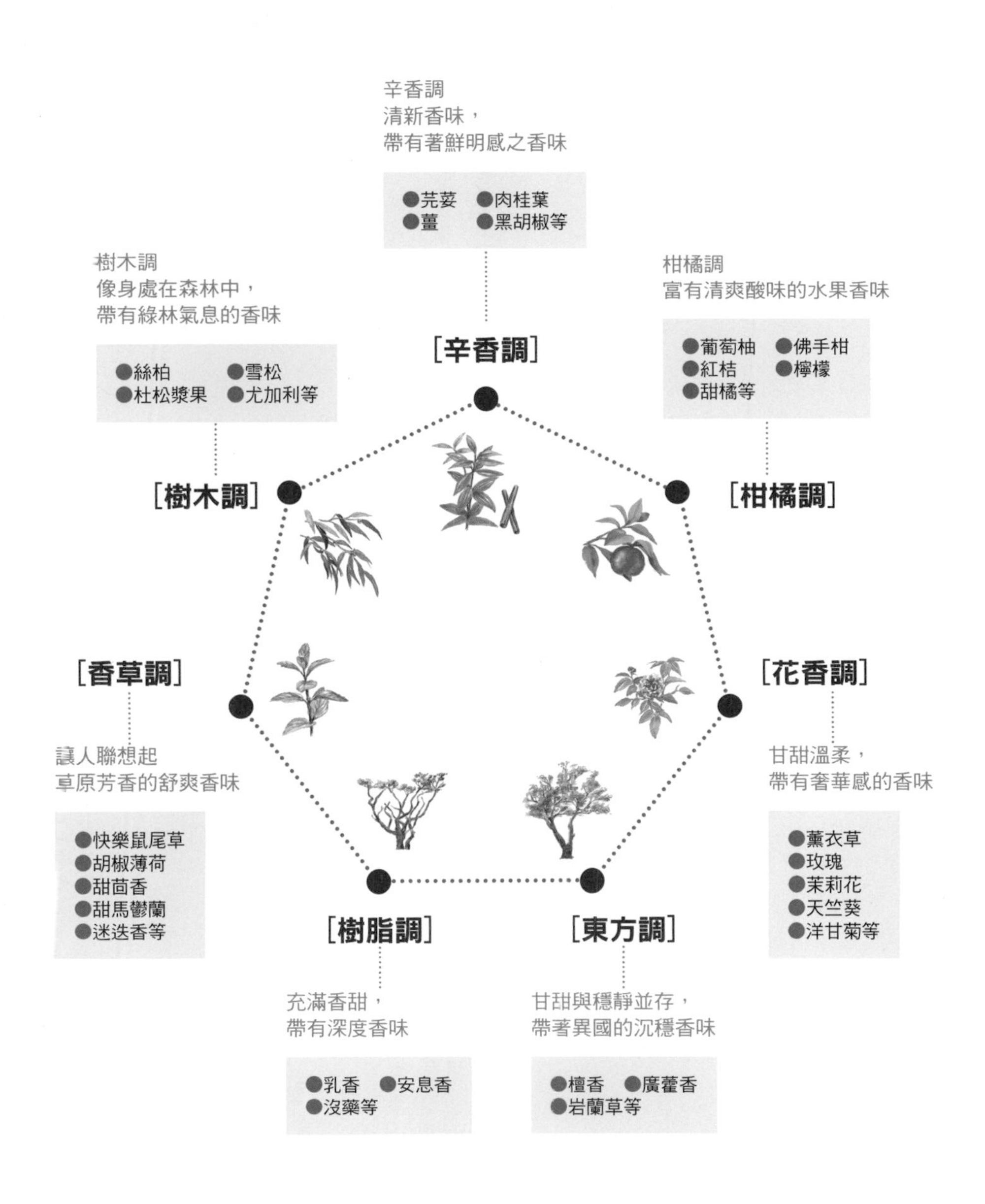

※系統的分類只是一個簡單的基準，不是官方制式的標準。

精油的正確使用方法

精油不是藥物

精油對於身心都具有一定的效用，但是精油並不是醫藥品、外用藥品，也不是化妝品。芳香療法主要目標是幫助人們享受香味、預防疾病，並學習維持日常的健康。身心狀況如果出現不適症狀時，請盡快接受醫生的診斷治療。

使用精油時，須保持雙手乾淨並正確接觸與處理

精油是高濃度成分濃縮的物質，須以正確方法使用，如果沒有遵照正確操作方法，就無法發揮精油的效用，甚至還可能對身心造成危害。使用時請務必在雙手洗淨的狀態下接觸精油，特別是調配精油&植物油來進行按摩時，保持雙手清潔非常重要。

正確使用裝置精油的瓶子

精油需要經過稀釋才能使用，為了避免手部直接接觸精油，在開關精油瓶蓋時請特別留意小心。而為了保持精油的清潔，請不要直接接觸精油瓶口，在保存精油時，務必讓精油瓶身保持直立的狀態，如果將瓶身橫躺置放，精油就容易流漏出來，因此須特別小心。

存放時應避免日曬，請避開高溫潮濕處

精油是容易受到日光、溫度、濕度、氧氣等環境影響的精緻物質，為了能保持精油的品質（香味及顏色等），請以市售的遮光玻璃瓶盛裝精油。在使用精油製作按摩油時，請將調製好的精油按摩油直接放入遮光性玻璃瓶裝存放，最適合的存放場所為能直接避開日曬處，且通風良好的陰暗場所。精油一旦接觸空氣就會劣質化，所以每次使用完畢都請務必蓋緊瓶蓋。

開瓶後，保存期限約為半年到一年感覺有異狀時，就不要再使用

精油品質的保存期限，在未開封的狀況下約可存放五年，開封後約為一年。柑橘類的精油，必須在半年內使用完畢，因此請務必確認精油包裝上所標示的保存期限。若無法確認品質時，可以滴一滴精油在衛生紙上，仔細確認精油的顏色與香味，如果覺得有異狀，就不要再使用了！

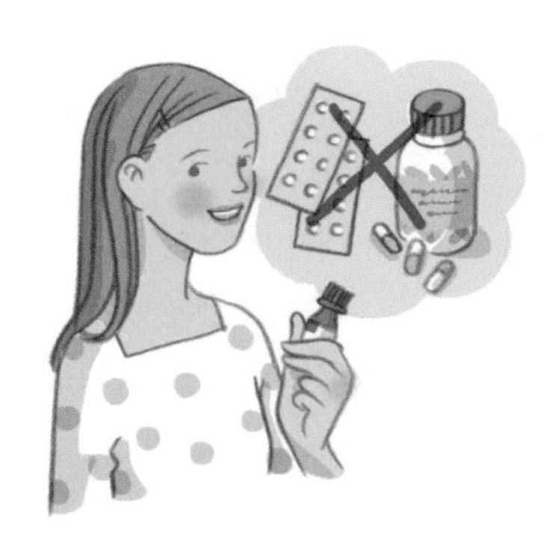

使用精油的注意事項

請務必要將精油稀釋後使用，不要將精油直接接觸肌膚

精油是由有效成分濃縮而成，若直接將精油原液接觸肌膚，對於皮膚會造成強烈刺激，請務必稀釋後再使用。稀釋精油的比例大概是1%以下為基準。亦即一滴精油（約0.005mℓ），搭配使用5mℓ的基底油（植物油）來稀釋。若使用在臉部或敏感肌膚時，稀釋濃度可降至0.5%以下。

精油是禁止飲用的

直接飲用精油或是讓精油直接接觸口腔，是非常危險的。雖然在國外，有人會在專家指導下進行內服療法，但這是比較例外的作法。基本上，仍建議絕對不要直接飲用或內服使用。

慢性病的患者在使用時請務必小心

目前有在接受醫生治療的患者，在開始接受精油芳香療法前，請務必詢問醫生或專家。有高血壓及癲癇等慢性宿疾的人，在精油的使用上請務必特別小心。

※孕婦及嬰幼兒的使用方式請參考P.16的注意事項。

要特別注意具有光敏性的精油

葡萄柚、佛手柑、檸檬等都是具有光敏性的精油，若將這些精油擦在皮膚上，即便已經稀釋過，在受到光線照射時，仍會造成斑點產生或容易出現紅腫等現象，在使用時請特別注意。請參考P.176。

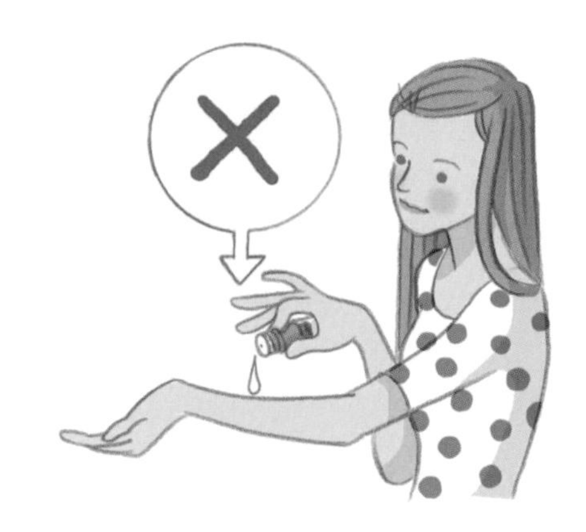

請務必進行精油測試

每個人體質不同，對應上各種不同種類的精油，有些可能會對肌膚產生刺激的情況，因而出現過敏現象。因此，請務必遵照下列指示，進行精油過敏貼片測試。

●在手腕內側塗抹上稀釋至1%以下的精油，經過24至48小時後，再確認肌膚狀態。

●肌膚如果有變紅、發癢、腫脹狀況，請馬上以清水洗掉，並避免使用此款精油。如果對於某類精油有過敏的狀況，短短30分內也會反應在肌膚上。為了慎重起見，請順便將稀釋精油的基底油也同時進行過敏測試。若肌膚出現異常狀況且無法改善時，請儘快到醫院請醫生檢查。

孕婦、哺乳期女性、嬰幼兒
可安全使用的精油&介紹

輔助我們更健康生活的芳香療法，
現在也可以活用在懷孕期與哺乳期的婦女、嬰幼孩兒身上。
依照精油類型的不同，都有不同使用方法的安全建議，
有些精油會有強烈的作用，因此在使用上要特別注意。
請熟讀下列的建議用法，並嚴格遵守就能正確又安全的使用精油。

安全享受精油的方法

請參考下列表格，
孕婦請務必要注意，可依照懷孕月數選擇適用的精油。

●懷孕期孕婦

	芳香浴	精油按摩	精油浴
懷孕1至6個月 及分娩前後	○	×	×
懷孕6至10個月 及哺乳期間	○	△※請使用稀釋至 0.5%以下使用。	△※全身浴3滴以下， 部分浴1滴以下。

※「只限於在可以使用的29種精油」中，挑選使用。

●幼兒及小孩

	芳香浴	精油按摩	精油浴
0至3歲（未滿）	△ ※成人一半以下的量。	×	×
3至18歲（未滿）	△ ※ 成人一半以下的量。	△ ※請使用稀釋0.3%以下。	△※全身浴1滴以下， 部分浴1滴以下。

※可使用的精油，只限下列表示出來的種類。

●可以使用的29種精油

以下為孕婦或是嬰幼兒可以使用的精油。由於使用方法有所限制，請務必遵照下表中的建議，安全享受精油。

●蠟菊　●絲柏　●依蘭・依蘭　●甜橙　●羅馬・洋甘菊
●德國・洋甘菊　●葡萄柚　●檀香　●杜松漿果　●薑　●天竺葵
●百里香　●茶樹　●橙花　●廣藿香　玫瑰草　●黑胡椒　●乳香
●佛手柑　●甜馬鬱蘭　紅桔　●萊姆　●薰衣草　●檸檬香茅
●檸檬馬鞭草　●迷迭香・桉葉　●迷迭香・馬鞭草

※依2013年「㈱生活の木」所提供的資訊為主，有可能因使用情況不同而有所差異。

寶寶按摩
只能使用基底油

為寶寶按摩，是一個讓寶寶與媽媽可以肌膚相親的重要溝通機會。不使用精油，僅手掌上滴入植物油（P.135～），輕輕地從寶寶的肚子開始撫摸按摩。詳細方法見P.169。

Part
1

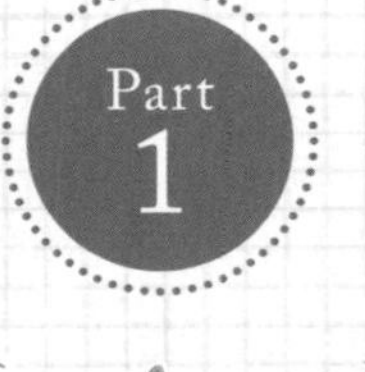

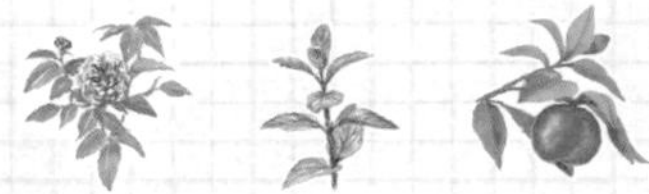

精油圖鑑

本圖鑑將詳盡介紹113種精油的香味特徵、顏色、學名、對心理、身體、皮膚的效用順序。並深入介紹精油植物的特徵、歷史與有趣的精油典故，幫助您對於精油有更深一層的了解！

本章節閱讀說明

每一頁介紹一種精油的基本資料，清楚說明萃取植物的特徵與香味、注意事項。
香味＆主要的特徵會標示在每一頁下方的左右兩端，
亦可參照本書附錄P.219至P.223。

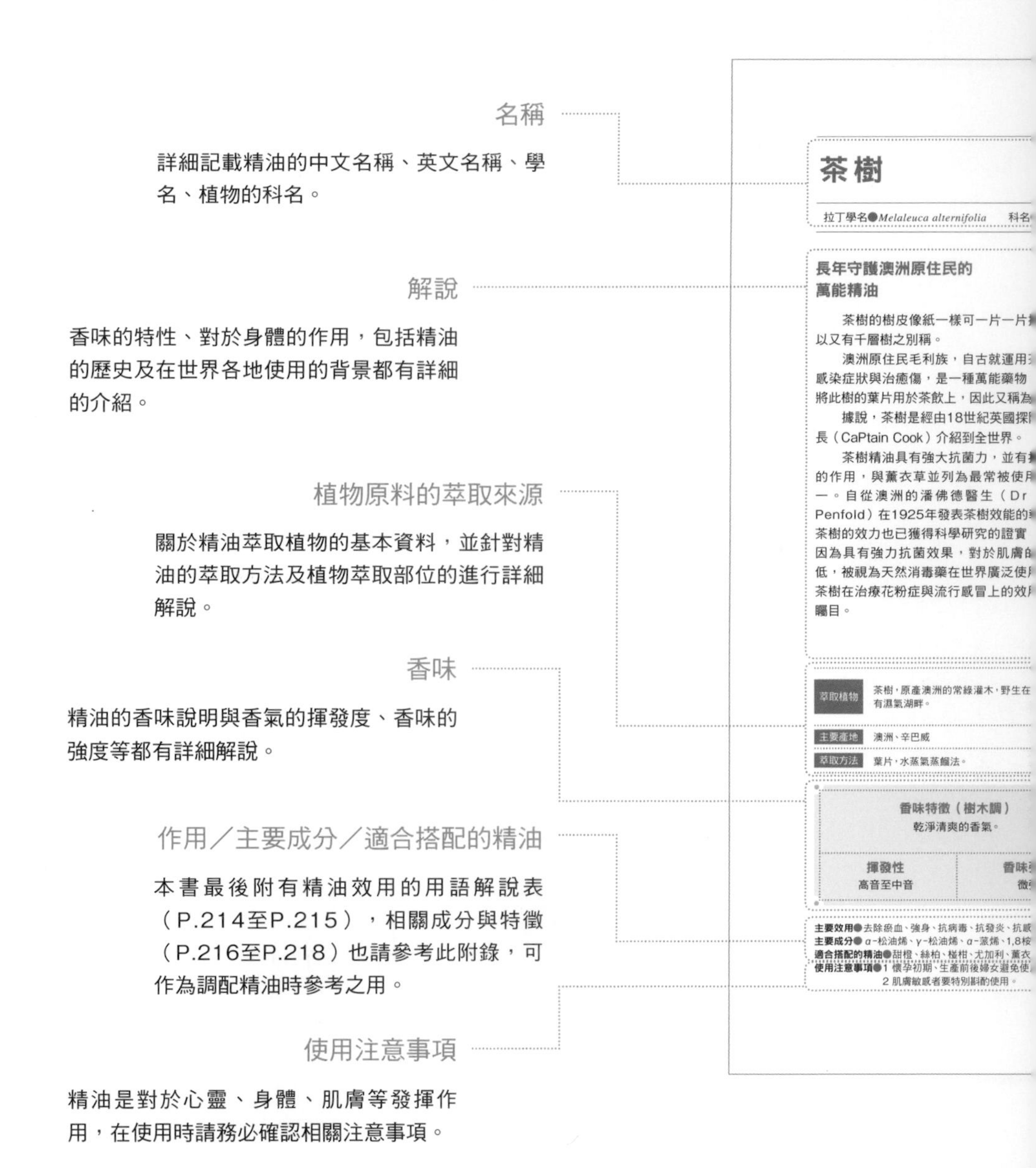

名稱

詳細記載精油的中文名稱、英文名稱、學名、植物的科名。

解說

香味的特性、對於身體的作用，包括精油的歷史及在世界各地使用的背景都有詳細的介紹。

植物原料的萃取來源

關於精油萃取植物的基本資料，並針對精油的萃取方法及植物萃取部位的進行詳細解說。

香味

精油的香味說明與香氣的揮發度、香味的強度等都有詳細解說。

作用／主要成分／適合搭配的精油

本書最後附有精油效用的用語解說表（P.214至P.215），相關成分與特徵（P.216至P.218）也請參考此附錄，可作為調配精油時參考之用。

使用注意事項

精油是對於心靈、身體、肌膚等發揮作用，在使用時請務必確認相關注意事項。

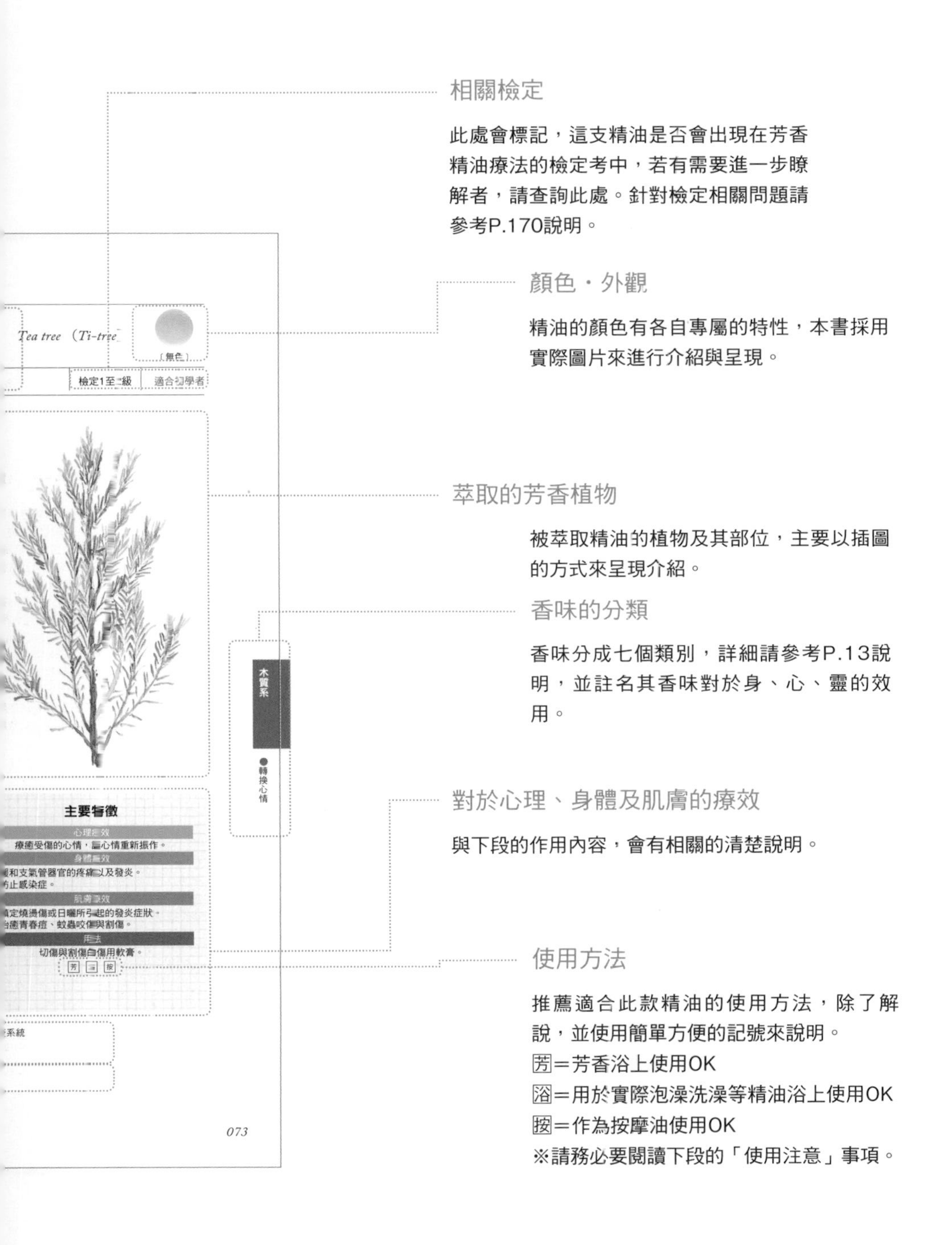

相關檢定

此處會標記，這支精油是否會出現在芳香精油療法的檢定考中，若有需要進一步瞭解者，請查詢此處。針對檢定相關問題請參考P.170說明。

顏色・外觀

精油的顏色有各自專屬的特性，本書採用實際圖片來進行介紹與呈現。

萃取的芳香植物

被萃取精油的植物及其部位，主要以插圖的方式來呈現介紹。

香味的分類

香味分成七個類別，詳細請參考P.13說明，並註名其香味對於身、心、靈的效用。

對於心理、身體及肌膚的療效

與下段的作用內容，會有相關的清楚說明。

使用方法

推薦適合此款精油的使用方法，除了解說，並使用簡單方便的記號來說明。

芳＝芳香浴上使用OK

浴＝用於實際泡澡洗澡等精油浴上使用OK

按＝作為按摩油使用OK

※請務必要閱讀下段的「使用注意」事項。

洋茴香籽

Anise seed

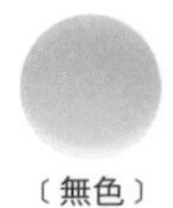

〔無色〕

拉丁學名●*Pimpinella anisum* 科名●繖形科 | 適合進階者

能讓疲倦的身體恢復元氣
經常可以在糕點餅乾或酒類中聞到的熟悉香味

這是一款帶有著甘甜辛辣香味，採用地中海地區原產香草為原料的精油。香氣能使心情穩定，對失眠困擾有一定的效果。

洋茴香自古就被當作藥用香草來使用，特別以胃藥而受到重視。在古代埃及就已經栽培，據說是在製作木乃伊時當作防腐劑使用。由於洋茴香籽也有幫助腸胃消化的效果，所以經常用於調味料使用。在當時許多宴會上的甜點也流行使用洋茴香籽為材料，傳言這就是現今結婚蛋糕的原型。

原料的洋茴香籽（大茴香籽）是看起來像種子的果實。香味有點類似中國料理中經常使用的八角，但是在植物分類上卻是完全不同的種類。

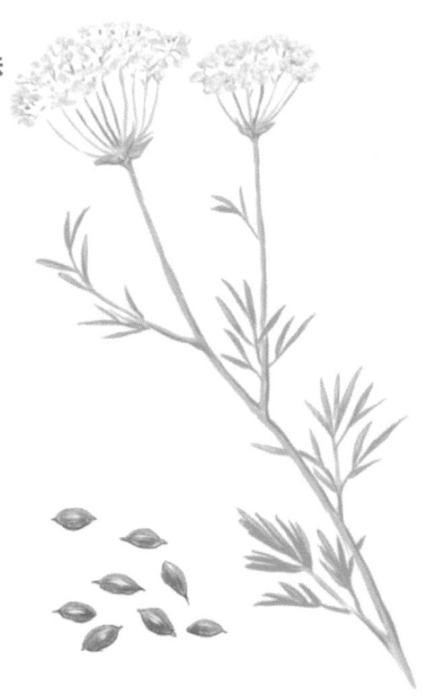

萃取植物	洋茴香籽。像羽毛一樣的葉子是鮮綠色，夏天會開出小白花，大茴香籽經常被當作為香辛料使用。
主要產地	埃及、中東、歐洲、俄羅斯
萃取方法	種子，水蒸氣蒸餾法。

香味特徵（辛香調）

帶一點點香辣味的香味後，會有溫暖的淡淡香甜味。

揮發性	香味強度
高音至中音	中

主要特徵

心理療效

1 讓沮喪的心情變得快活。
2 可以放鬆心情，壓抑焦躁感。

身體療效

1 幫助消化，緩和胃的脹氣感。
2 鎮定咳嗽、生痰等支氣管器官症狀。

肌膚療效

改善感染症狀引起的皮膚疾病。

用法

與其他精油調和，
可以調製改善更年期障礙的芳香按摩油。

芳 浴 按

主要效用●促進消化、整腸、強壯、通經、抗發炎
主要成分●酚類・茴香腦、馬郁蘭酚、茴香醛
適合搭配的精油●檀香、雪松、紅桔、奧圖玫瑰
使用注意事項●1 孕婦、哺乳期婦女避免使用。
2 肌膚敏感者，請斟酌使用。

歐白芷根

Angelica root

〔無色〕

拉丁學名●*Angelica archangelica* 科名●繖形科		熟練後使用

發揮潛藏在心中的力量，讓使用者充滿Power

帶著辛辣感，充滿深度香氣，讓人體驗到大地沉穩的感覺，這款精油又被稱為「緩和不安與充滿力量的精油」。當我們被不安感侵襲或情緒低落時，這款精油可以為我們帶來穩定的力量，所以被稱之為力量精油。使用這款精油，可以讓我們確實緩和情緒使心情沉穩。

歐白芷，自古以來在歐洲就被當作草藥使用，亦被稱之為「精靈之根（Holy SPirit root）」，被視為神聖的植物。據說是天使教導人類，如何使用它擁有的隱藏力量，因此精靈之根（Angelica）的名稱由此而生。

歐白芷根精油也運用在酒類的香味調配上。例如法國產有名的蕁麻酒（法 ：Chartreuse）、法國廊酒（Benedictine）等法國著名的利口酒，都是使用這款精油來調配香味調配。

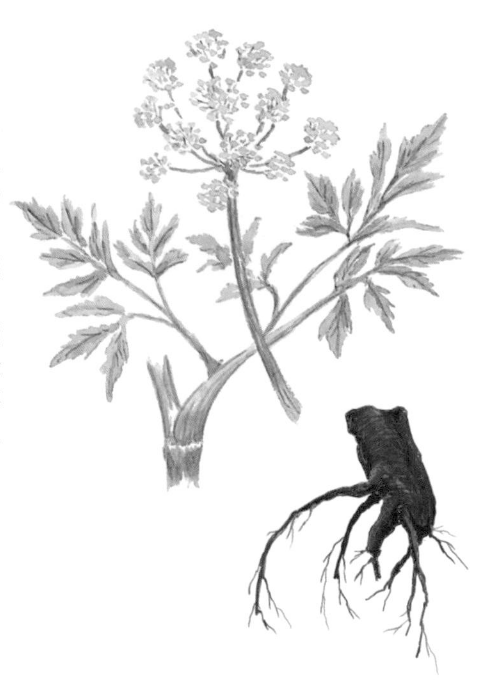

萃取植物	歐白芷。常生長在河岸水邊等地，從根部或種子都可以萃取得精油。
主要產地	英國、荷蘭、匈牙利、比利時
萃取方法	根部，水蒸氣蒸餾法。

香味特徵（香草調）

與麝香相似的香味，像柑橘系中略帶淡淡甜味及香辛料的東方調複雜芳香。

揮發性	香味強度
基音	中至微強

主要特徵

心理療效

1 幫助脫離無力感與精神疲倦狀態。
2 安定虛弱精神並緩和壓力。

身體療效

1 強化抵抗力，讓身體不容易感冒。
2 化痰，緩和氣喘症狀。

肌膚療效

使疲倦的肌膚明亮起來。

用法

作為按摩油使用，
可以改善更年期或月經期前後的憂鬱。

芳 浴 按

主要效用●去痰、整腸、強壯、通經、鬆弛、抗發炎
主要成分●α-水芹烯、β-水芹烯、α-蒎烯、檸檬烯、β-月桂烯
適合搭配的精油●洋甘菊、鼠尾草、葡萄柚、天竺葵、紅桔、薰衣草、檸檬
使用注意事項●1 孕婦、哺乳期婦女避免使用。
2 肌膚敏感者，請斟酌使用。
3 具有光敏性，使用在肌膚後請避免日曬以免造成傷害。

土木香

Inula

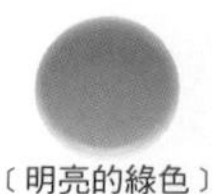

〔明亮的綠色〕

拉丁學名●*Inula graveolens*　科名●菊科　適合進階者

芳香浴對喉嚨不適或鼻塞等症狀有不錯的療效

可以緩和因為感冒、花粉症等過敏症狀所引起的鼻塞、喉嚨不適，由於有化痰的作用，所以能緩和感冒初期症狀，改善慢性支氣管炎及呼吸道障礙。

也可以使用精油噴霧器（P.159），將精油擴散到整個房間，或進行精油芳香浴，亦能有效改善上述症狀。使用荷荷芭油或甜杏仁油稀釋精油後，用於按摩也是非常好的方式。

同屬的*Inula helenium*是Elecam Pane（中文同為土木香，又稱之為野葵花Wild sunflower）的相近植物種，也經常被使用在庭園的栽種上。這些主要都是利用乾燥後的根部，來萃取獲得精油。加入Elecam Pane精華液的糖果，自古以來就被作為可幫助化痰的食品。

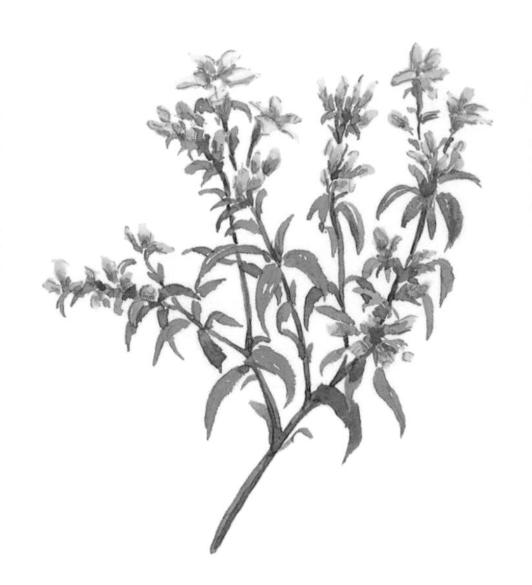

萃取植物	土木香。從亞洲到歐洲都有的植物，生長在略為乾燥且日照良好的地方。
主要產地	法國
萃取方法	花與葉，水蒸氣蒸餾法。

香味特徵（樹木調）

樟腦般甘甜的刺激性香氣中，再添加著淡淡的花香。

揮發性	香味強度
高音至中音	中至微強

主要效用●去除瘀血、強壯、抗發炎、鎮靜
主要成分●龍腦、乙酸龍腦酯、莰烯
適合搭配的精油●快樂鼠尾草、雪松、甜羅勒、胡椒薄荷、檸檬
使用注意事項●1 孕婦、哺乳期婦女避免使用。
2 肌膚敏感者，請斟酌使用。

主要特徵

心理療效

可以鎮定脫序的焦躁情緒。

身體療效

1 緩和鼻塞症狀，讓呼吸順暢。
2 可以緩和感冒或過敏引起的頭痛、耳痛、喉嚨痛等症狀。
3 調整心律不整症狀。

肌膚療效

緩和肌膚的發炎症狀。

用法

在感冒初期時使用。

芳

永久花 別名：蠟菊

Immortelle

〔明亮的橘色〕

拉丁學名●*Helichrysum italicum*　科名●菊科 | 熟練後使用

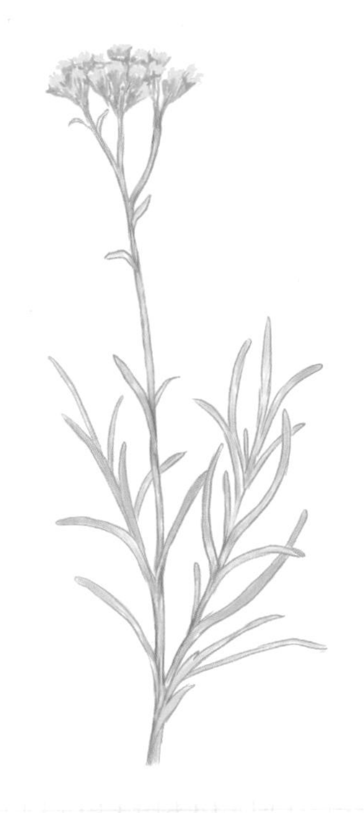

深邃且具有令人陶醉，新鮮的甜美香味

此款精油含有類似覆盆子香味的新鮮感，並含有被稱作「高級蜂蜜」的清淡甘甜味。

是屬於刺激性少的精油，具有效的抗發炎、抗病毒作用。可以抑制發炎症狀，能改善粉刺困擾，連肌膚狀況較不佳的人也可以用於肌膚保養上。也具有能緩和發燒型的感冒症狀、肌肉痠痛及關節疼痛作用。

永久花是地中海常見的植物，開著圓形的黃色花朵，散發咖哩或胡椒香味。此種花可以生長在岩石或鐵道的周邊，即便在烈日照射的場所或荒地也可以成長，因堅強的生命力而聞名。

一般都是利用水蒸蒸餾法來萃取精油，且在採摘後的24小時之內蒸餾就可以獲取相當高品質的精油，也有使用溶劑萃取而出的精油。

萃取植物	永久花。原生於地中海沿岸，目前有很多都是自生植物，又被稱之為咖哩草（Curry Plant）、蠟菊（Everlasting）。
主要產地	義大利、法國
萃取方法	花朵，水蒸氣蒸餾法。

香味特徵（香草調）

含有木頭香味又帶有蜂蜜般的甘甜香味。

揮發性	香味強度
中音	微強

主要特徵

心理療效

1 提高精神免疫力，賦予打破困境的力量。
2 安撫慌亂情緒，給予穩定沉著感。

身體療效

1 緩和發燒型感冒的各種症狀。
2 緩和肌肉及關節痠痛。
3 可加速化痰效用。

肌膚療效

1 可以促進青春痘及燒燙傷、切割傷等部位及早復癒。
2 敏感性肌膚的人也可以用於肌膚保養上。

用法

芳療按摩油可以消除關節炎與跌打損傷造成的瘀青，並消除痠痛感。

芳　浴　按

主要效用●抗發炎、黏液過多治療、鎮靜、去痰
主要成分●α-蒎烯、γ-薑黃烯、α-石竹烯、橙花醇、乙酸橙花酯、β-錫安
適合搭配的精油●洋甘菊、葡萄柚、絲柏、佛手柑、檸檬、薰衣草、迷迭香
使用注意事項●懷孕初期及生產前後請避免使用。

依蘭依蘭

Ylang ylang

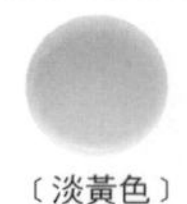

〔淡黃色〕

拉丁學名● *Cananga odorata*　科名●番荔枝科　檢定1至2級　適合初學者

解放不安的心情，具有提高戀愛情緒的甜美官能感香味

這是一款帶有異國甜蜜花香的精油。依蘭依蘭這個名字，是來自於馬來語中「花中之花」的發音——「依蘭依蘭」而來，原產地為摩鹿加群島。

帶著濃厚甘甜味的依蘭花香，自古以來就被認為有催情作用，所以在原產地的摩鹿加群島上，會將依蘭花辦鋪在新婚夫妻過夜的床鋪上。這種感官性強的香味，也廣泛用於許多高級香水的原料，她也是最受青睞的香氣之一。

精油在蒸餾過程中，會分餾出四種不同的品質，因此價格也會有落差。在依蘭精油中，有一款「特級依蘭」，是指第一次蒸餾出的最高品質，比起第二次以後蒸餾的精油，具有更香、更輕盈且又更容易親近的特徵。

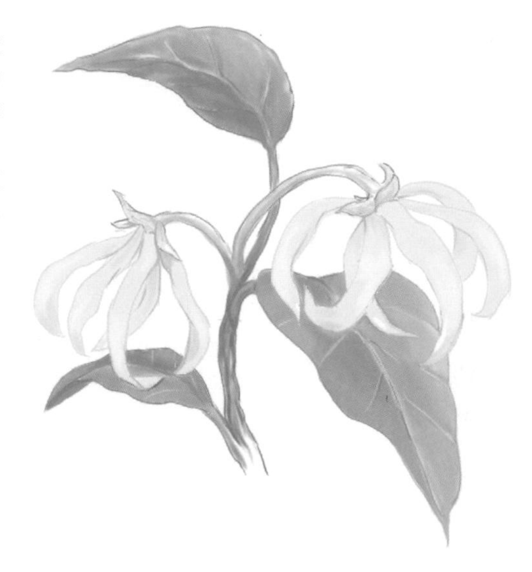

萃取植物	依蘭依蘭。高度超過10m的野生長綠高木，作為香水原料的花朵，與茉莉花有相似的強烈氣味。
主要產地	印尼、科摩羅、塞舌爾、菲律賓、馬達加斯加
萃取方法	花朵，水蒸氣蒸餾法。

香味特徵（東方調）

香氣濃厚甘美，是適合成熟女性的高級香水。

揮發性	香味強度
中音至基音	中至微強

主要特徵

心理療效

1 解放內心的不安或是憂慮，帶來活力。
2 提高浪漫心情。

身體療效

1 降低血壓、抑制心悸。
2 對於氣味障礙者也有效用。

肌膚療效

調節皮脂平衡，改善油性肌膚。

用法

多用於手製精油保養品或精油按摩等，用途廣泛。

芳 浴 按

主要效用●去除淤血、強壯、抗病毒、抗發炎、抗痙攣、鎮靜
主要成分●芳樟醇、香葉醇、乙酸苄酯、α-金合歡烯、β-石竹烯、苯甲酸甲酯
適合搭配的精油●甜橘、檀香、茉莉花、佛手柑、薰衣草、檸檬、玫瑰
使用注意事項●懷孕初期、生產前後婦女避免使用。

鳶尾草　別名:鳶尾、鳶尾根

Orris

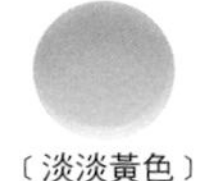

〔淡淡黃色〕

拉丁學名●*Iris pallida/Iris florentina/ris germanica*　科名●鳶尾科　適合進階者

經常使用在香水原料中，帶有類似紫羅蘭般幸福滿溢的香味

鳶尾草又被稱為「鳶尾」或「鳶尾根」，帶有類似紫羅蘭的甘甜花香味，從草根萃取出來的香料，經常作為香水原料使用。主要成分的鳶尾酮，有緊緻肌膚的效用，所以也被使用在化妝品上。鳶尾草也有鎮定咳嗽效果。

原始芳香植物穩定成長到3至4年左右，要連同根部一起採集、乾燥後，再以水蒸氣蒸餾法將精油抽出。為了能夠產出更美好的香味，連根的鳶尾草乾燥後會先放置2至3年。由於僅能萃取出少量的精油，加上精油完全被萃取出來，還需花費很多時間，因此這款精油是屬於非常貴重的高價精油。

鳶尾草的原產地在地中海沿岸區域，據說19世紀開始在義大利的佛羅倫斯附近栽培。花與根部都有著與紫羅蘭相似的香味，但是此款精油幾乎無法從花朵本身萃取出精油。

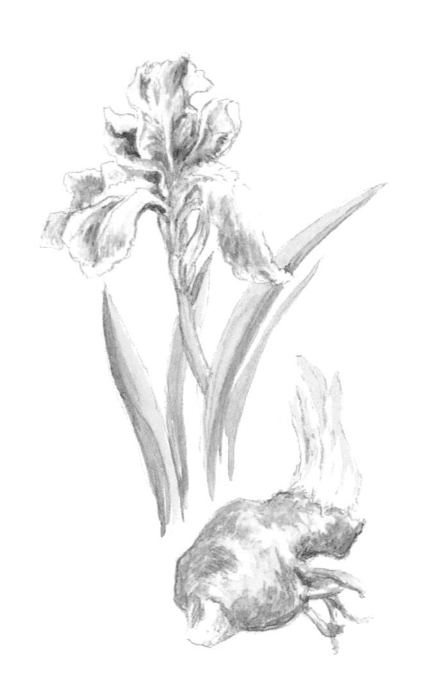

萃取植物	白色鳶尾草、香根鳶尾草（Florentina）、紫色鳶尾草等，開紫色與白色的花朵。
主要產地	義大利、中國、法國、摩洛哥
萃取方法	根莖，水蒸氣蒸餾法。

香味特徵（花香調）

有著與紫羅蘭相似的花朵香味。

揮發性	香味強度
基音	略強

主要效用●降低血壓、抗憂鬱、抗發炎、抗痙攣、鎮靜

主要成分●γ- 鳶尾酮、α-鳶尾酮、肉荳蔻酸酯

適合搭配的精油●檀香、雪松、絲柏、金合歡、紫羅蘭葉、佛手柑

使用注意事項●1 懷孕時期、哺乳期的婦女應避免使用。
2 肌膚敏感者，請斟酌使用。

主要特徵

心理療效

1 放鬆心情。
2 提高精神，給與幸福感。

身體療效

鎮定咳嗽及支氣管炎等症狀。

用法

因為有與紫羅蘭相似的香味，
所以可以調配一些加入手工香水中。

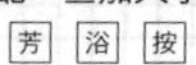

欖香脂

Elemi

〔透明至淡黃色〕

拉丁學名●*Canarium luzonicum* 科名●橄欖科		適合進階者

亮眼&清爽，甘甜中帶有柑橘般香味

欖香脂是菲律賓原產的樹木，割開樹木軀幹上的樹皮，將流出來的樹脂蒸餾後，萃取出的就是欖香脂精油。與乳香（參考P.93）及沒藥（參考P.108）為相近品種，香味也相似，但是欖香脂香味最大的特徵，就是蘊藏甘甜辛辣近似檸檬的清爽香味。

自古以來欖香就是中東經常使用的植物，因為樹脂具有防腐作用之故，傳言欖香也用於製作木乃伊的保存上。在歐洲從15世紀開始，治療傷口的塗抹用軟膏也含有欖香脂成分。

欖香脂精油一般具有控制皮膚油脂分泌的效用，能保持肌膚明亮美麗，所以也可以用於精油按摩上。其甘甜香味能使心情穩定，保持精神放鬆。由於欖香脂可刺激免疫機能，因而具有能溫熱身體的效用。

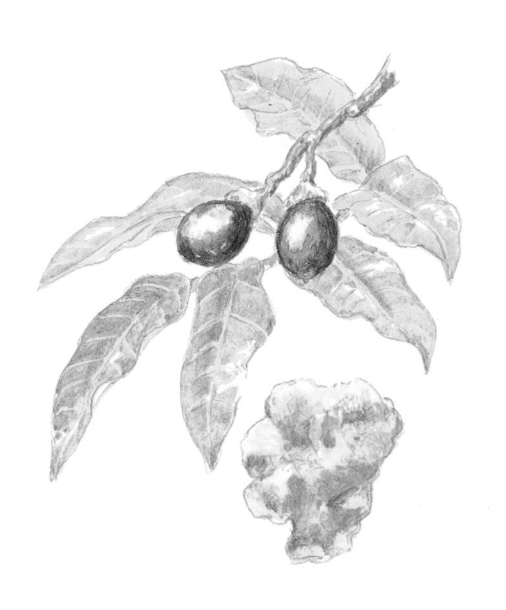

萃取植物	欖香樹。成長至高約30公尺左右的樹木，開白花，果肉及種子皆可食用。
主要產地	印尼、菲律賓、馬來西亞
萃取方法	樹脂，水蒸氣蒸餾法。

香味特徵（樹脂調）

略帶辛辣味的成熟甘甜香味，擁有像檸檬一樣的清香。

揮發性	香味強度
中音	略強

主要特徵

心理療效

緩和壓力、放鬆精神。

身體療效

1 提高免疫功，讓體力提升。
2 改善手腳冰冷。

肌膚療效

1 修復肌膚曝曬或凍傷的紅腫與乾燥現象。
2 促進傷疤的修復。

用法

用於消除疲倦感的芳療精油按摩上。

芳 浴 按

主要效用●黏液溶解作用、鎮靜、收斂
主要成分●檸檬烯、松油烯、月桂烯、α-水芹烯、香檜烯、對異丙基甲苯、獨尾草、α-松油醇、1.8桉油醇
適合搭配的精油●甜橙、豆蔻
使用注意事項●1 懷孕時期、哺乳期的婦女應避免使用。
2 對肌膚刺激性較強，請避免直接使用在肌膚上（如沐浴、精油按摩、精油濕布等其他的接觸性精油療法）。

多香果

Allspice

〔略帶有黃色的咖啡色〕

拉丁學名●*Pimenta officinalis*　　科名●桃金孃科　　適合進階者

結合三大辛香料風味，如男性魅力般的深度香味

多香果（All spice），是從肉荳蔻、丁香、肉桂等三種辛香料的風味結合而得名。在日本也稱之為百味胡椒。精油本身帶有著溫和甘甜的辛辣香味，在香水製造上，經常用於製作男性風味的香水為主。多果香也有促進消化及殺菌等效用。

此款精油原料，是生長在西印度群島的熱帶性常綠樹木，開著簇絨狀白色小花。將未成熟的果實乾燥後作為辛香料，用於燉煮料理或添加於糕點的香味上。在原產地中南美洲，自古代的馬雅文明時代起，就已經將多香果作為辛香料使用，據說也會將多香果塞入遺體作為防腐劑。

從果實部位，也可以運用水蒸氣蒸餾法萃取出精油。

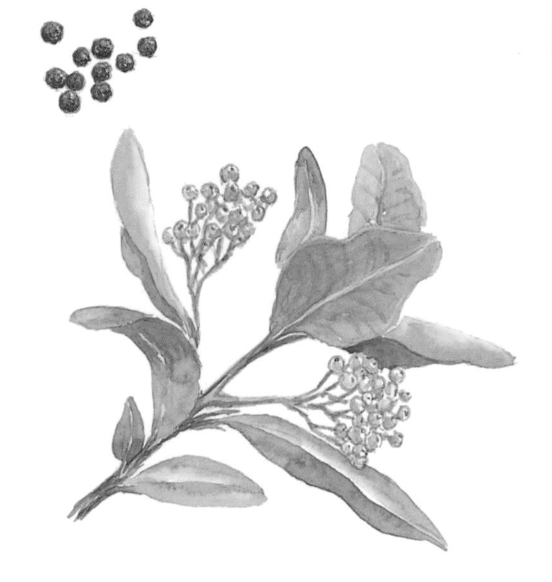

萃取植物	多果香。別名為甘椒（甜椒），高約10至30公尺的常綠樹木。
主要產地	印度、牙買加、中南美
萃取方法	葉子，水蒸氣蒸餾法。

香味特徵（辛香調）

略帶辛辣刺激感，並帶有一點點甘甜與清爽，是讓人容易接受的舒適芳香。

揮發性	香味強度
中音	中至微強

主要效用●抗發炎、治癒傷口
主要成分●丁子香酚、甲基丁香酚、石竹烯
適合搭配的精油●甜橙、針松、乳香、薰衣草、檸檬、檸檬香茅
使用注意事項●1 孕婦、哺乳期婦女避免使用。
2 肌膚敏感者，請斟酌使用。

主要特徵

心理療效

提振疲倦心情，提高力量。

身體療效

1 溫暖身體，促進血液循環。
2 緩和感冒的咳嗽與支氣管炎症狀。
3 緩和、腹痛、肌肉痛、頭痛、牙齒痛等症狀。

肌膚療效

促進血液循環，使氣色更好。

用法

適用於局部按摩，但要少量使用。

芳　按

甜橙

Orange sweet

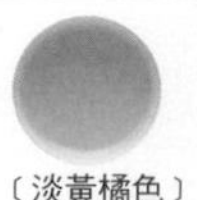

〔淡黃橘色〕

拉丁學名●*Citrus sinensis*　科名●芸香科 | 檢定1至2級 | 適合初學者

讓疲憊心靈
恢復元氣與勇氣的「王者香味」

帶有柑橘系特有的舒爽甘甜香味，是款能讓精神放鬆的精油。甜橙對於腸胃具有助於促進消化的效用。

甜橙（Orange）在阿拉伯語中稱之為Narange。古希臘神話中，獻給阿佛洛狄忒的金蘋果，其實就是甜橙。擁有甜橙果園，通常就是富裕的象徵，在法國的凡爾賽宮也保留有柑橘果園。甜橙也廣泛被用在食用及藥用上，聽說歐洲的聖誕節，也會將甜橙當作是除魔消災解厄之用，當時是透過傳教士搭的船隻，將甜橙從歐洲運送到美洲大陸栽培，並成為美國重要的產業。

由於要供應市場所需的柳橙汁，甜橙因此被大量栽種，所以從柳橙果皮所萃取的精油，價格也比較低廉，並且被大量使用在香水與食品產業上。

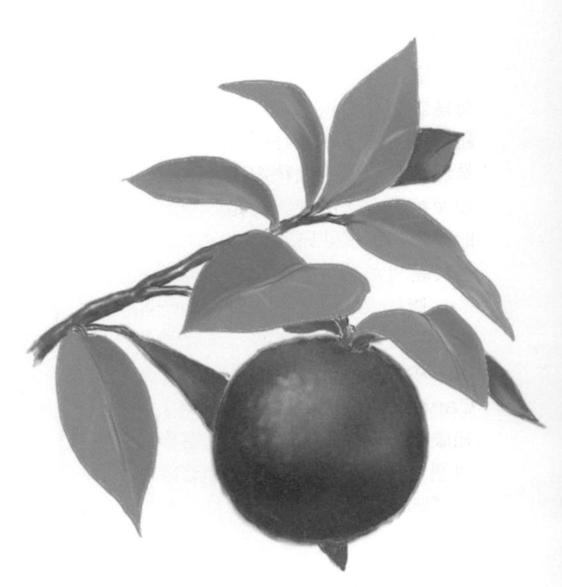

萃取植物	甜橙，為甘甜味強的果實，受到世界各地的喜愛，含有豐富的維他命B及維他命C，對於美容健康也很有助益。
主要產地	美國、以色列、義大利、澳洲、西班牙、巴西、法國
萃取方法	果皮，壓榨法。

香味特徵（柑橘調）

剝開柑橘外皮時散發出來的甘甜清爽香味，即是甜橙精油的代表香味。

揮發性	香味強度
高音	中至微強

主要特徵

心理療效

1 使心情開朗，解除不安感。
2 消除壓力與緊張感。

身體療效

1 改善消化不良、食欲不振、便祕等狀況。
2 可淨化空氣，適合在感冒季節使用。

肌膚療效

讓疲倦的肌膚回復活力。

用法

芳香浴等，用途廣泛。

芳 浴 按

主要效用●驅風、抗菌、鎮靜
主要成分●檸檬烯、芳樟醇、月桂烯、檸檬醛、辛醛、癸醛
適合搭配的精油●依蘭依蘭、絲柏、肉桂葉、茉莉花、杜松漿果、薰衣草、檸檬、玫瑰
使用注意事項●1 懷孕初期、生產前後婦女避免使用。
2 肌膚敏感者，請斟酌使用。

康乃馨

Carnation

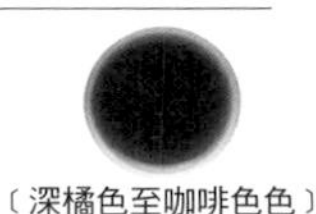

〔深橘色至咖啡色色〕

拉丁學名●*Dianthus caryophyllus*　　科名●石竹科		適合進階者

彷彿將整朵花
直接封藏起來的濃厚甘甜香味

這是一款將康乃馨花香完好保存的精油。帶有些許濃厚與微微辛辣的氣味。若與其他精油一起調配，能引出更好的的立體感，讓香味達到更具深度的效果。此精油經常使用在香水及精油手製保養品上。即使康乃馨植物數量豐富，不過萃取精油的比率卻只有0.02至0.03%之低，所以是屬於高價貴重的精油。

康乃馨的栽培歷史很長，康乃馨栽培的紀錄，也出現在古代希臘泰奧弗拉斯托斯的《植物誌》中。學名為*Dianthusu*，意為「神之花」、Caryophyllus（香石竹／丁香），從名字就可得知康乃馨有強烈香氣，且被當作為尊貴的花朵來歌頌。在歐美人們喜歡康乃馨嬌憐的姿態及其芳香氣味，被視為幸福的象徵，多運用在慶賀的場合上。

康乃馨也具有促進消化效用，可幫助排除脹氣。

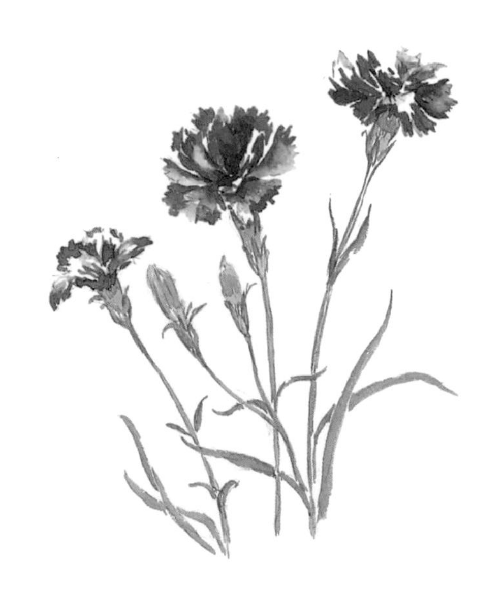

萃取植物	康乃馨，歐洲、西亞原產的多年草本植物，與玫瑰不同，沒有分觀賞用與萃取精油用的區別。花朵可以食用，受到大眾的喜愛。
主要產地	美國、埃及、肯尼亞、歐洲
萃取方法	花朵，揮發性有機溶劑萃取法（absolute）。

香味特徵（花香調）

康乃馨本身的香味，略為濃厚又帶點辛辣芳香，與丁香的氣味類似。

揮發性	香味強度
中音	中至微強

主要特徵

心理療效

1 讓心情變得輕鬆爽朗。
2 去除不安，緩和壓力。

用法

使用於精油手製保養品。

芳

主要效用●驅風、抗菌、鎮靜
主要成分●α-蒎烯、β-蒎烯、酸甲酯-2-辛烷
適合搭配的精油●依蘭依蘭、天竺葵、香根草、玫瑰、檸檬、甜橙
使用注意事項●1 孕婦、哺乳期婦女避免使用。
2 對肌膚刺激性較強，請避免直接使用在肌膚上（如沐浴、精油按摩、精油濕布等其他的接觸性精油療法）。

酸橙

Kabosu

〔深橘色至咖啡色（茶色）〕

拉丁學名● *Citrus sphaerocarpa* 科名●芸香科 | 適合進階者

日本人所熟悉的 清爽柑橘系香味

柚子的相近品種。果汁與果皮都會被使用在日式料理上，是日本人相當熟悉的清新香氣。具有柑橘類特有的清爽香味，能使身心恢復精神。主成分中的萜烯、檸檬烯除了具有抗菌與抗發炎作用，也能促進血液循環，幫助提高代謝力。

酸橙是大分縣的特產，據說在江戶時代是由一位醫師從京都帶回苗木種植，這是大分縣種植酸橙的起源，在大分縣內據說還留有200年以上的酸橙古木。酸橙精油透過搾取酸橙果皮而得，酸橙果實熟透後，果皮會與柚子一樣變成黃色，而酸橙香味最香的時間點，卻是在完全成熟之前，所以不管是用於料理或是用於精油的搾取，最好在果皮完全變黃前就摘取綠色的酸橙來運用。

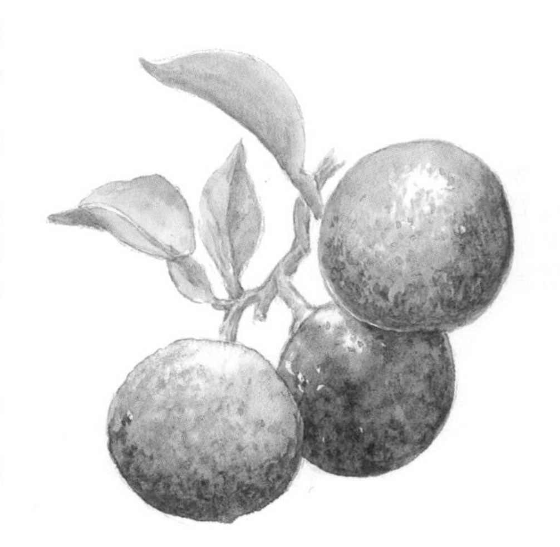

萃取植物	酸橙，柚子相近種的小高木，一般在果實成熟前的9至10月時收成。
主要產地	日本
萃取方法	果皮，壓榨法。

香味特徵（柑橘調）

與使用在料理中的果汁或果皮同樣的清爽香味。

揮發性	香味強度
高音至中音	中

主要特徵

心理療效

1 讓心情積極向上。
2 鎮定煩躁感，放鬆心情。
3 讓意識清晰、提高集中力。

身體療效

1 促進血液循環，預防改善手腳冰冷。
2 促進新陳代謝、回復疲勞。

肌膚療效

常保肌膚潤澤感。

用法

想要在活動的空間享受清爽香味，可以運用清新噴霧或芳香精油燈。

芳 浴

主要效用●促進消化、除蟲、抗病毒、調節免疫力
主要成分● β-萜烯、d-檸檬烯、γ-松油烯、羅勒烯、癸醛、金合歡烯、β-香葉醇、β-石竹烯、香葉酯
適合搭配的精油●日本柚、檸檬、佛手柑、迷迭香、薰衣草、杜松漿果、尤加利、胡椒薄荷
使用注意事項●1 孕婦、哺乳期婦女避免使用。
2 肌膚敏感者，請斟酌使用。

德國洋甘菊

別名：德國甘菊、黃春菊

Chamomile German

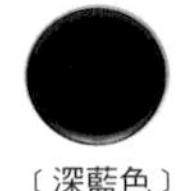

〔深藍色〕

拉丁學名●*Matricaria chamomilla*　　科名●菊科	檢定1級	適合初學者

令人陶醉的甜美香味，能舒緩人心的美麗深藍色精油

具有濃郁水果香甜氣味的深藍色精油，珍貴的藍色是來自於洋甘菊中的母菊天藍烴芳香成分。母菊天藍烴，具有優越的抗發炎與抗過敏效果，對於有肌膚狀況不好、更年期障礙、生理痛等女性特有的困擾症狀，也具有相當的改善助益。

精油原料植物為德國洋甘菊是菊科的一年生草本植物。洋甘菊，在希臘語中是「大地蘋果」的意思。日文稱為德國洋甘菊為黃春菊，在日本黃春菊自古就被視為藥草在使用。

在古代洋甘菊被廣泛用於治療病痛，由於抑制肌膚發炎的效果非常卓越，經常作為化妝品或洗髮精原料。洋甘菊的花朵也可作為花草茶來飲用。

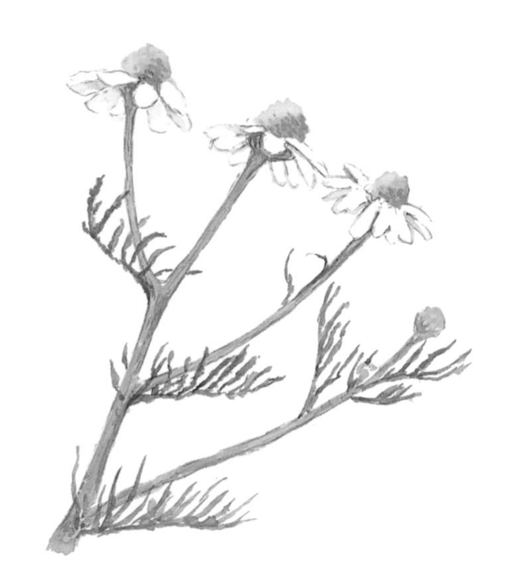

萃取植物	德國洋甘菊，以掉落種子繁殖的一年生草本植物；因為能治癒生長在洋甘菊旁的植物的疾病，所以自古又被稱為「植物醫生」。
主要產地	埃及、德國、匈牙利、法國、摩洛哥
萃取方法	花朵，水蒸氣蒸餾法。

香味特徵（花香調）

微甜的香辛料氣味比羅馬洋甘菊（P.32）的氣味柔和。

揮發性	香味強度
高音至中音	中

主要特徵

心理療效

使心情平靜，讓人舒服的進入睡眠。

身體療效

1 緩和關節炎疼痛。
2 改善更年期障礙症狀。

肌膚療效

1 具有抗發炎作用，能改善肌膚狀況不佳。
2 加速割傷傷口的癒合，對蚊蟲咬傷也有助益。

用法

肌膚狀況不佳時，可以乳液的方式用來改善。

芳　浴　按

主要效用●抗過敏、抗發炎、抗痙攣、鎮靜、鎮痛、類雌激素（女性荷爾蒙）功用、治癒傷口
主要成分● β-金合歡烯、紅沒藥醇氧化A、紅沒藥醇氧化、紅沒藥醇氧化B、母菊天藍烴
適合搭配的精油●依蘭依蘭、天竺葵、佛手柑、甜馬鬱蘭、薰衣草、檸檬、玫瑰
使用注意事項●1 對於菊花科有過敏體質的人請小心使用。
2 懷孕初期、生產前後婦女避免使用。

羅馬洋甘菊

Chamomile Roman

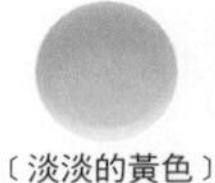
〔淡淡的黃色〕

別名：羅馬甘菊

拉丁學名●*Anthemis nobilis*　科名●菊科

檢定1級　適合初學者

誘導人們進入舒服溫暖的睡眠中，擁有淡淡溫和的蘋果香味

洋甘菊讓人聯想到青蘋果的酸甜香味，但羅馬洋甘菊的香味雖然比德國洋甘菊來得更為清爽，卻具有一定的濃郁度。與德國洋甘菊同樣都是菊科，但是德國洋甘菊是一年草本植物，而羅馬洋甘菊卻是多年生草本植物。

這個香味來自於具有鎮定與消炎效果的酯類成分，若精神無法振作時，羅馬洋甘菊精油能幫助轉變心情。羅馬洋甘菊可以消除不安與煩躁感，讓人覺得很舒適，在歐洲經常被運用在心理治療上，其葉子在民間治療中，是孩童也適用的一味藥方，當碰到孩童出現煩躁不安或睡不好時，可以多運用羅馬洋甘菊當作鎮靜劑來使用。

作為花茶可以幫助消化、安眠，這些效用也為一般人所熟悉。

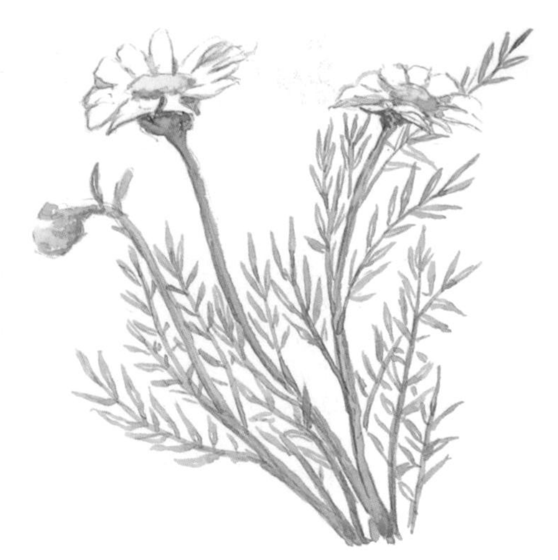

萃取植物	羅馬洋甘菊，多年生草本植物，品種相近的有著花為八重花瓣及不長花，可在一般綠地草坪生長，在香草花園的栽種上也非常受歡迎。
主要產地	英國、德國、法國、南非、摩洛哥
萃取方法	花朵，水蒸氣蒸餾法。

香味特徵（花香調）

像蘋果般的酸甜香味，還帶有香草的青草澀味，散發著清新且富含深度的香味。

揮發性	香味強度
高音至中音	中至微強

主要特徵

心理療效

1 激勵因煩惱而頹喪的情緒。
2 壓制負面感情，讓人舒適入睡。

身體療效

1 緩和、頭痛、牙齒痛、生理痛、關節痛。
2 改善消化不良及飽脹感與便祕等。

肌膚療效

使用在乾燥肌膚、問題肌膚及痘痘肌膚上。

用法

用於抗發炎症狀及有助於放鬆的每日護膚保養品上。

芳　浴　按

主要效用●抗過敏、抗發炎、抗痙攣、類雌激素（女性荷爾蒙）功用、治癒傷口
主要成分●白芷羧酸異丁基、甲基丙烯酸異戊、白芷羧酸異戊、母菊薁
適合搭配的精油●依蘭依蘭、雪松、茉莉花、佛手柑、玫瑰草（馬丁香）、蜜蜂花（檸檬香草）、薰衣草、玫瑰
使用注意事項●1 對於菊花科有過敏體質的人請小心使用。
2 懷孕初期、生產前後婦女避免使用。

日本榧樹

Kaya

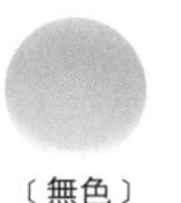

〔無色〕

拉丁學名●*Torreya Nucifera* 科名●紅豆杉科		適合進階者

具有和風柑橘系的清爽芬芳

混合檸檬與和風柚子香味，是一款來日本特有的清爽柑橘香味的精油。

日本榧樹是常綠針葉樹，由於特別耐濕氣，經常被使用在建築材料上，也經常被運用來製作日本將棋盤。其果實是一款中藥，能解決便祕或食欲不振等腸胃問題，也可以作為驅蟲藥使用。

日本榧樹含有有較多柑橘系精油所含有的檸檬烯，俐落的清爽香味明顯，具有恢復精神的作用，也含有著具森林浴效果的蒎烯，可以讓心情沉穩放鬆。如果使用芳香浴或空氣清新噴霧，可以利用日本榧樹清爽的香味來清淨房間空氣，讓人更加放鬆穩定。此精油也含有降低血壓、緩和過敏症狀的成分。

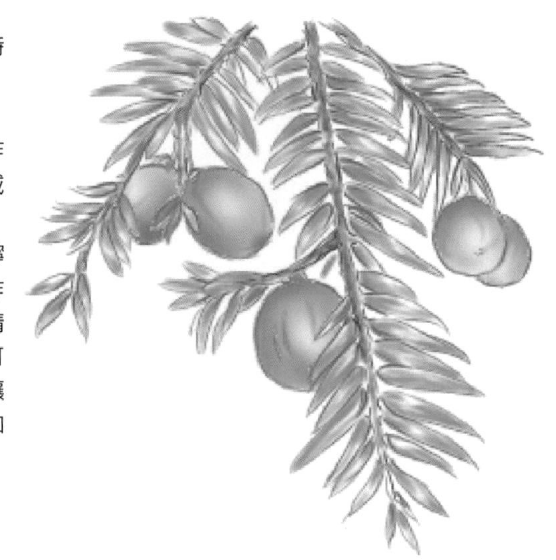

萃取植物	日本榧樹。生長在日本東北地區從屋久島的長青樹，是樹高能成長２０公尺至３公尺的大型樹木。
主要產地	日本（高知）
萃取方法	果實，水蒸氣蒸餾法。

香味特徵（柑橘調）

混合檸檬與和風柚子的清爽香味。

揮發性	香味強度
高音至中音	微強

主要特徵

心理療效

1 放鬆。
2 緩和壓力。
3 轉換心情放鬆精神。

身體療效

1 降低血壓。
2 鎮靜過敏、發炎症狀及痙攣。

用法

可以利用芳香浴來放鬆心情。

芳 浴 按

主要效用●抗過敏、抗發炎、抗痙攣、鎮靜
主要成分●檸檬烯、α-蒎烯、月桂烯、松油烯
適合搭配的精油●甜橙、葡萄柚、絲柏、杜松漿果、胡椒薄荷、萊姆、薰衣草、檸檬
使用注意事項●1 孕婦、哺乳期婦女避免使用。
2 肌膚敏感者，請斟酌使用。

白千層

Cajuput

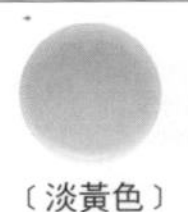

〔淡黃色〕

拉丁學名●*Melaleuca leucadendron*　科名●桃金孃科　熟練後使用

最適合痘痘肌膚或油性肌膚的皮膚保養用精油

擁有絕佳的殺菌力，帶著簡潔乾淨的香味。與尤加利（請參考P.112）及茶樹（請參考P.73）相同，都是從桃金孃科植物萃取出精油，但是白千層的香味比起這兩種香味要來得溫和且甘甜，對於較強烈香味比較無法接受的人或小孩子都可以安心使用的一款精油。

白千層的名字來自於馬來語中的「Bubur Petit」，是「白色樹木」的意思。原產地的東南亞及印度、中國等地，自古就把白千層當作是萬用藥來使用。多被用於感染症狀、燒燙傷及切割傷、肌肉痛、牙齒痛等止痛作用上。

由於有促進發汗及解熱的作用，初期感冒症狀時，就可以使用白千層精油浴來溫暖身體，讓身體大量出汗，幫助回復身體狀況。白千層精油也能使心情積極帶勁，使人更充滿幹勁。

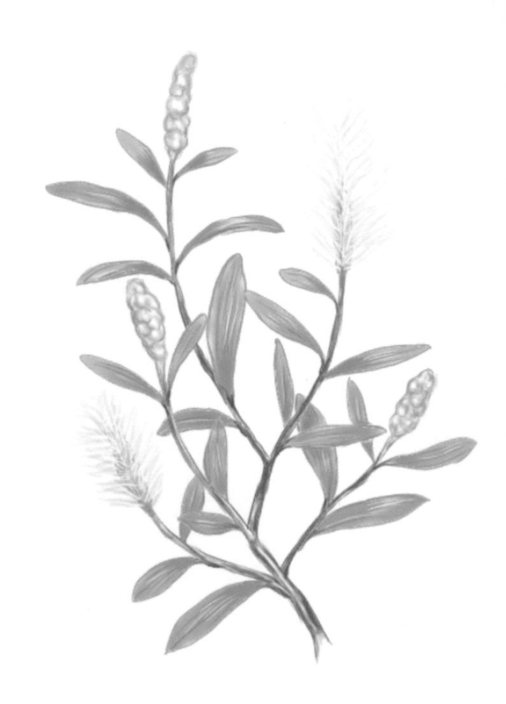

萃取植物	白千層，是非常具有生命力，原產於東南亞的桃金孃科長綠樹，樹皮白晰，所以又稱作白茶樹。
主要產地	澳洲、菲律賓、越南、馬來西亞
萃取方法	葉子與樹枝，水蒸氣蒸餾法。

香味特徵（樹木調）

清爽的樟木調香味，略帶水果風味的香氣。

揮發性	香味強度
高音至中音	中至微強

主要特徵

心理療效

讓心情高昂，讓人更有幹勁。

身體療效

1 緩和咳嗽、喉嚨痛等症狀。
2 改善感染症狀。

肌膚療效

1 促進燒燙傷或割傷的治癒。
2 調整油性肌膚，加速青春痘的治癒。

用法

調配在乳液或乳霜中，
咳嗽時可塗抹在胸口。

芳　浴　按

主要效用●主要效用
去痰、抗病毒、抗發炎、抗感冒、抗菌、類雌激素（女性荷爾蒙）功用、調整免疫
主要成分●檸檬烯、α-蒎烯、β-蒎烯、桉油醇、檸檬醛、α-松油醇、芳樟醇、月桂烯
適合搭配的精油●絲柏、杜松漿果、天竺葵、佛手柑、薰衣草、玫瑰、迷迭香
使用注意事項●1 孕婦、哺乳期婦女避免使用。
2 肌膚敏感者，請斟酌使用。

豆蔻

Cardamon

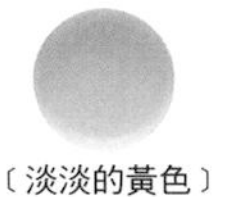

〔淡淡的黃色〕

拉丁學名●*Elettaria cardamomum*　科名●薑科　適合進階者

可作為藥物與辛香料使用
其歷史超過3000年以上的偉大精油

混和如檸檬般的甘甜味及辛香味兩種香氣，充滿東方調的個性香味精油。能使頭腦清晰，幫助改善消化問題引起的食欲不振，並能促進消化。豆蔻的果實，是最古老的香料之一，據說是在西元前二世紀左右，便從印度輸出到歐洲，現在與番紅花與香草並列為聞名的高價香料。荳蔻在原產國印度還被稱之為「辛香料女王」，是印度料理中不可或缺的香料。在埃及除了作為薰香或香料使用之外，人們也經常咀嚼荳蔻果實，幫助牙齒美白。

現在也有一種叫小豆蔻的生藥，用於健胃整腸與促進排除脹氣。在中東地區，人們非常喜愛將荳蔻加入咖啡中飲用，是一種用途非常廣泛的香料植物。

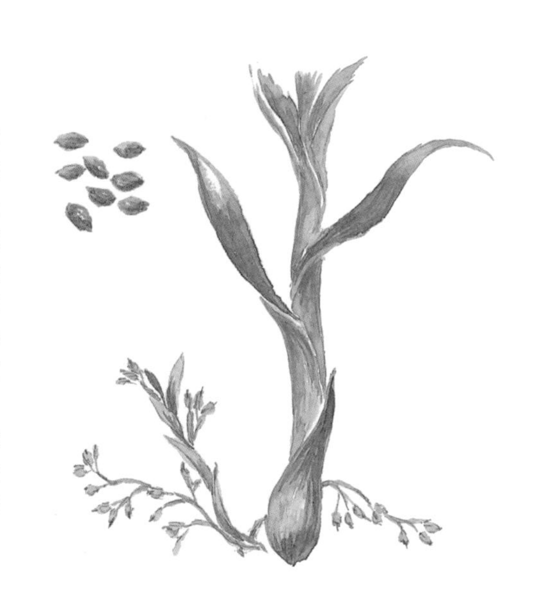

萃取植物	荳蔻，野生或栽培在印度與斯里蘭卡等地。橢圓形的果實在熟成前收成其種子，作為精油的原料。
主要產地	印度、斯里蘭卡、瓜地馬拉
萃取方法	種子，水蒸氣蒸餾法。

香味特徵（辛香調）

辛辣感、木質味、風味多層次、甘甜且讓人感覺溫暖的香味。

揮發性	香味強度
高音至中音	中

主要特徵

心理療效

1 療癒緊張及疲倦，讓心情穩定。
2 抑制負面情緒，讓心情溫柔寬容。

身體療效

改善食欲不振、飽脹感、便祕等。

肌膚療效

1 可以調整問題肌膚、乾燥肌膚及痘痘肌膚的狀況。
2 預防減輕口臭。

用法

作為舒緩神經性胃痛等症狀的按摩油。

芳　浴　按

主要效用●去痰、抗病毒、抗發炎、抗感冒、抗菌、類雌激素（女性荷爾蒙）功用、調整免疫系統
主要成分●檸檬烯、乙酸松油酯、乙酸芳樟酯、1.8桉油醇、芳樟醇
適合搭配的精油●依蘭依蘭、甜橙、杜松漿果、天竺葵、檸檬、玫瑰、花梨木
使用注意事項●孕婦、哺乳期婦女避免使用。

白松香

Galbanum

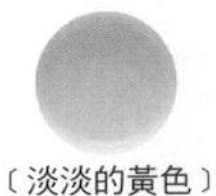

〔淡淡的黃色〕

拉丁學名● *Ferula galbaniflua* 科名●繖形科 | 適合進階者

與其他精油共同調配後能帶給人深度芳香的精油

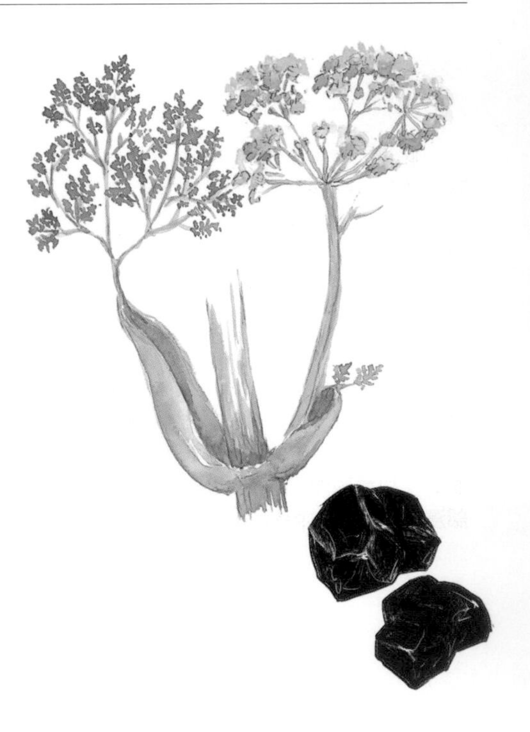

森林氣息中帶著淡淡的果實香味，這是一款擁有獨特深度香味的精油。白松香自古就以薰香聞名，被視作為具有神秘力量，經常使用在宗教儀式及冥想上。就聖經的《出埃及記》中，也有紀載在神殿中使用著白松香。另外，古代羅馬人把白松香的氣味認為是「植物的味道」。白松香具有強烈防腐作用，在埃及也被作為製作木乃伊的防腐劑使用。

白松香具有鎮定疼痛與發炎症狀，擁有與女性荷爾蒙相似的作用，還帶有淺淺的催眠作用，能放鬆不安定的心情與高度緊繃的神經，使人恢復元氣。

白松香原本是萃取自昆蟲咬傷白松香枝葉後，所形成的傷口流出來的樹脂，經常作為用於調製有淡淡東方調風味香水的原料。

萃取植物	白松香，中東諸國常見的低矮樹木。從昆蟲咬傷白松香枝葉所形成傷口流出的樹脂中萃取精油，或萃取者直接在根部刻印流出來樹脂，以作為精油原料。
主要產地	伊斯蘭、伊朗、敘利亞、土耳其、黎巴嫩
萃取方法	樹脂，水蒸氣蒸餾法。

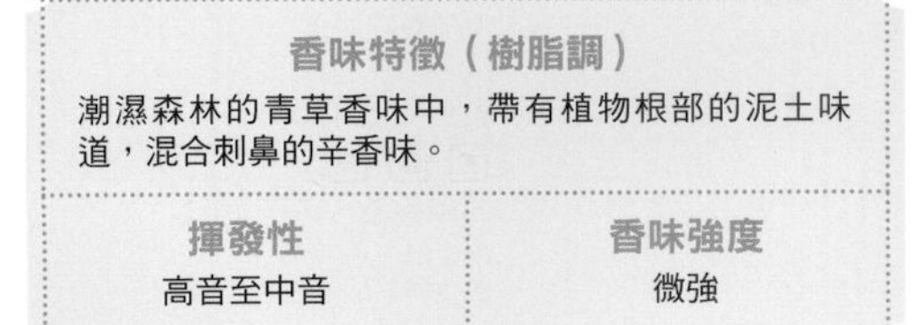

香味特徵（樹脂調）

潮濕森林的青草香味中，帶有植物根部的泥土味道，混合刺鼻的辛香味。

揮發性	香味強度
高音至中音	微強

主要特徵

心理療效

去除不安及複雜的感情情緒，讓心情沉穩。

身體療效

1 改善咳嗽，有痰等呼吸器官不適症狀。
2 緩和頭痛、經痛、關節炎疼痛等症狀。
3 緩和月經不順及更年期障礙等症狀。

肌膚療效

1 改善痘痘及其他皮膚症狀。
2 軟化肌膚，防止因老化引起的皺紋。

用法

調配後用於香水聞香之用。

芳 浴 按

主要效用●強壯、驅風、催眠、鎮靜
主要成分● α-蒎烯、β-蒎烯、δ-3-卡倫
適合搭配的精油●依蘭依蘭、檀香、茉莉花、天竺葵、玫瑰花（馬丁香）、乳香
使用注意事項●1 孕婦、哺乳期婦女避免使用。
2 肌膚敏感者，請斟酌使用。

胡蘿蔔籽

Carrot seed

〔淡黃色〕

拉丁學名● *Daucus carota*　科名●繖形科　熟練後使用

可以恢復肌膚年輕的抗老精油

此款精油在乾燥後會散發中藥般的強烈香味，並帶有些微甜的胡蘿蔔香味，可讓人放鬆心情。雖然這是一款從胡蘿蔔種子萃取出來的精油，但品種與一般熟悉的食用胡蘿蔔不同，是從一種叫作「野胡蘿蔔」的品種作為精油原料。

胡蘿蔔自古以來不僅可以食用，也具有高度醫藥價值。胡蘿蔔中含有豐富胡蘿蔔素β－，能保持肌膚彈力與緊緻，是深受女性喜愛的精油。野胡蘿蔔還能刺激淋巴循環，具有增進體內毒素排毒效果，對於解除水腫等也相當有幫助。植物油的「胡蘿蔔油」（P.144）則是將胡蘿蔔的根部浸泡在植物油中萃取出的。

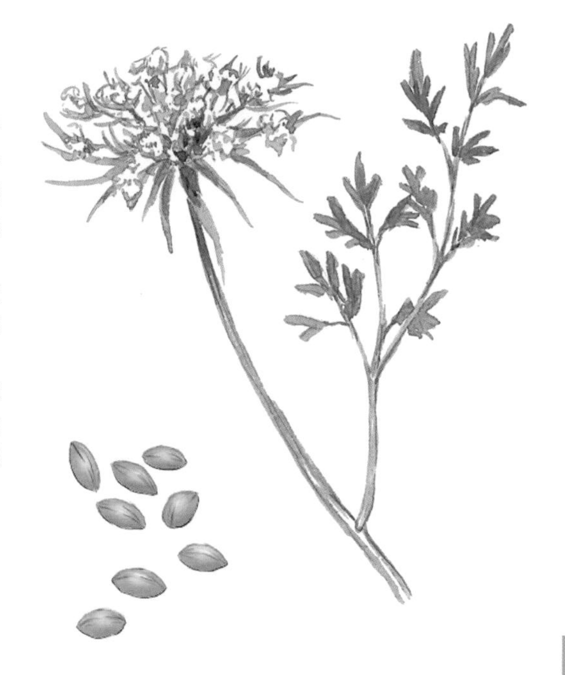

萃取植物	野胡蘿蔔，與食用的胡蘿蔔不同種類，葉片與根莖很相似，但是根部不適合用於食用。
主要產地	法國
萃取方法	種子，水蒸氣蒸餾法。

香味特徵（香草調）

略帶紅蘿蔔甘甜香味和泥土感的獨特木質香氣。

揮發性	香味強度
高音至中音	中至微強

主要特徵

心理療效

減低壓力，除去精神上的疲勞。

身體療效

1 排出體內毒素，改善水腫症狀。
2 使月經週期正常化，緩和經痛。

肌膚療效

對皺紋及黑斑等有幫助，使肌膚充滿活力。

用法

改善皺紋的精油按摩。

芳　浴　按

主要效用●去除瘀血、抗發炎、抗菌、激勵神經、皮膚細胞再生、類雌激素（女性荷爾蒙）功用
主要成分●α-蒎烯、β-蒎烯、松油烯-4-ALL
適合搭配的精油●甜橙、杜松漿果、橙花、檸檬馬鞭草、苦橙葉、佛手柑、香蜂草、萊姆、薰衣草、檸檬、迷迭香
使用注意事項●孕婦、哺乳期婦女避免使用。

桂花 別名：金桂，金木犀

Osmanthus

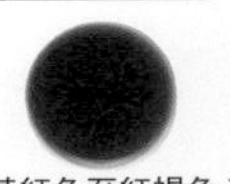

〔黃紅色至紅褐色〕

拉丁學名●*Osmanthus fragrans* 科名●木樨科 適合進階者

從橘色的小花中 所提煉而出的濃厚香味精油

桂花在日本也是被人知悉的庭院樹木，此款精油就是從桂花中萃取出來的。桂花在9至10月開出小小橘色花朵，接著香味會逐漸變強烈，隨著開花越成熟，甜美華麗的香味就會傳得更遠。學名*Osmanthus*，是希臘文「芬芳花朵」之意。

桂花（金桂，金木犀）的原產地是中國，在江戶時代傳至日本。在中國稱之為「丹桂」，而且會利用丹桂浸泡酒作成「桂花陳酒」，或在茶葉裡混進桂花作出「桂花茶」等。

由於桂花的香味很容易變化，加上萃取困難，因此是相當高價的精油。精油主要使用在芳香浴或香水的製作上，濃厚甘甜的香味具有緩和身心緊張的效用。

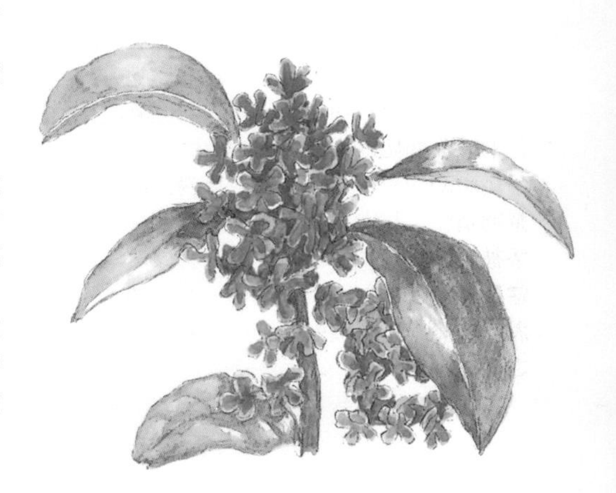

萃取植物	桂花（金桂，金木犀），樹高3至4公尺，9至10月會開出小黃花。雌雄同株，在日本所栽培的幾乎都是不會結果的雄株桂花。
主要產地	中國
萃取方法	花朵，溶劑萃取法（原精）。

香味特徵（花香調）

甘甜中帶有著淡淡辛辣香味的桂花香味。

揮發性	香味強度
高音至中音	中

主要特徵

心理療效

鎮定煩躁感、放鬆心情。

用法

用於手製香水調配上，製作室內芳香劑。

芳

主要效用●去除瘀血、抗發炎、抗菌、激勵神經、皮膚細胞再生、類雌激素（女性荷爾蒙）功用

主要成分●芳樟醇、二氫 β-紫羅蘭酮、cis-氧化芳樟醇、trans-氧化芳樟醇

適合搭配的精油●薰衣草、玫瑰、檸檬香茅

使用注意事項●孕婦、哺乳期婦女避免使用。

小茴香

Cumin

〔淡黃色〕

拉丁學名●*Cuminum cyminum* 科名●繖形科		適合進階者

被稱為天然媚藥，是款充滿甘甜魅惑香味的精油

這款精油的香味是一般我們在咖哩料理上可以聞到的香辛料氣味，整體香味充滿療癒感，擁有辛辣的異國風味，是一種魅力十足的香氣。

自古以來小茴香就一直被人們栽種，從舊聖經的時代開始就被當作是珍貴的草藥，甚至列為租稅繳納的一種方式。小茴香精油能促進食欲與幫助消化，具有緩和疼痛的效用。在埃及，小茴香被當作是頭痛藥，印度的阿育吠陀則把小茴香當作是激化劑或消化器官藥，在英國則是作為風濕症或痛風的鎮痛劑來使用，中藥則將小茴香稱之「馬芹」作為胃藥來使用。

小茴香精油具有興奮心情，能提高性欲等催情作用。在中世紀則有此風俗，為避免赴戰場的戀人變心，預先準備小茴香讓戀人帶在身上；也有人在結婚典禮時，讓新人將小茴香預先放口袋裡的風俗。

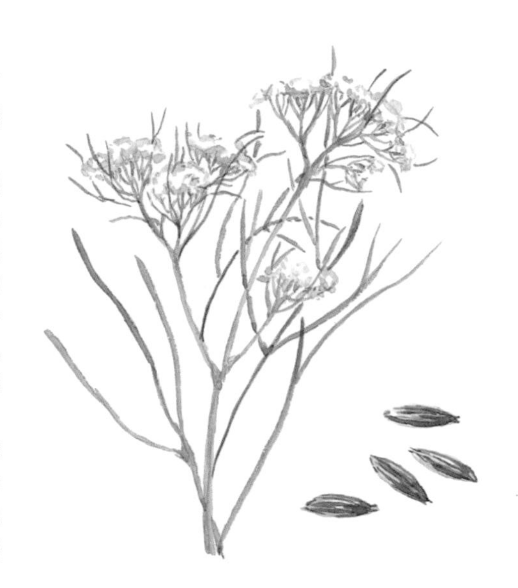

萃取植物	小茴香，埃及原產的一年生草本植物，晚春時綻放白色花朵及粉紅色的小花，之後會逐漸變成果實（種子），是小茴香精油的原料。
主要產地	印度、埃及、中國、土耳其、摩洛哥
萃取方法	種子，水蒸氣蒸餾法。

香味特徵（辛香調）

麝香般的甘甜香味，甘甜中帶著辛辣感香氣。

揮發性	香味強度
高音至中音	中至微強

主要特徵

心理療效

振奮情緒，產生自信。

身體療效

1 活化腸胃作用，促進消化。
2 緩和頭痛、肌肉痛、關節痛等。
3 提高男性生殖能力，強化男女情欲。
4 改善月經不順。

用法

用於芳香劑的調配上，能創造醒腦香氣。

芳 浴 按

主要效用●強壯、鎮靜、激勵神經
主要成分●欠末醛、β丁萜烯、松油烯
適合搭配的精油●依蘭依蘭、洋甘菊、歐白芷根、芫荽（胡荽）、檀香、肉桂葉
使用注意事項●1 孕婦、哺乳期婦女避免使用。
2 肌膚敏感者，請斟酌使用。

快樂鼠尾草

Clary sage

〔淡淡的黃色〕

拉丁學名●*Salvia sclarea*　科名●唇形科	檢定1級	適合初學者

女性專用精油，濃縮著讓女性獲得幸福的甜美效能

這是一款擁有甘甜溫暖香味，能讓人心情舒適的精油，能緩和緊張及不安，讓心情變得明亮。由於具有促進血液循環與溫暖身體的效果，對手腳冰冷或肩膀僵硬、頭痛等都有效果。快樂鼠尾草最受矚目的，是對於女性婦科有所助益。它能有效調整女性荷爾蒙的平衡，減輕生理不順或生理期的不適等經前症候群，並有助於改善更年期障礙等各種症狀。

在歐洲被稱之為「基督之眼」，因為此植物黏液可用於清洗眼睛。快樂鼠尾草中的「快樂」是來自於拉丁文中的「明亮」之意。

芳香中帶有麝香葡萄酒味，在德國經常添加於紅酒中，因此又稱作為麝香葡萄酒。

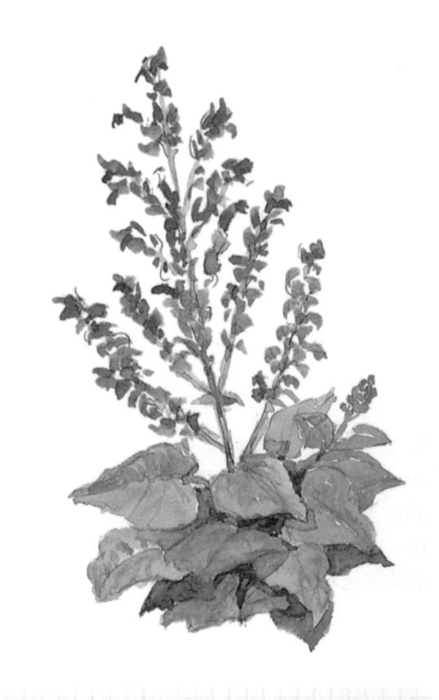

萃取植物	快樂鼠尾草，原產於歐洲鼠尾草之一，開粉紅色或紫色花普羅旺斯地區有大量野生種。
主要產地	義大利、紐西蘭、法國、保加利亞、摩洛哥、俄羅斯
萃取方法	花與葉，水蒸氣蒸餾法。

香味特徵（香草調）

讓人聯想起麝香葡萄酒的淡淡水果香味，也含有木頭的溫暖香味。

揮發性	香味強度
高音至中音	中至微強

主要特徵

心理療效

1 舒緩因為緊張不安所引起的精神疲勞。
2 陷入慌亂狀態時，使心靈恢復平靜。

身體療效

1 改善月經不順。
2 促進血液循環，溫暖身體。

肌膚療效

1 促進頭髮生長。
2 調整油性肌膚。

用法

改善婦女婦科疾病的按摩油。

芳 浴 按

主要效用●促進消化、殺菌、抗發炎、通經、激勵神經 、催情、調整自律神經
主要成分●檸檬烯、乙酸芳樟酯、芳樟醇、大根香葉烯D、香紫蘇醇（雙萜類的植物醇化合物）
適合搭配的精油●洋甘菊、杜松漿果、胡椒薄荷、薰衣草、檸檬、玫瑰
使用注意事項●1 孕婦、哺乳期婦女避免使用。
2 肌膚敏感者，請斟酌使用。

葡萄柚

Grapefruit

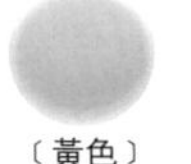
〔黃色〕

拉丁學名●*Citrus paradisi*　科名●芸香科 | 檢定1級 | 適合初學者

僅嗅聞其香味
就能夠讓人瘦下來的瘦身良方

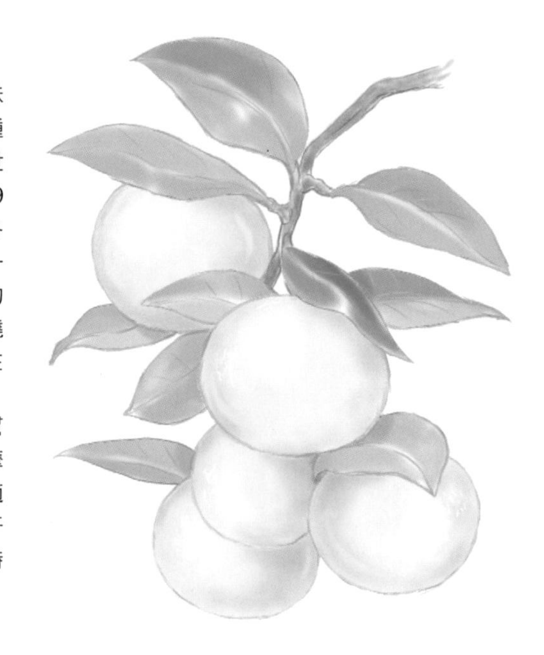

這是一款甘甜中帶著酸感的清爽柑橘系香味精油，如同學名的「樂園的柑橘」一樣，是一種會引發人彷若身處在陽光普照樂園的香味。18世紀，葡萄柚在西印度群島的巴巴多斯被發現，19世紀傳到美國的佛羅里達，接著再推廣到世界各地。葡萄柚的名稱來自於葡萄柚的果實像葡萄一樣結成串，它的香味也與葡萄很相似。葡萄柚的香氣有助於促進血液循環、能分解體脂肪與燃燒體脂肪、促進荷爾蒙分泌的效果，因此被使用在各式食品、飲料或瘦身產品上。

由於能刺激淋巴循環並排出老廢物質，可幫助改善水腫及消除橘皮組織，經常被使用在按摩上。因具有優秀的除臭及抗菌作用，特別推薦適用在芳香沐浴及足浴、精油噴霧等除臭或除汗等。由於葡萄柚具有光敏性，在肌膚使用上要特別留意。

萃取植物	葡萄柚，長綠高木，溫帶地區至熱帶地區皆有栽培。
主要產地	美國、伊斯蘭、巴西
萃取方法	果皮，壓榨法。

香味特徵（柑橘調）

整體香味，就與葡萄柚果實香味完全相同，不像柑橘般的強烈，是一種比較清爽的香味。

揮發性	香味強度
高音至中音	中至微強

主要特徵

心理療效

1 振奮士氣、充滿活力，帶來幸福感。
2 讓容易沮喪的情緒轉變為明亮、開朗。

身體療效

1 促進體內脂肪燃燒。
2 有止汗除臭效果。

肌膚療效

治癒切割傷及燒燙傷。

用法

緊緻肌膚，提高新陳代謝作用。

芳　浴　按

主要效用●降低血壓、抗痙攣、鎮靜
主要成分●α-蒎烯、β-蒎烯、檸檬烯、諾卡酮、呋喃香豆素、檸檬醛、辛醛、香葉醇
適合搭配的精油●依蘭依蘭、洋甘菊、天竺葵、胡椒薄荷、佛手柑、薰衣草、玫瑰
使用注意事項●1 孕婦、哺乳期婦女避免使用。
2 肌膚敏感者，請斟酌使用。
3 具有光敏性，使用在肌膚後請避免日曬以免造成傷害。

丁香

Clove

〔淡黃色〕

拉丁學名●*Eugenia caryophyllata*　科名●桃金孃科

適合進階者

常用於緩解牙痛、預防口臭的辛香料精油

辛辣刺激的香味中，帶有冷冽的風情，是一款擁有強烈芳香氣味的精油。此精油香味可以給予疲倦虛弱的心靈刺激感，使心靈再度充滿活力。

丁香的外型如同釘子一樣，所以又以「釘子」聞名。由於從遠處就可以聞到丁香散發的芳香氣息，因此又有「百里香」的別名。開花前的花苞乾燥後通常作為香料使用，用於增添料理、糕點與飲品的香氣。丁香在歐洲是非常受歡迎，甚至成為新航路開拓的關鍵。自古以來就是知名的陣痛藥草，古羅馬人使用丁香的葉子來止牙痛；中國則是咀嚼丁香花苞來止痛。

丁香精油含有強烈殺菌、抗菌效果的丁子香酚，經常被使用在防止黴菌及防蟲上。精油則大多是從花苞中萃取出來。

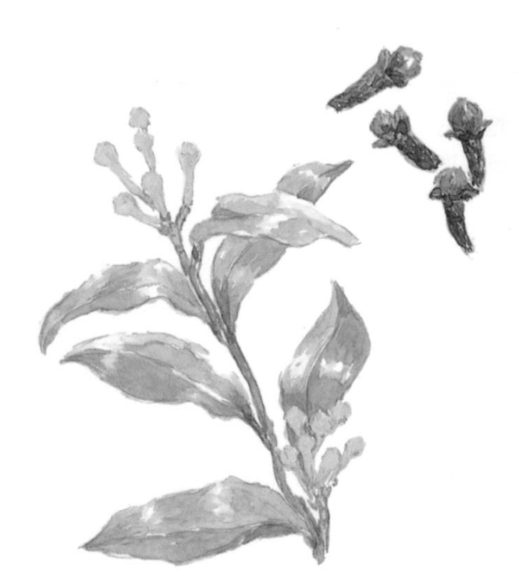

萃取植物	丁香，摩鹿加群島原產的長青高木，約會成長至10公尺至20公尺左右。
主要產地	印尼、桑給巴爾島、斯里蘭卡、馬達加斯加
萃取方法	花苞，水蒸氣蒸餾法。

香味特徵（辛香調）

強烈且刺激但卻讓人感覺舒適，帶有水果味的香辛料香氣。

揮發性	香味強度
高音至中音	微強

主要效用●去除瘀血、驅風、抗病毒、抗菌、消臭、鎮靜

主要成分●丁子香酚、丁子香酚醋酸酯、β-石竹烯

適合搭配的精油●甜橙、葡萄柚、胡椒薄荷、玫瑰、迷迭香、安息香

使用注意事項●1 孕婦、哺乳期婦女避免使用。
2 肌膚敏感者，請斟酌使用。

主要特徵

心理療效

因疲勞而體力衰退時，能給予刺激。

身體療效

1 緩和牙痛。
2 將倦怠或睡意一掃而空。
3 抑止與預防口臭。

肌膚療效

具有抗菌效果，鎮定痘痘肌膚。

用法

牙痛時，滴一滴在面紙上，吸入後可以緩和痛感。

芳 按

烏樟

Kuromoji

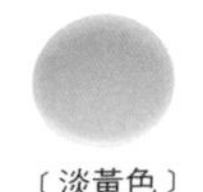

〔淡黃色〕

拉丁學名●*Lindera umbeilata* 科名●樟科		適合進階者

自古就以「黑文字油」稱之，其香味成分在日本廣泛被使用

烏樟，是野生在山地的樟科樹木，日文漢字寫作為「黑文字（烏樟）」。名稱由來是因為樹皮的黑色斑點看起來很像文字一樣，被取之為黑文字（烏樟）。由於樹枝與葉片都帶有美好香味，經常作為高級牙籤的原料。將一部分樹皮留下後，刻意刨削成渾圓狀是這種高級牙籤的象徵，因此這款高級牙籤在日本也直接稱為「黑文字」。

此款精油是由葉子與樹枝萃取出來，在甘甜清爽的香味中，含有鎮定作用的芳樟醇及香葉酯，特別推薦在想要放鬆時使用。在日本自古以來就有提煉與烏樟精油類似的「黑文字油」，來作為香料。烏樟也是藥材「鵜匠」的原料，「鵜匠」主要為養命酒的藥材。烏樟能使人穩定精神，並鎮定咳嗽，也可作為藥酒飲用。

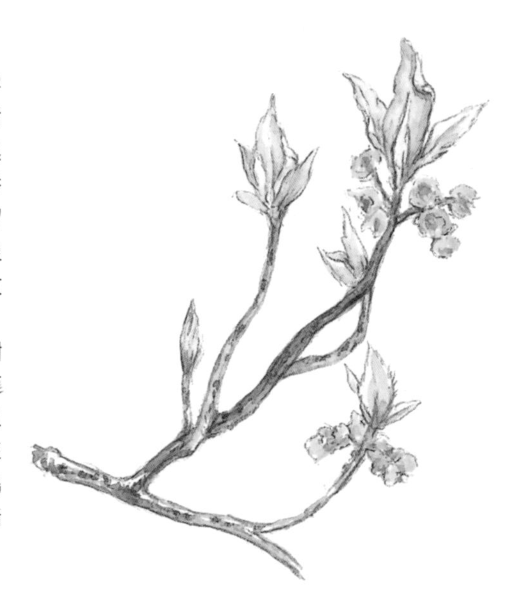

萃取植物	烏樟，樹高約5公尺左右的落葉低木，為日本本州、四國、九州等山地的野生種，綠色的樹皮上帶有黑色斑點。
主要產地	日本
萃取方法	枝與葉，水蒸氣蒸餾法。

香味特徵（樹木調）

在如同黑糖般的甘甜香味中，充滿木質感的香氣。

揮發性	香味強度
高音至中音	中

主要效用●強壯、抗病毒、抗菌、抗真菌、鎮靜、抗痙攣、鎮痛

主要成分● α-蒎烯、樟樹、香葉醇、α-松油醇、1.8桉油醇、香葉酯

適合搭配的精油●葡萄柚、樟樹、薰衣草、山雞椒、檸檬

使用注意事項●1 孕婦、哺乳期婦女避免使用。
2 肌膚敏感者，請斟酌使用。

主要特徵

心理療效

鎮定煩躁心情，放鬆身心。

身體療效

1 緩和疼痛。
2 舒緩肌肉僵硬。

肌膚療效

緩和發炎症狀。

用法

製作成緩和肌肉疼痛的按摩油；
或調配在香水裡，能讓香水有更有深度；
亦可使用在帶來清淨空氣的芳香浴。

芳 浴 按

月桃

Gettou

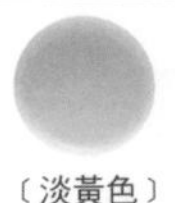

〔淡黃色〕

拉丁學名●*Alpinia speciosa*　科名●薑科　檢定1至2級　熟練後使用

美容效果相當受到矚目，是沖繩原產的貴重精油

這是一款帶有薑科植物特有的清爽香味，及略帶花香濃豔氣息的精油。

原產於東印度，分布區域從南非、大洋洲、亞洲的熱帶區域直到亞熱帶區域。在原生的日本沖繩當地，月桃以「sunni艷山薑」之名在當地為人所知。自古作為防蟲、抗發霉、抗菌使用，葉片還作為用來驅蟲，並運用月桃葉來蒸麻糬。月桃的莖部纖維可提煉製做成繩子或紙張等，深植在人們的日常生活當中。

由於月桃有收斂的有美肌效果，現在當地也生產出月桃精華液的化妝保養品。月桃葉含有抗氧化作用的茶多酚，月桃製成的花茶也相當受到歡迎。月桃精油含有一般治療鼻炎藥中的桉樹腦成分，對於改善花粉症有一定效用。

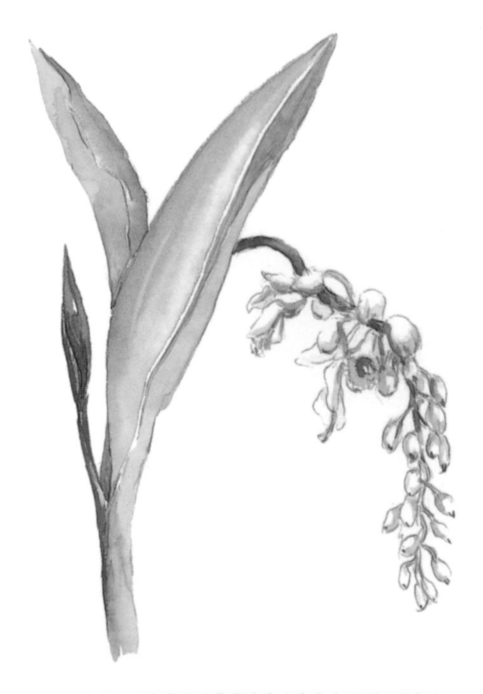

萃取植物	月桃，野生在琉球諸島山野的多年草本植物，葉片長大後會形成披針形，且葉片能成長高達2至3公尺，初夏時會開出白色與粉紅色的可愛花朵。
主要產地	台灣、日本
萃取方法	葉片，水蒸氣蒸餾法。

香味特徵（香草調）

帶有森林與柑橘調的檸檬清香，讓人感覺清爽明舒適的香味。

揮發性	香味強度
高音至中音	中

主要特徵

心理療效

1 讓腦筋清晰活化，提高集中力。
2 減輕不安或壓力，促進安眠。

身體療效

1 降低血壓，緩和肌肉的痙攣。
2 具有抗菌效果，可常保身體清潔。

肌膚療效

具有收斂效果，緊緻肌膚。

用法

化妝水或按摩油。

芳　浴　按

主要效用●促進血液循環、抗酸化、抗發炎、收斂、鎮靜
主要成分●松油烯-4-ALL、龍腦、香檜烯、α-蒎烯、β-蒎烯、1.8桉油醇
適合搭配的精油●歐白芷根、快樂鼠尾草、胡椒薄荷、甜馬鬱蘭、迷迭香
使用注意事項●1 孕婦、哺乳期婦女避免使用。
2 肌膚敏感者，請斟酌使用。

日本金松

Kouyamaki

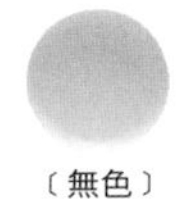

〔無色〕

拉丁學名●*Sciadopitys verticillata*　科名●コウヤ按キ科　｜　｜適合進階者

宛如沐浴在森林浴般
深遠且充滿樹木溫和感的日式精油

俐落的森林香味令人印象深刻，讓人有一種懷舊懷念的氣息。日本金松，在日本又稱作為本槇，是日本特產的長青樹。主要生長在登錄於世界遺產的靈山高野山，是一種大型樹木。由於耐濕且容易加工，自古以來就被當作建築材料來使用，在日本近畿地方的古蹟也有許多古棺木都是由日本金松來製作。日本金松也用來製作佛壇與佛具，自古就深入日本人的生活，日本金松的香味也是日本人熟捻的香氣。

日本金松精油是由末端枝葉萃取出來的，大量的枝葉中只能取出微量，屬於非常珍貴的精油。可活用日本金松的除臭效果，作為玄關與房屋的芳香劑，讓人在回家時或客人來訪時，充滿感受日本金松的舒緩放鬆香氣，對於抗菌及防蟲也相當有用。

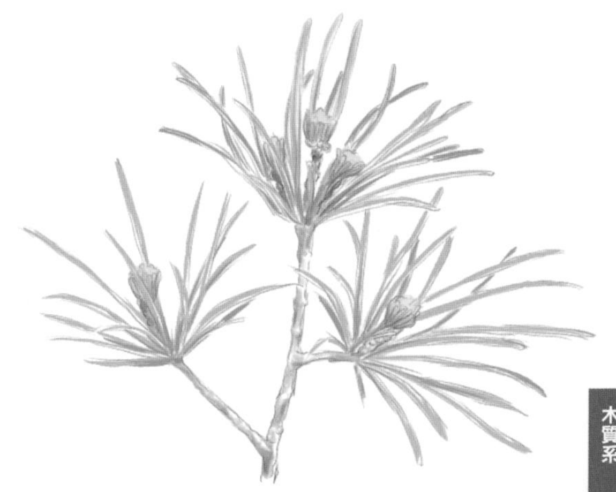

萃取植物	日本金松（高野槇），生長在和歌山縣的高野山周圍的長青大高木。
主要產地	日本（和歌山等）
萃取方法	葉片與樹枝，水蒸氣蒸餾法。

香味特徵（樹木調）

植物調的木質香味。

揮發性	香味強度
高音至中音	中

主要效用●抗菌、抗酸化、收斂、消臭、鎮靜、防蟲

主要成分●檸檬烯、月桂烯、檸烯、α－蒎烯

適合搭配的精油●甜橙、絲柏、茶樹、尤加利、薰衣草、檸檬

使用注意事項●1 孕婦、哺乳期婦女避免使用。

2 肌膚敏感者，請斟酌使用。

主要特徵

心理療效

1 放鬆。

2 緩和壓力。

用法

適用於室內芳香劑、芳香浴、除臭劑等具有芳香效果。

芳　浴　按

木質系

●放鬆心情

古巴香脂

Copaiba

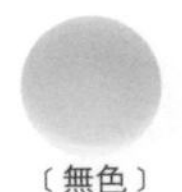
〔無色〕

拉丁學名●*Copaifera officinalis*　科名●豆科　適合進階者

由亞馬遜原住民們 所珍視的樹液中萃取而出的精油

古巴香脂精油是從百齡以上的樹幹中採取其自然滲出的芳香樹脂淬煉而成。香味非常淡，揮發性很高，很難留下深刻印象。

亞馬遜的原住民們，將古巴香脂的樹液，視作為珍貴的「天然密藥」，用於燒燙傷或切割傷口等的皮膚疾病，或在孕婦分娩時作為肚臍臍帶處理等。現在古巴香脂也用於軟膏與化妝品的原料，或添加在牙膏粉中、咖啡裡。在歐洲，由於古巴香脂是由一位耶穌會的神父，從南美帶回來，因此又被稱之為「耶穌香脂」。

剛萃取出來的古巴香脂精油透明且清澈，一旦接觸空氣後，顏色與黏度就會起變化。市面上販售的古巴香脂精油，大多黏稠度高且呈現黃棕色。

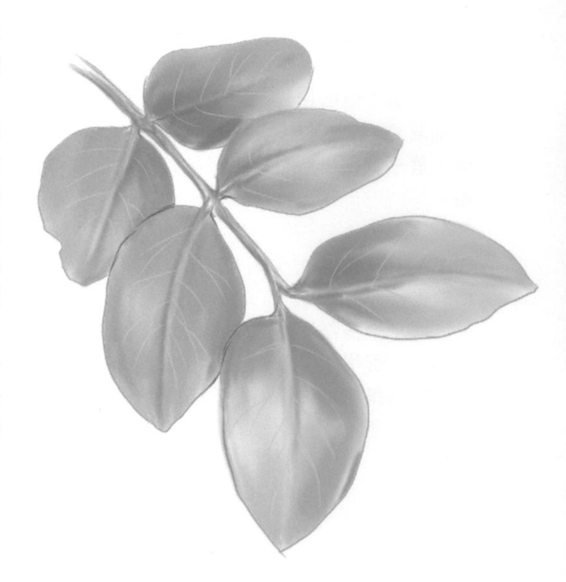

萃取植物	古巴香脂，自數萬年前就野生在巴西及亞馬遜內地。精油是從超過100年的樹木枝幹上，萃取其自然滲出的芳香樹脂。
主要產地	哥倫比亞、巴西、委內瑞拉
萃取方法	樹液，水蒸氣蒸餾法。

香味特徵（樹木調）

一絲的甘甜香味中，帶有著略微辛辣的溫暖森林香味。

揮發性	香味強度
高音至中音	中至微強

主要特徵

心理療效

1 去除壓力，提高集中力及創造力。
2 因忙碌累積許多壓力時，可以重振精神。

身體療效

1 緩和支氣管及氣喘等症狀。
2 緩和鼻炎及花粉症症狀。

肌膚療效

肌膚保濕、再生、常保年輕。

用法

適用於感冒初期症狀的芳香浴。

芳　浴　按

主要效用●抗發炎、收斂、保濕、修復皮膚組織
主要成分●β-石竹烯、α-蛇麻烯、α-檸烯
適合搭配的精油●絲柏、雪松、杜松漿果、茶樹、松針、苦橙葉、香桃木、尤加利、大馬士革玫瑰
使用注意事項●孕婦、哺乳期婦女避免使用。

芫荽

Coriander

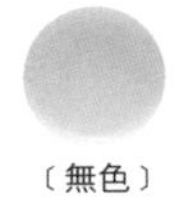

〔無色〕

拉丁學名●*Coriandrum sativum*　科名●繖形科　適合進階者

能振奮沮喪精神
且香味獨特

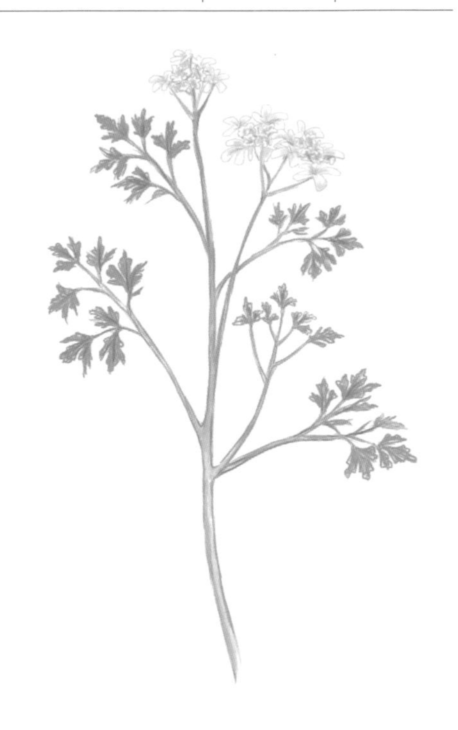

芫荽在嫩葉時期，葉子帶有一股獨特的香味，從種子取得的精油也帶著獨特香氣。這股特殊的香氣不僅能使你在疲倦時恢復活力，還可以提高記憶力，不管是讀書或工作都可以提升效能，是一款在日常生活中可以充分活用的便利精油。

據說古埃及人也使用這款芳香來活絡精神，促進情欲高漲，當時人們認為這是一種「帶來幸福的香料」。在紀元前13世紀的蘭塞二世的墳墓中，發現很多作為陪葬品的芫荽種子。古希臘與羅馬人，使用芫荽作為藥草或紅酒的提味香料；在印度則是作為香料品或安眠劑；在中國則是作為促進消化及解決消化器官問題的中藥使用，芫荽在世界各地都很廣泛的使用。

萃取植物	芫荽，高度約30至60公尺左右的一年生草本植物，一般熟悉的名稱為香菜。
主要產地	印度、羅馬尼亞、俄羅斯
萃取方法	種子，水蒸氣蒸餾法。

香味特徵（辛香調）

刺鼻且刺激尖銳的香味，像樟腦一樣略帶濃厚香甜感的氣味。

揮發性	香味強度
高音至中音	中

主要效用●抗發炎、收斂、促進消化、抗菌、保濕、修復皮膚組織
主要成分●檸檬烯、α-蒎烯、芳樟醇、γ-松油烯、香葉酯、樟木
適合搭配的精油●甜橙、快樂鼠尾草、絲柏、檀香、杜松漿果
使用注意事項●懷孕初期、生產前後婦女避免使用。

主要特徵

心理療效

為疲倦而脆弱的心靈帶來朝氣。

身體療效

1 促進消化、增進食欲。
2 讓身體暖活，促進血液循環，排出體內毒素。
3 抑止發炎症狀、緩和關節炎、腰痛、喉嚨痛等症狀。

肌膚療效

有效緊緻肌膚。

用法

香水聞香。

芳　浴　按

絲柏（地中海柏木）

Cypress

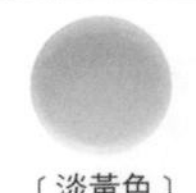

〔淡黃色〕

拉丁學名●*Cupressus sempervirens*　　科名●柏科　｜　檢定1級　｜　熟練後使用

能提神醒腦帶來活力，舒緩生活壓力

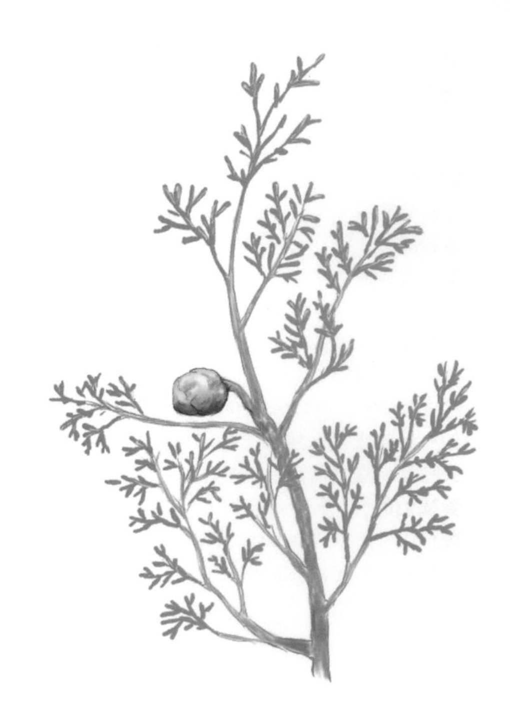

絲柏是檜木的相近種，擁有類似檜木的木質氣味，是一款能使心情爽朗的清爽芳香精油。具有優質的除臭效果，也可以緊緻肌膚，運用在沐浴或精油噴霧中深具效果。由於也有平衡賀爾蒙作用，也可用於改善更年期憂鬱。

絲柏自古以來就與文化有深度關聯，地中海的塞浦路斯島就是因為推崇絲柏，所以將島名取自於絲柏（CyPress），在古埃及與羅馬等地，亦將絲柏視為聖木而加以崇拜。絲柏的學名為*Sempervirens*，有「永生」的意思，就如同學名一樣，絲柏樹不容易腐壞，而被廣泛運用在製作建築材料上。傳說基督教的十字架也是使用絲柏樹製作。除此之外，絲柏經常種植在歐洲的墓園周圍，在南歐則被種植在庭院作為觀賞用途。

萃取植物	絲柏，日本名「絲杉」，長綠針葉樹，樹高筆直成長能高達25公尺。
主要產地	義大利、印度、西班牙、德國、法國、摩洛哥
萃取方法	葉子與樹枝，水蒸氣蒸餾法。

香味特徵（樹木調）

如同在太陽照射的森林中散步時，所呼吸的新鮮木頭香味，當中略帶淡淡的香辛料辛辣香味。

揮發性	香味強度
高音至中音	中

主要特徵

心理療效

收斂情緒，促進冷靜判斷

身體療效

1 改善水腫，緊緻身體。
2 調整荷爾蒙平衡，改善生理不順。
3 改善咳嗽與支氣管不適。

肌膚療效

抑制出汗，調節痘痘肌與油性肌膚。

用法

抑制皮脂的肌膚保養。

芳 浴 按

主要效用●激勵精神、抗痙攣、鎮靜
主要成分●檸檬烯、α-蒎烯、δ-3-卡倫、γ-杜松烯
適合搭配的精油●甜橙、快樂鼠尾草、葡萄柚、檀木、杜松漿果、松針、佛手柑、安息香、薰衣草、檸檬、迷迭香
使用注意事項●懷孕初期、生產前後婦女避免使用。

檀香　別名：白檀

Sandalwood Indian

〔略淡的黃色〕

拉丁學名●*Santalum album*　科名●檀香科	檢定1級	適合初學者

深層寧靜的香味使心情平靜，越來越稀有的精油

一般以「白檀」被人熟悉的檀香，經常用於製作供奉在寺廟的線香。檀香是一款帶有甘甜與深度的香味精油。由於這款精油剛開始使用的時候香味較淡，一不小心就會使用很多，在使用上要多注意用量控制。檀香精油能鎮定心靈，刺激性較低，非常適合用於深度放鬆的精油按摩。檀香精油也有促進血液循環，使肌膚柔軟等作用。

檀香木，是生長在600至1000公尺的常綠半寄生香木。幼樹就寄生在其他植物的根部，從其他植物身上獲取養分後再逐漸成長是檀香木的最大特徵。檀香精油從樹齡60至80的樹木中萃取，黃褐色的心材稱為白檀，一般使用在扇子的骨架製作上。由於這幾年檀香木被過度濫伐，而使這款精油越來越稀有。

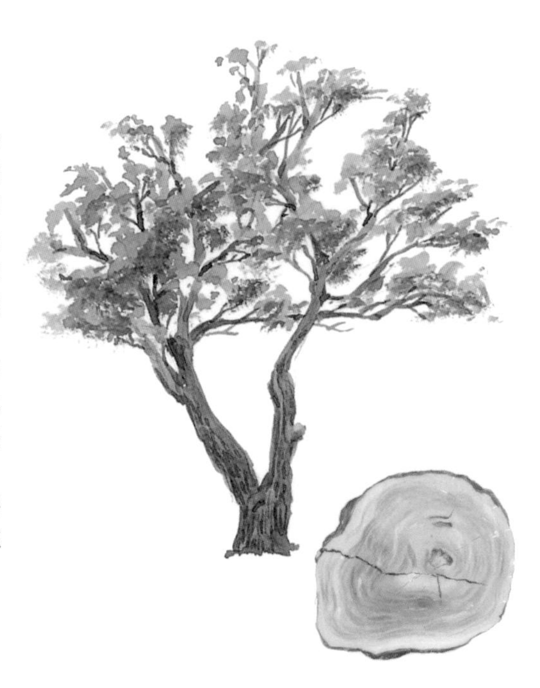

萃取植物	檀香，又名白檀。是寄生在其他樹木根部的半寄生性長青樹。
主要產地	印度、印尼、斯里蘭卡、馬來西亞
萃取方法	木材，水蒸氣蒸餾法。

香味特徵（東方調）

瀰漫在寺院中的白檀香氣息，帶有甘甜的香粉味，是非常東洋風格的香味。

揮發性	香味強度
高音至中音	中

主要特徵

心理療效

1 強烈的鎮定作用，能深度鎮定心靈，使心情穩定。
2 增加性感魅力，促進性欲。

身體療效

1 改善喉嚨疼痛等支氣管不適。
2 強化心臟，促進血液循環。

肌膚療效

1 軟化肌膚，改善問題肌膚。
2 抗菌消炎，改善手部受傷、疤痕症狀。

用法

深度呼吸的吸入法，芳香手浴。
改善入眠困難的按摩油。
使情緒穩定的芳香浴。
運用在香水中作為香味定香劑。
芳　浴　按

主要效用●去除瘀血、補身、抗病毒、抗發炎、收斂、類雌激素（女性荷爾蒙）功用
主要成分●α-白檀油烯醇（特徵成分）、β-白檀油烯醇（特徵成分）、檀香烯、檀香屬
適合搭配的精油●依蘭依蘭、康乃馨、絲柏、茉莉花、橙花、玫瑰草、薰衣草、檸檬
使用注意事項●懷孕初期、生產前後婦女避免使用。

錫蘭香茅

Citronella

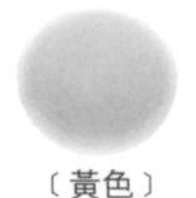

〔黃色〕

拉丁學名●*Cymbopogon nardus*（錫蘭種）*Cymbopogon winterianus*（爪哇種）
科名●禾本科

適合初學者

自古便作為防蟲劑而受到愛用
為檸檬香茅的近親種

與香蜂草（P.109）相似，擁有清爽香味是此精油的特徵。外表看起來與檸檬香茅（P.122）非常相似的禾本科植物，日本名為「香水茅」。

至1980年代為止，都是以斯里蘭卡的錫蘭種為主，80年代開始印尼原產的爪哇種開始出現在市場上，這兩種香茅擁有幾乎相同的特性。檸檬香茅的新鮮葉子作為香草茶非常受歡迎，而錫蘭香茅的葉面卻是因為有臭味，所以葉片無法直接使用。萃取錫蘭香茅精油也是要使用乾燥後的葉片，幾乎不使用新鮮葉片萃取。

錫蘭香茅具有優越除蟲效果，對於驅蚊有特別成效，也因此多運用於製作驅蟲蠟燭或各種防蟲用品。另外，以錫蘭香茅作為原料的香水與肥皂、除臭用品也都具有高度人氣。

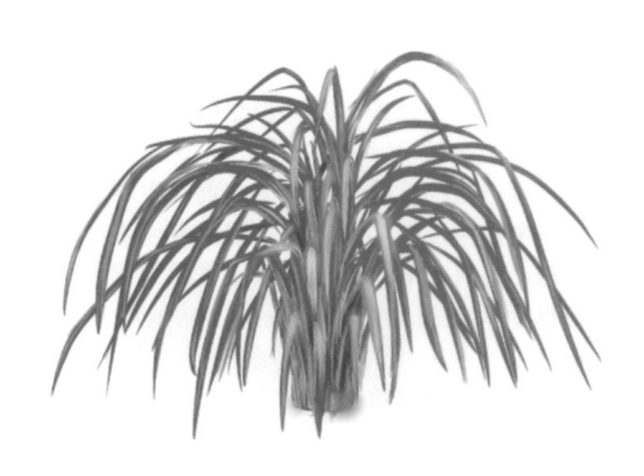

萃取植物	香茅，印度原產的禾本科多年生草本植物，生長在高溫多濕地區的強健植物，細長的葉片是它的特徵。
主要產地	印尼、斯里蘭卡、南美
萃取方法	全草，水蒸氣蒸餾法。

香味特徵（柑橘調）

輕盈的甘甜味裡帶著清爽檸檬香味。

揮發性	香味強度
高音至中音	中至微強

主要特徵

心理療效

1 使心情積極，緩和沮喪感。
2 去除疲勞，恢復元氣。

身體療效

緩和頭痛、偏頭痛、肩膀僵硬、腰痛等症狀。

肌膚療效

1 給肌膚帶來彈力。
2 抑制體臭。

用法

驅蟲的室內噴霧、芳香浴或室內噴霧。

芳 浴 按

主要效用●抗發炎、抗菌、抗真菌、鎮靜、防蟲
主要成分●檸檬烯、香葉酯、香葉醇、香茅醇、香茅醛、莰烯
適合搭配的精油●依蘭依蘭、絲柏、茶樹、橙花、胡椒薄荷、佛手柑、尤加利、薰衣草
使用注意事項●1 孕婦、哺乳期婦女避免使用。
2 肌膚敏感者，請斟酌使用。

肉桂葉

Cinnamon leaf

〔略帶黃色的咖啡色〕

拉丁學名● *Cinnamomum zeylanicum*　科名●樟科　適合進階者

眾所皆知的甜點香料，略帶辛辣香味

從肉桂木萃取出來的精油，比肉桂葉片本身的辛香味更加濃厚與刺激，能為沮喪的心情帶來元氣。但肉桂葉精油對皮膚較為溫和。

肉桂在舊約聖經與古埃及古書中都有記載，自古就是被人們熟悉與喜愛的香料。在古希臘，認為肉桂的芳香代表「可以提振情感、代表愛情」，而被王公貴族所珍愛，從希巴女王贈送肉桂給所羅門王的傳說中，也可以看出肉桂在古代被重視的程度。4000多年前 肉桂也是重要的交易品之一，在大航海時代被視為是珍貴品，更是現代飲食生活中不可或缺的香料。

肉桂葉精油中含有的丁子香酚，具有強力殺菌作用，精油經常用於除蟲或抗黴菌。肉桂精油對於肌膚與黏膜具有較強刺激性，皮膚較脆弱、敏感的人，請多利用芳香浴或空氣噴霧來享受精油的香味。此外，肉桂的樹皮（桂皮）所萃取的精油具有強烈刺激性，因此不推薦將桂皮萃取的精油用於芳香療法上。

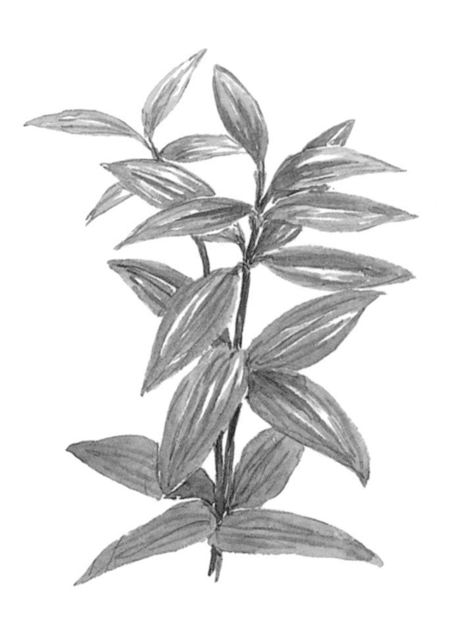

萃取植物	肉桂（錫蘭肉桂），原產於印尼，18世紀引進斯里蘭卡後開始栽種。樹皮、葉片都能萃取精油。
主要產地	印尼、東印度、馬達加斯加
萃取方法	葉片，水蒸氣蒸餾法。

香味特徵（辛香調）

明顯的香辛料味中，伴隨著麝香甘甜的香氣。

揮發性	香味強度
高音至中音	微強

主要特徵

心理療效

使低落、沮喪的心情恢復元氣。

身體療效

1 緩和感冒症狀。
2 幫助消化。
3 緩和生理疼痛。

用法

在精油芳療品中添加香辛香味使用。

芳 浴 按

主要效用●強身、抗病毒、抗菌、抗真菌、抗痙攣

主要成分● α-蒎烯、β-蒎烯、β-石竹烯、丁子香酚

適合搭配的精油●甜橙、葡萄柚、茉莉花、乳香、安息香、薰衣草、迷迭香

使用注意事項●1 孕婦、哺乳期婦女避免使用。
2 肌膚敏感者，請斟酌使用。

杜松漿果

Juniper berry

〔無色〕

拉丁學名●*Juniperus communis*　科名●柏科　檢定1至2級　適合初學者

為人熟知的琴酒原料
能淨化空間與身體的療癒系精油

這款精油的特徵，是宛如松葉般的木質清爽香味。

杜松漿果在歐洲，以「除魔香草」而聞名。因為杜松漿果具有強烈殺菌作用，可消除致病的惡魔，因而有此稱號之說。在法國，人們會在醫院放置一枝杜松漿果枝葉，來幫助淨化醫院空氣。

雞尾酒中為人熟悉的琴酒，原是17世紀的荷蘭醫生Franciscus Sylviu採用具有利尿作用的杜松漿果所製作來的藥用酒。

杜松漿果能淨化空氣，排除身體多餘水分與毒素，有效淨化身體，並使肌膚變得美麗有彈性、使疲倦心靈重振士氣。

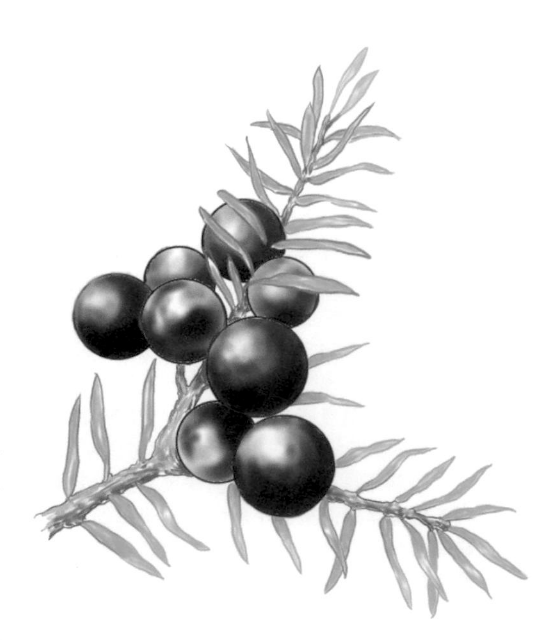

萃取植物	杜松漿果，從常綠灌木的杜松上，摘下直徑約5至8公厘的藍黑色小果實，加以蒸餾萃取的精油。
主要產地	阿爾巴尼亞、義大利、澳洲、加拿大、匈牙利、法國、克羅地亞
萃取方法	果實，水蒸氣蒸餾法。

香味特徵（樹木調）

令人聯想起森林的輕盈香味，同時也能感受到果香氣息。

揮發性	香味強度
高音至中音	中

主要特徵

心理療效

1 讓心情恢復元氣。
2 振奮情緒，讓人產生積極的心情。

身體療效

1 排出體內的老廢物質。
2 讓食欲恢復正常，改善肥胖。

肌膚療效

調整皮油脂平衡，治癒青春痘。

用法

製作可以消除水腫的按摩油。

芳　浴　按

主要效用●去除瘀血、強身、抗發炎、抗痙攣
主要成分●檸檬烯、α-蒎烯、檜烯、月桂烯、β-蒎烯、β-trabs－石竹烯、莰烯、松油烯-4-醇
適合搭配的精油●葡萄柚、檀香、天竺葵、佛手柑、迷迭香
使用注意事項●懷孕初期、生產前後婦女避免使用。

薑

Ginger

〔淡黃色〕

拉丁學名●*Zingiber officinale*　　科名●薑科		熟練後使用

薑精油能溫暖身體&促進排汗，更能提高集中、注意力

由眾人熟悉的生薑中萃取而出的精油，微辣的辛香感中帶有甘甜芳香是它的特徵。薑的精油可促進血液循環、促進發汗、陣痛、促進消化等，與食用的薑擁有相同效用。具有使感覺更加敏銳，有助於提高集中力與記憶力，也富有催情作用。

原產於印度及中國的薑（GINGER），名稱的由來是來自於印度的Zingy。自古以來薑就在世界各地被作為食材或藥用，西元前500年左右，中國神農氏所着的《神農本草經》也有記載薑的藥用價值。

因為薑具有溫暖身體、促進血液循環等效用，被中國傳統醫學所重用也使用在強壯心臟功能上。自古日本的民間療法，也運用薑來製成薑湯或薑貼布。

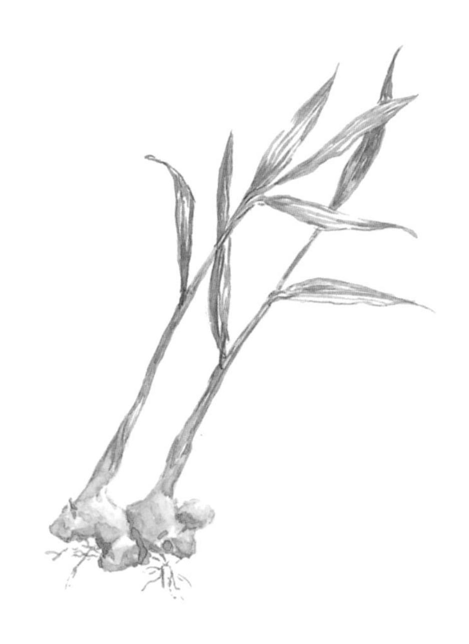

萃取植物	薑，多年生植物，從生長在地裡的根部長出像蘆葦般的莖。雖然在熱帶國家都有栽種，但味道最香醇的為牙買加產的生薑。
主要產地	非洲、牙買加、中國、西印度群島
萃取方法	根部，水蒸氣蒸餾法。

香味特徵（辛香調）

彷若身處在潮濕森林中，香氣強烈卻很清爽，是種讓人聯想到綠色植物的香味。

揮發性	香味強度
高音至中音	中至微強

主要特徵

心理療效

讓冰冷的心情重新振作。

身體療效

1 改善手腳冰冷。
2 緩和肩膀僵硬、腰痛。
3 緩和食欲低下、宿醉、暈車等症狀。

肌膚療效

加速治癒跌打損傷。

用法

製作成緩和肩膀僵硬的按摩油。

芳　浴　按

主要效用●促進血液循環、驅風、抗發炎、催情、促進消化、抗痙攣、鎮痛、發汗、促進食欲
主要成分●檸檬烯、α-蒎烯、薑辣素、β-倍半水芹烯、紅沒藥烯、莰烯
適合搭配的精油●甜橙、肉桂葉、天竺葵、尤加利、萊姆、檸檬、迷迭香、綠薄荷
使用注意事項●1 懷孕初期、生產前後婦女避免使用。
2 肌膚敏感者，請斟酌使用。

日本柳杉

Sugi

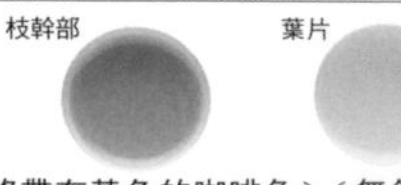

〔略帶有黃色的咖啡色〕〔無色〕

拉丁學名●*Cryptomeria japonica*　科名●杉科　熟練後使用

清新醒腦的香味
令人宛如置身在森林浴氛圍般的
和風精油

這是一款日本原產的杉木精油，精油是萃取自杉樹的枝幹木質部位及葉片等。精油具有清爽的木頭香氣，並有抗菌及防蟲作用。木頭部位的芳香成分含有杜松烯，葉片含有香檜烯、檸檬烯，對於恢復身心元氣非常有助益。

日本杉木自古就被植林栽培，在日本各地皆可以看到。直挺的樹幹及木頭質地堅固，作為建材及工藝材料被廣泛的使用。杉木也是聞名的長壽樹木，日本的屋久島的象徵就是被稱之為「繩文杉」的古木，推定年齡約3000至3500百年以上。英文一般翻譯成JAPANESE CEDAR，與一般稱作為CEDAE、CEDAR WOOD的喜馬拉雅衫相似但分屬不同種類。

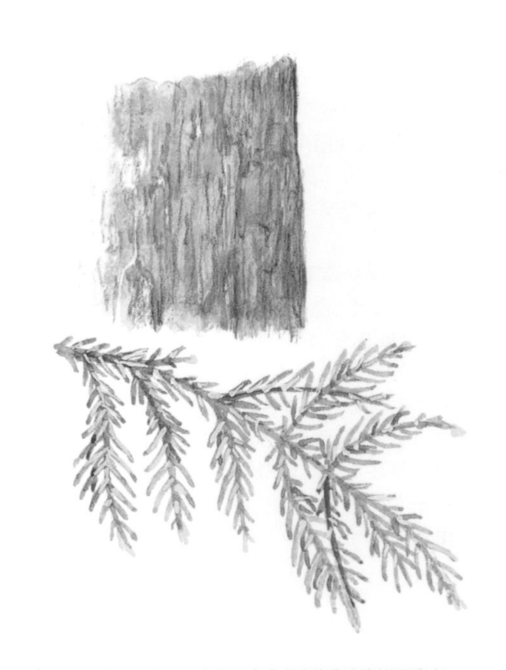

萃取植物	日本柳杉，常綠樹木，樹幹筆直，樹枝與葉片呈現圓錐狀樹形，雌雄同株，3至4月開花。
主要產地	日本
萃取方法	木頭部分或葉片，水蒸氣蒸餾法。

香味特徵（樹木調）

枝幹有乾燥且溫軟的香味，葉片著乾淨且清爽的香味。

揮發性	香味強度
高音至中音	中

主要特徵

心理療效

1 淨化心情。
2 鎮定焦躁感。

身體療效

能促進安眠。

用法

適合製作成淨化空氣或促進安眠的芳香浴。

芳 浴 按

主要效用●抗菌、鎮靜、防蟲
主要成分●枝幹部位：α-蒎烯、δ-杜松烯、柏木烯、α-蒎烯
　　葉片部分：檜烯、檸檬烯、α-蒎烯、δ-3-香菜烯、月桂烯
適合搭配的精油●絲柏、檀香、雪松、杜松漿果、檜木、佛手柑、道格拉斯杉、萊姆、檸檬
使用注意事項●1 孕婦、哺乳期婦女避免使用。
　　2 肌膚敏感者，請斟酌使用。

八角茴香

Star anise

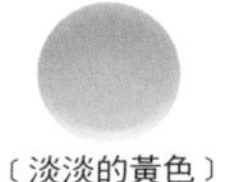

〔淡淡的黃色〕

拉丁學名●*Illicium verum* 科名●八角茴香科		適合進階者

能滲透身體肌膚的溫暖香味
是一款對女性相當溫和的精油

類似洋茴香籽（P.20），但會散發比茴香更濃郁溫暖的甜味辛香精油，與甘草的芳香相似，香氣非常強烈，這款精油的喜好度經常因人而異。

具有促進女性荷爾蒙分泌的效用，能緩和月經疼痛及經前症候群、更年期等各種症狀，對於婦女疾病問題緩和具有助益，也能緩和喉嚨疼痛與咳嗽等症狀。

茴香別名八角又稱為大茴香，是中國料理經常使用的香料，中醫也經常當作藥材使用。在16世紀傳至歐洲，在法國、德國、義大利等地作為利口酒香氣的材料。磨成粉末放入茶或咖啡裡可預防口臭，增進食欲。日本也有類似八角茴香的野生「日本八角」，但因為日本八角有毒所以不用來萃取精油。

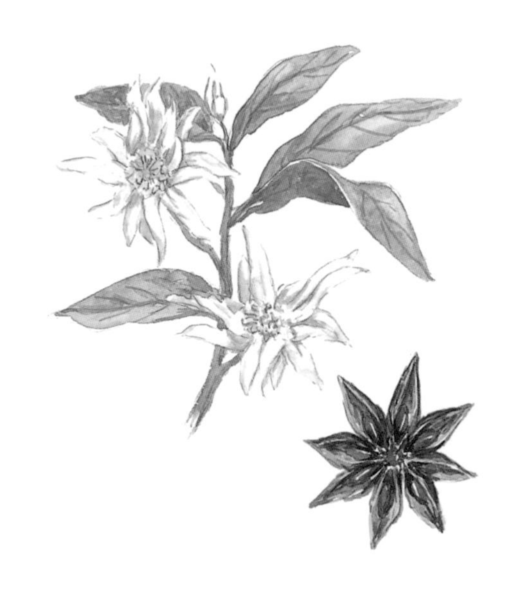

萃取植物	八角茴香，原產於東亞的常綠樹。樹木高度達九公尺，精油要在星型的果實還是鮮綠色時，摘下來萃取。
主要產地	義大利、中國、越南
萃取方法	果實，水蒸氣蒸餾法。

香味特徵（東方調）

類似洋茴香籽的銳利刺激性香味。

揮發性	香味強度
高音至中音	微強

主要特徵

心理療效

讓身心充滿能量、元氣。

身體療效

1 抑止嘔吐感、緩和便祕等症狀，讓腸胃的蠕動恢復正常。
2 緩和月經前緊張、月經痛、月經不順、更年期障礙等症狀。

用法

製作成香水，能產生以香辛料作為焦點的香氣。

芳 浴 按

主要效用●促進消化、去痰、類雌激素（女性荷爾蒙）功用
主要成分●檸檬烯、trans-茴香腦、草蒿腦
適合搭配的精油●豆蔻、芫荽（胡荽）、絲柏、茉莉花、蒔蘿、甜茴香、紅桔
使用注意事項●孕婦、哺乳期婦女避免使用。

穗花薰衣草

Spike lavender

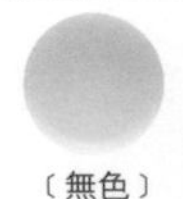
〔無色〕

拉丁學名●*Lavandula latifolia/Lavandula spica*	科名●唇形科		適合進階者

猶如樟腦香氣
可用來緩和壓力

穗花薰衣草是原種薰衣草中的一個品種，花香帶有樟腦味，屬於香味比較銳利且明顯的精油。

精油的香味可以緩和緊張與不安感，讓身心重新恢復元氣。對於呼吸器官疾病也能發揮作用，可抑制痰及咳嗽、對預防感冒相當有作用。

穗花薰衣草比真正薰衣草整體植物身形較高，葉片較寬，花形較小，耐熱性較強，也較有韌性，又有「男性薰衣草」的別稱。以前在西班牙全國各地都有野生的穗花薰衣草，但是自從1936年西班牙內亂後，生產量就減少，價格高昂，甚至曾經出現過將鼠尾草精油混水冒充的假貨。

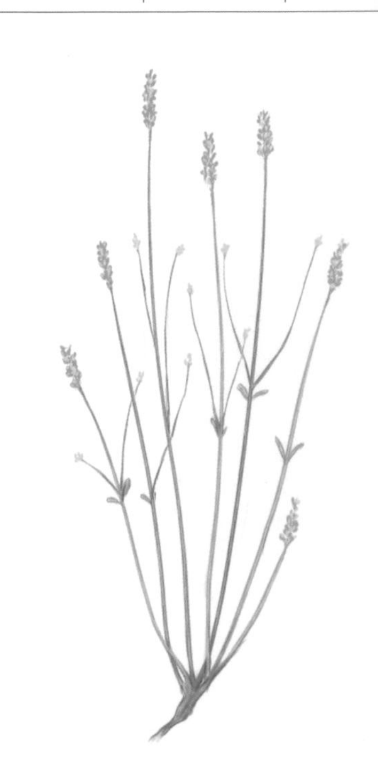

萃取植物	穗花薰衣草，精油從花朵中萃取，耐熱，葉片較寬，花色淡雅。
主要產地	法國
萃取方法	花與葉片，水蒸氣蒸餾法。

香味特徵（花香調）	
具有樟腦般的香味。	
揮發性	香味強度
高音至中音	中

主要特徵

心理療效

鬆弛緊張感，緩和不安。

身體療效

1 對於挫傷、扭傷、肌肉跌打損傷具有治癒效果。
2 鎮定感冒症狀。

肌膚療效

抑制青春痘與蚊蟲咬傷。

用法

感冒時作為泡澡的芳香浴，也可以作防蚊噴霧。

芳

主要效用●調整免疫、強身、刺激、降低血壓、抗痙攣、抗真菌、脂肪、黏液溶解、抗發炎、去痰、去除瘀血、促進血液流動、治癒傷口、鬆弛肌肉、除蟲
主要成分●芳樟醇、龍腦、樟木、乙酸芳樟酯
適合搭配的精油●洋甘菊、香茅、佛手柑、松針、檸檬
使用注意事項●孕婦、哺乳期婦女避免使用。

綠薄荷

Spearmint

〔淡淡的黃色〕

拉丁學名●*Mentha spicata* 科名●唇形科		適合初學者

能讓疲倦的身心 恢復朝氣的提神用精油

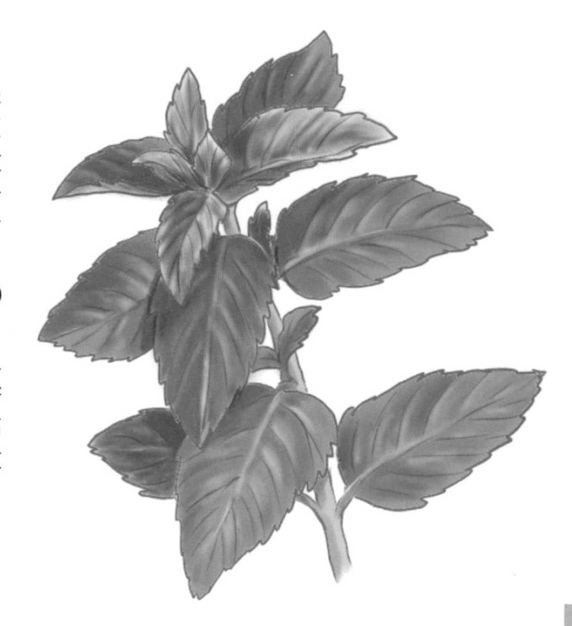

薄荷帶有讓人覺得身心舒服的清爽香氣，是能讓人心情放鬆的一款精油。比胡椒薄荷香氣更為溫和且刺激性少，對於精神性的疲倦非常有效果。具有抗發炎與強健消化器官等作用，可用於預防口臭與消除頭痛，對於呼吸器官的症狀也有所助益。

薄荷種類非常多，包含雜交種據說約有600種以上，綠薄荷是比較接近原種的近種薄荷。日本人比較喜愛薄荷醇較重的胡椒薄荷，而歐洲人則偏愛綠薄荷。古希臘人將綠薄荷作為香料及浴室香草，也用於強身劑。在中世紀時一度成為高人氣的口腔衛生劑，對於治療牙齒美白也有效果。現今經常將之作為糕點與利口酒的香料，用途十分廣泛。

萃取植物	綠薄荷，原產於地中海與北非地區，是可生長到90公分的多年生草本植物。有皺紋的葉片與紫色的花是其特徵。英文中的Spear有「槍」的意思。
主要產地	亞洲、美國、英國、印度
萃取方法	全草，水蒸氣蒸餾法。

香味特徵（香草調）

口香糖或除臭劑當中，那為人熟悉的透明感甘甜香氣。

揮發性	香味強度
高音至中音	中

主要特徵

心理療效

振奮疲倦的身心。

身體療效

1 緩和便秘。
2 緩和頭痛。
3 抑制嘔吐感、改善暈車暈船等症狀。

肌膚療效

抑制皮膚發癢。

用法

促進消化的芳香浴。

芳 浴 按

藥草系

●放鬆心情

主要效用●強身、驅風、抗發炎、抗真菌、除蟲、刺激、消臭、抗痙攣、通經、促進分娩、防蟲
主要成分●檸檬烯、α-薄荷醇、羧基、月桂烯、氧化物1.8桉油醇
適合搭配的精油●葡萄柚、甜羅勒、菩提樹、迷迭香
使用注意事項●1 孕婦、哺乳期婦女避免使用。
2 肌膚敏感者，請斟酌使用。

鼠尾草

Sage

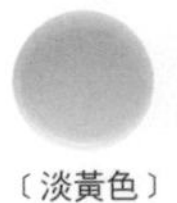

〔淡黃色〕

拉丁學名●*Salvia officinalis*　科名●唇形科　|　適合進階者

擁有「療癒者」稱號，自古以來備受推崇的萬能藥用精油

鼠尾草是一款有著清晰、辛辣且刺激的衝鼻清香，具有各種效能的精油。

鼠尾草名字來取自學名的*Salvare*，拉丁語中表示「救贖」、「療癒」意思，自古以來人們就知道鼠尾草的藥效，是一種藥用的香草。在歐洲也被作為知名的長壽香草，還有所謂鼠尾草的家就沒有病人」、「希望長壽，就五月吃鼠尾草」等的諺語，可見鼠尾草在歐洲的魅力。16世紀英國香草植物學者John Parkinson也非常推崇鼠尾草，認為「鼠尾草是具有提高記憶力、強壯身體、止血、殺菌、解熱等效能的萬能香草」。

鼠尾草香草茶能促進健胃、消除疲勞等，比較濃的鼠尾茶也可以作為清洗頭髮及頭皮的洗髮水使用，能有助於毛髮生長。

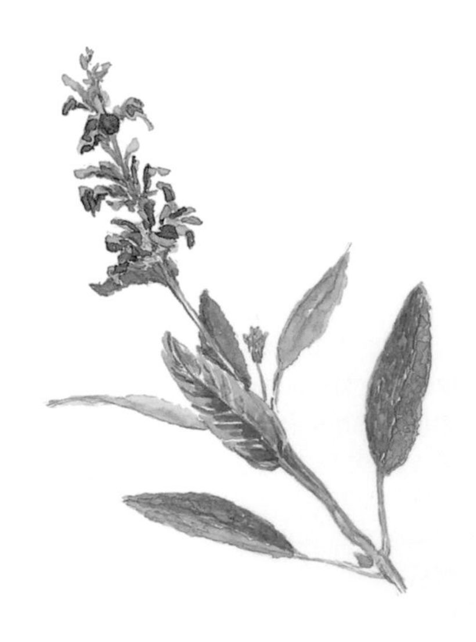

萃取植物	鼠尾草，能生長高達60公分，原產於地中海地區，另外在南斯拉夫及克羅埃西亞的達爾馬提亞等地區有野生種，全株皆可萃取精油。
主要產地	地中海、南斯拉夫
萃取方法	全株，水蒸氣蒸餾法。

香味特徵（香草調）

銳利且清晰的香味為其特徵。

揮發性	香味強度
高音至中音	微強

主要特徵

心理療效

緩和憂鬱的心情。

身體療效

1 幫助消化，緩和便祕症狀。
2 緩和月經痛及更年期障礙。

肌膚療效

1 治癒切割傷痕。
2 增加頭髮光澤。

用法

與其他的精油調配，降低濃度使用即可。

芳　浴

主要效用●強肝、強身、提高血壓、收斂、淨血、殺菌、促進食欲、抑汗、抗痙攣、通經、治癒傷口、解熱

主要成分●α-蒎烯、β-蒎烯、α-側柏酮、β-側柏酮、1.8桉油醇、龍腦、莰烯、單萜醇、香樟

適合搭配的精油●天竺葵、綠花白千層、佛手柑、薰衣草、迷迭香、月桂

使用注意事項●1 孕婦、哺乳期婦女避免使用。
2 肌膚敏感者，請斟酌使用。

天竺葵 別名：玫瑰天竺葵

Geranium

〔亮綠色〕

拉丁學名●*Pelargonium graveolens/Pelargonium odoratissimum* 科名●牻牛兒科	檢定1至2級	適合初學者

減緩壓力與浮腫，沉穩的甘甜香氣

這是一款帶有甘甜優雅花香味的精油。由於含有大量與玫瑰相似的香葉醇及香茅醇成分，所以散發出淡淡的玫瑰芳香，因此又稱為「玫瑰天竺葵」。香味具有保持身心靈平衡的作用，使沮喪的心情開朗起來，還可以調整女性荷爾蒙，並有助於緩和婦女科相關症狀。具有促進淋巴循環的效用，可消除橘皮組織及水腫，也可用於調整皮脂平衡。

天竺葵原產於南非，主要是作為觀賞用在世界各地栽種。19世紀初，在南法的香水之都格拉斯開始作為香料用栽培，精油則是從統稱為香味天竺葵（Scented geraniums）的代表種萃取出，主要作為香料用、芳療精油使用。法屬留尼汪島生產的被認為是香味最高的天竺葵，以前這個島被稱作為「波旁島」，該地區所產出的天竺葵又被稱為「波旁天竺葵」。

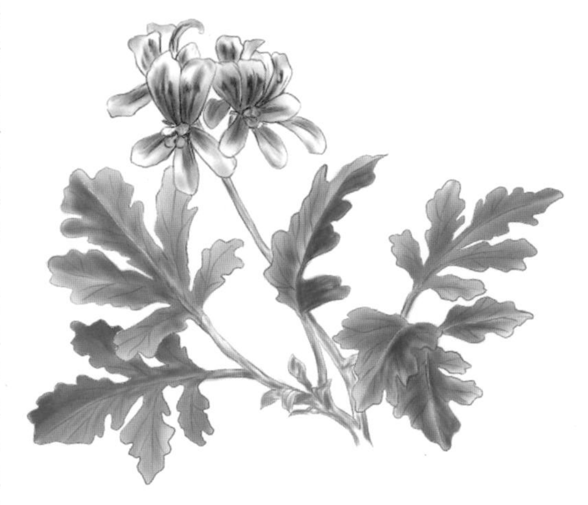

萃取植物	天竺葵，開出粉紅色小花及鋸齒狀葉片的多年生草本植物。近親種有胡椒薄荷、葡萄柚、蘋果天竺葵等品種，但蘋果天竺葵不用來萃取精油。
主要產地	阿爾及利亞、義大利、埃及、西班牙、法屬留尼汪島、法國、馬達加斯加、南非、摩洛哥
萃取方法	全株，水蒸氣蒸餾法。

香味特徵（花香調）

厚重甘甜的香味。

揮發性	香味強度
高音至中音	微強

主要特徵

心理療效

緩和沮喪心情，使心情開朗。

身體療效

調整賀爾蒙平衡、緩和月經前緊張、更年期障礙等症狀。

肌膚療效

1 調節皮脂平衡。
2 緩和濕疹，燒燙傷疼痛及發炎。

用法

對肌膚提供不同效用的肌膚保養。

芳 浴 按

主要效用●抗憂鬱、抗發炎、抗菌、舒緩、收斂、抗痙攣、鎮靜、回復皮膚彈力、類雌激素（女性荷爾蒙）功用
主要成分●芳樟醇、香茅醇、香葉醇、甲酸香茅醇、丁酸香葉、異薄荷酮
適合搭配的精油●快樂鼠尾草、葡萄柚、絲柏、檀香、雪松、香茅、茉莉花、杜松漿果、橙花、佛手柑、薰衣草
使用注意事項●1 懷孕初期、生產前後婦女避免使用。
2 肌膚敏感者，請斟酌使用。

芹菜籽

Celery seed

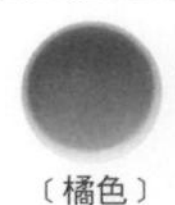

〔橘色〕

拉丁學名●*Apium graveolens*　科名●繖形科　適合進階者

令人熟悉、放鬆的獨特味道
與任何精油搭配，都能調和出不可思議的香味

野生種的芹菜籽萃取出來的精油，比食用芹菜的香味更為濃郁。具有整腸及促進消化效用，由於能幫助利尿，故可以消除水腫。消除水腫，還有消除色素沉澱，淡化斑點及雀斑的功用。

古希臘與羅馬時代，芹菜籽用來當作為整腸與強精的藥物或在葬禮時，利用芹菜籽強烈的芳香來消除遺體的腐臭味。人們還運用芹菜籽裝飾室內以驅逐邪魔。當時人們已經充分活用芹菜籽的各種不同效用。聽說從19世紀開始也用於治療風濕病。

藥用或運用在料理中的芹菜，是從17世紀的義大利開始栽種的。至於日本的芹菜，據說是16世紀出兵朝鮮時，由加藤清正引起的，當時江戶時代的《本朝通鑑》中即有「清正人參」的名詞記載。

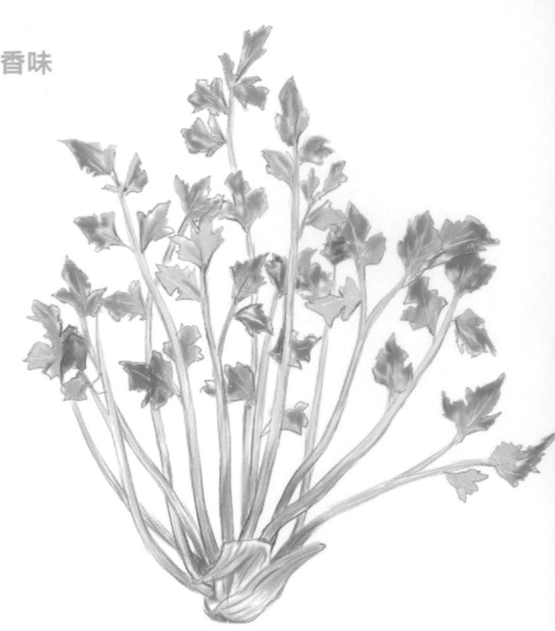

萃取植物	芹菜，野生於歐洲及中東及近東地區。食用蔬菜用的芹菜改良種，精油的原料是芹菜籽。
主要產地	印度、匈牙利、法國
萃取方法	種子，水蒸氣蒸餾法。

香味特徵（香草調）

比蔬菜用芹菜葉片，更為濃郁的香辛料香氣。

揮發性	香味強度
高音至中音	中

主要特徵

心理療效

改善失眠。

身體療效

1 緩和關節疼痛。
2 使月經正常化。

肌膚療效

消除水腫，使肌膚回復明亮。

用法

改善水腫的按摩油。

芳　浴　按

主要效用●鎮靜、促進消化、整腸、抗發炎、抗過敏、去除瘀血、強身、恢復疲勞
主要成分●檸檬烯、β-瑟林烯
適合搭配的精油●甜橙、洋甘菊、葡萄柚、玫瑰草、檸檬、迷迭香
使用注意事項●孕婦、哺乳期婦女避免使用。

聖約翰草 別名：地切草、貫葉連翹

St. Jhon's wort

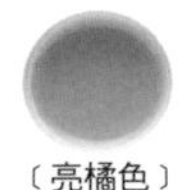

〔亮橘色〕

拉丁學名● *Hypericum perforatum*　科名●地切草科　熟練後使用

被稱為治癒心靈的「太陽光」為世界知名的香草

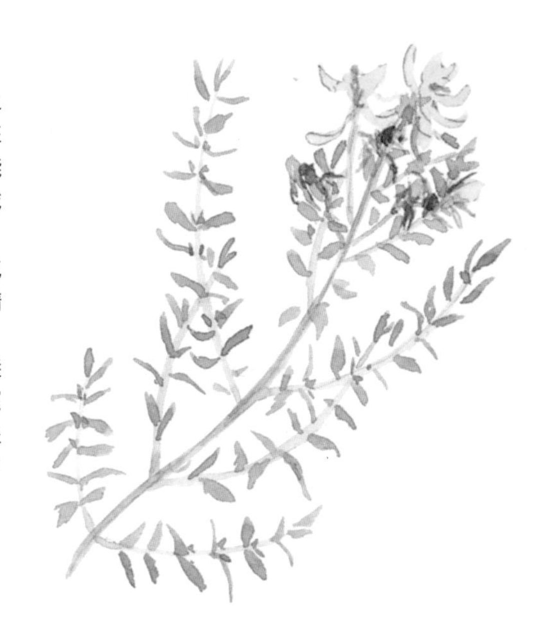

日本名稱作為「西洋弟切草」，精油則稱之為「西洋弟切草油」或「金絲桃油」。自古以來就被用於治療止痛、切割傷、燒燙傷等的萬能藥，在中世紀歐洲，人們將聖約翰草掛在玄關或窗戶上來驅逐邪魔。

聖約翰草裡含有所謂金絲桃素成分，具有抗憂鬱、鎮痛、鎮靜作用，能改善失眠症，使心情振奮。在德國一年約有300萬件營養補充品裡，含有聖約翰草成分；在美國則稱此為「日光營養補充品」，並且會在市面上販售。聖約翰草可運用在失眠症及憂鬱症、更年期障礙、自律神經失調症上，但會與一部分藥品產生交互作用，使用時請特別小心。

萃取植物	聖約翰草，高達1公尺的多年生草本植物。夏秋之間會開出五片花瓣與眾多雄蕊的黃色小花，精油是從花朵及葉片中萃取而來。
主要產地	英國、亞洲中部、法國
萃取方法	花朵與葉片，水蒸氣蒸餾法。

香味特徵（香草調）

深度沉穩的香味。

揮發性	香味強度
高音至中音	中至微強

主要特徵

心理療效

緩和憂鬱心情。

身體療效

緩和關節痠痛及月經疼痛。

用法

用於芳香浴上。

芳

主要效用●去痰、抗憂鬱、鎮靜

主要成分● α-蒎烯、β-蒎烯、金絲桃素、甲基-2-辛烷值

適合搭配的精油●依蘭依蘭、香根草、天竺葵、玫瑰、檸檬、甜橙

使用注意事項●

1 有報告指出該款精油與特定藥品併用時，會產生副作用，雖然作為香草茶或營養補充品等一般攝取量使用，基本上不會有任何問題，為求慎重起見，請勿與以下由日本厚生勞動局提出的醫藥品併用，以免發生危險。（抗憂鬱劑、愛滋病治療藥、氣喘治療藥、血液抗凝劑、免疫力抑制藥、心臟病治療藥、口服避孕藥）
2 孕婦、哺乳期婦女避免使用。
3 對肌膚刺激性較強，請避免直接使用在肌膚上（如沐浴、精油按摩、精油濕布等其他的接觸性精油療法）。

百里香 別名：百里香芳樟醇

Thyme

〔亮橘色〕

拉丁學名● *Thymus vulgaris*　科名●唇形科　熟練後使用

具有「勇氣」之名
擁有強消毒作用且香味濃度高

作為香草調的精油卻同時帶有甘甜花香味，可以緩和壓力及不安。

傳說，百里香（Tbyme）是特洛伊戰爭中海倫留下的眼淚而來，希臘語中有「焚香（thous）」及表示「勇氣（tymus）」之意。古希臘時代，百里香據說用於祭壇或浴場薰香使用，戰士們也會戴上百里香所做的頭冠讓自己增加勇氣，中世紀的人們更將百里香作為禮物贈送給赴戰場時騎士們。傳說將百里香放在枕頭下，就可以防止惡夢。

百里香精油具有優秀的抗菌作用。在一般的Thymus Vulgaris裡含有芳樟醇、麝香草酚、香芹酚等成分，並含有雙帖化學成分（P.12），百里香・芳樟醇屬於比較刺激卻是相對穩定的成分。

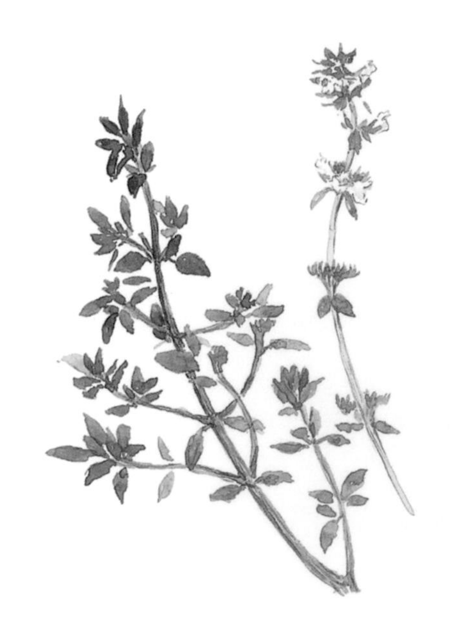

萃取植物	百里香，原產南歐的野生百里香，有許多不同種類，長出橢圓形葉片，開出白色、紫色、粉紅色花朵。
主要產地	美國、英國、法國
萃取方法	全株，水蒸氣蒸餾法。

香味特徵（香草調）

讓人感受到明顯的甘甜，具有強烈香味。

揮發性	香味強度
高音至中音	微強

主要特徵

心理療效

帶來元氣，緩和不安。

身體療效

1 緩和支氣管器官的疼痛及發炎症狀。
2 提高免疫力，預防感染症。

肌膚療效

調整頭皮及毛髮的生長。

用法

去除異味的垃圾桶抗菌噴霧。

芳　浴　按

主要效用●強身、驅蟲、抗病毒、抗菌、抗真菌、抗痙攣
主要成分● α-蒎烯、β-石竹烯、芳樟醇、麝香草酚、香芹酚、桉葉油醇
適合搭配的精油●洋甘菊、茶樹、綠花白千層、紅桔、佛手柑、檸檬、迷迭香
使用注意事項●1 妊娠初期及分娩前後的孕婦避免使用。
2 肌膚敏感者，請斟酌使用。

龍艾　別名：法國龍艾

Tarragon

〔明亮的橘色〕

拉丁學名● *Artemisia dracunculus*　科名●菊科　適合進階者

可使用在料理上，從香草萃取香辛味精油

這一款精油具有清涼辛香味，能使情緒活潑有朝氣。對於食欲不振及消化不良有幫助。有抑止痙攣作用，打噴嚏停不下來時，只要聞此香味就能舒緩改善。能促進血液循環，幫助改善肌肉僵硬痠痛，運動後用此精油按摩可鎮定肌肉痠痛，此外對於緩和肩膀僵硬及月經疼痛也都有效用。

法國龍艾在法語稱為「龍的植物」，是法國料理中不可或缺的香草植物。普遍用於湯品、沙拉醬的調味提香上，也會將新鮮香草浸泡在油中製作出植物油及香草醋等。含有豐富維生素A與C、礦物質等，曾作為敗血病的藥草，也用於鎮定牙齒疼痛等。近親種的俄羅斯龍艾（*Artemisia dracunculodee*）所含的成分不同，效用與香味也完全不同。

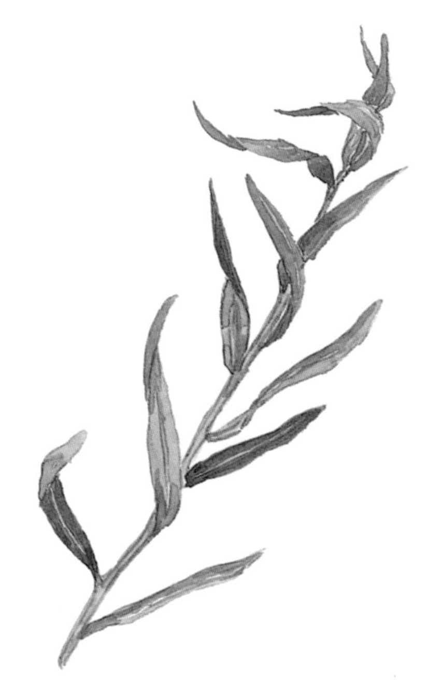

萃取植物	法國龍艾，多生長在小河岸邊的多年生草本植物，莖像樹木一樣堅硬，高度達90公分，葉片狹窄呈橄欖綠色澤，花朵呈白色或灰色。
主要產地	義大利、西班牙、法國
萃取方法	全株，水蒸氣蒸餾法。

香味特徵（香草調）

類似洋茴香籽的香味，辛辣中帶有個性的香氣。

揮發性	香味強度
高音至中音	中至微強

主要特徵

心理療效

帶來活力。

身體療效

1 促使利尿。
2 緩和肌肉痠痛及生理疼痛。

用法

止痛用的身體按摩油。

芳　浴　按

主要效用●降低血壓、促進細胞成長、殺真菌、除蟲、抗發炎、殺菌、抗痙攣、鎮靜、軟化皮膚、解毒、利尿
主要成分●草蒿腦、羅勒烯
適合搭配的精油●歐白芷根、洋甘菊、快樂鼠尾草、杜松漿果、松針、馬鞭草、紅桔、萊姆、薰衣草、花梨木
使用注意事項●孕婦、哺乳期婦女避免使用。

紅柑

Tangerine

〔亮橘色〕

拉丁學名●*Citrus reticulata Blanco var. tangerine*　科名●芸香科　熟練後使用

清爽甜香和紅桔一樣
是讓人身心舒適的好伙伴

紅柑與紅桔（P.106）在植物學上同屬一類的植物。紅柑與紅桔的香味與效用非常相似，紅柑的香氣比紅桔更為穩重纖細；果實收成期比紅桔早約三個月，果實比紅桔大一些，果皮的顏色比較深，且沒有種子。

紅柑的原產在印度東北部，經過中國、歐洲最後傳到美國，現在主要產地為美國。精油主要是從果皮萃取出來，紅桔與紅柑內的主要成分都是檸檬烯，擁有相同的效用及用途。1870年在美國南部利用紅柑幼苗開始栽種紅柑的是一位名為G・L・ダンシ的陸軍上校，所以紅柑又稱為Tangerine。

紅柑香味沉靜能使心情穩定，有助安眠。

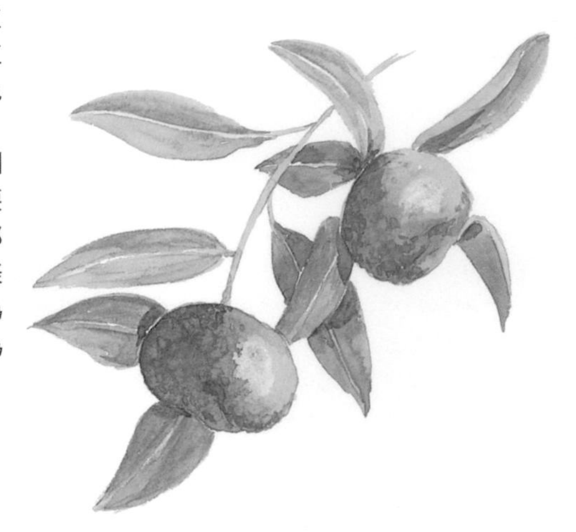

萃取植物	紅柑，原產地為中國的常綠灌木。
主要產地	美國、巴西、義大利西西里島
萃取方法	果皮，壓榨法。

香味特徵（柑橘調）
像紅柑一般的甘甜舒爽香味。

揮發性	香味強度
高音至中音	中

主要特徵

心理療效

1 促進安眠。
2 緩和壓力，舒緩緊張。

身體療效

緩和便祕及腹瀉症狀。

肌膚療效

1 燃燒皮下脂肪，幫助瘦身。
2 淡化妊娠紋。

用法

清新的香味，適合用於清晨的芳香浴。

芳　浴　按

主要效用●強身、促進細胞成長、殺菌、抗痙攣、鎮靜、軟化皮膚
主要成分●檸檬烯、沉香醇
適合搭配的精油●洋甘菊快樂鼠尾草、天竺葵、玫瑰、佛手柑、薰衣草、檸檬
使用注意事項●1 懷孕4個月以上的孕婦。
2 肌膚敏感者，請斟酌使用。

黃玉蘭

Champaca

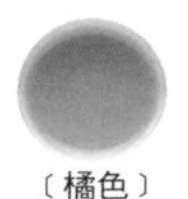

〔橘色〕

拉丁學名●*Michelia champaca*　科名●木蘭科　|　適合進階者

在印度被稱之為「女神的化身」，帶有濃厚甜味的異國風香味

這是一款日本不太熟悉的精油，日本名為「金香木」，帶有濃厚的異國風情香味。甘甜芳香非常誘人，主要都用於聞香及香水製作上，具有讓人放鬆及提高元氣等作用。

在印度黃玉蘭被認為是代表富有與繁榮的拉克希米女神化身，用於結婚典禮及慶祝的儀式中，也被作為神聖樹木栽種。在峇里島也作為獻給眾神的神聖供奉花朵，當地家有女兒的父母都會有此願望。

在印度及中國，也將黃玉蘭的樹皮作為解熱劑，根部處則可以用於當皮膚長出疙瘩或異物等的治療上，花朵則是可以使用在腎臟病及眼睛發炎症狀的治療等，是一種有著各種藥效且非常珍貴的樹木。

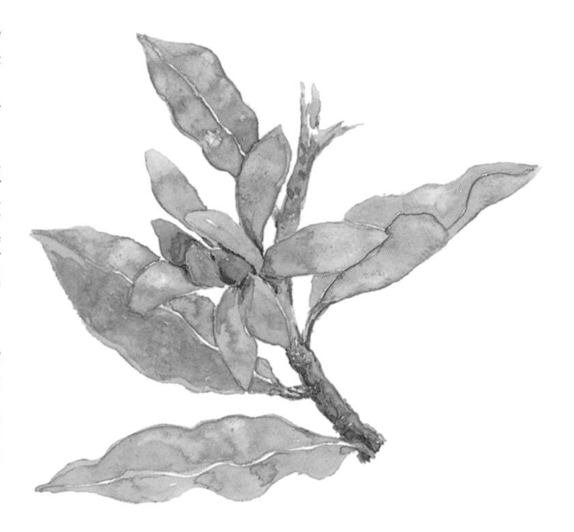

花香調

●放鬆心情

萃取植物	黃玉蘭，原產於印度、馬來西亞的常綠喬木，精油是從白色及淺黃色的芳香花朵萃取而來。
主要產地	印度、印尼、菲律賓
萃取方法	花朵，溶劑萃取法（原精）。

香味特徵（花香調）

飄逸著濃郁甘甜的異國情調香味。

揮發性	香味強度
高音至中音	微強

主要特徵

心理療效

1 使心情穩定，讓人放鬆。
2 緩和頭痛。

肌膚療效

防止肌膚乾燥。

用法

精油手工保養品。

芳

主要效用●激勵神經、去痰、收斂、解熱
主要成分●芳樟醇、苯乙醇、cis-氧化芳樟醇、丁子香酚、乙酸苄酯、橙花叔醇、α-紫羅蘭酮、β-紫羅蘭酮
適合搭配的精油●橙花、茉莉花、依蘭依蘭、玫瑰
使用注意事項●1 孕婦、哺乳期婦女避免使用。
2 對肌膚刺激性較強，請避免直接使用在肌膚上（如沐浴、精油按摩、精油濕布等其他的接觸性精油療法）。

蒔蘿

Dill

〔無色〕

拉丁學名●*Anethum graveolens* 科名●繖形科	檢定1至2級	熟練後使用

植物名有「撫慰」之意
香味讓人彷若身處草原般

讓人聯想到清新綠葉的香味精油。此精油可促進消化，含有消除口臭的除臭成分，也含有緩和鼻炎症狀的成分。

現今，蒔蘿經常運用在魚類料理，或湯品、麵包、泡菜等，據說在西元前四千年被栽種來作為藥草使用。具有強烈鎮靜作用，蒔蘿的名稱是來自於古代央格魯薩克遜語中「撫慰、使人穩定」語的Dilla，古埃及會將蒔蘿與芫荽混合來緩和頭痛。古埃及將蒔蘿稱作為Anethum，後來將這個名稱納入蒔蘿的學名。在歐洲至今仍舊會煎煮蒔蘿的種子給半夜哭泣的小孩飲用，有時為了要讓患者安眠，醫院也會開蒔蘿處方的香草茶給病患飲用。

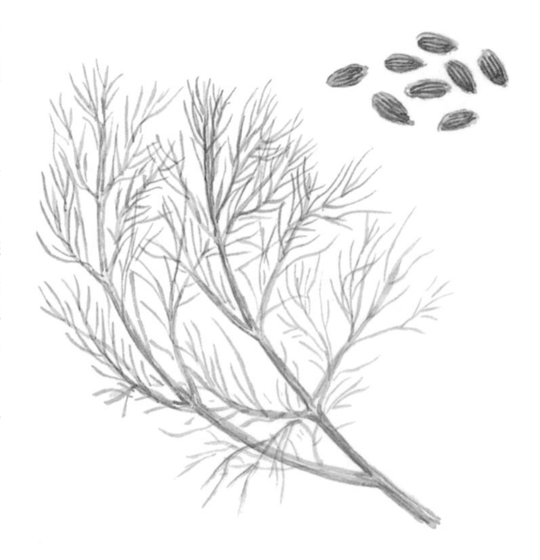

萃取植物	蒔蘿，原產印度的1年生草本植物， 開出黃色小花，長出深綠色羽毛狀的葉子。從扁平小果實中取出的種子是精油的原料。
主要產地	黑海、地中海區域、歐洲
萃取方法	種子，水蒸氣蒸餾法。

香味特徵（香草調）

像草一般的香味。

揮發性	香味強度
高音至中音	弱

主要特徵

心理療效

1 讓意識清楚、頭腦清晰。
2 撫平打擊，使心情穩定。

身體療效

1 緩和便秘症狀。
2 抑制口臭。
3 緩和鼻炎。

用法

改善便秘的按摩油。

芳 浴 按

主要效用●去痰、抗感冒、促進消化、促進膽汁分泌、鎮靜、消臭
主要成分●檸檬烯、水芹烯、d-羧基
適合搭配的精油●甜橙、芫荽、絲柏、天竺葵、苦橙葉、佛手柑、香桃木、紅桔、迷迭香
使用注意事項●1 懷孕初期、生產前後婦女避免使用。
2 肌膚敏感者，請斟酌使用。

肉豆蔻

Nutmeg

〔無色〕

拉丁學名● *Myristica fragrans*　科名●肉豆蔻科　|　適合進階者

溫暖且強而有力
富含鮮明的辛辣味

這是一款擁有溫暖辛香味的精油。具有溫暖身心、促進血液循環的作用，由於刺激性很強，需要注意使用量。

肉豆蔻樹雌雄異株，一顆雄株就能替代20顆雌株授粉，是具有豐沛生命力的樹木。肉豆蔻的果實中，有紅色網狀的假種皮與包覆果皮的黑褐色種子，種子殼中的果仁乾燥後就是肉豆蔻。假果皮乾燥後就稱作為鬮，不管是鬮或肉豆蔻都可以作為香料或精油使用。

肉豆蔻在古埃及作為防腐劑使用，在中國用於增加食欲及止瀉、健胃等用途。在義大利會將丁香、杜松漿果與肉豆蔻種子一起燃燒，作為保護人們免除惡疫的守護薰香。

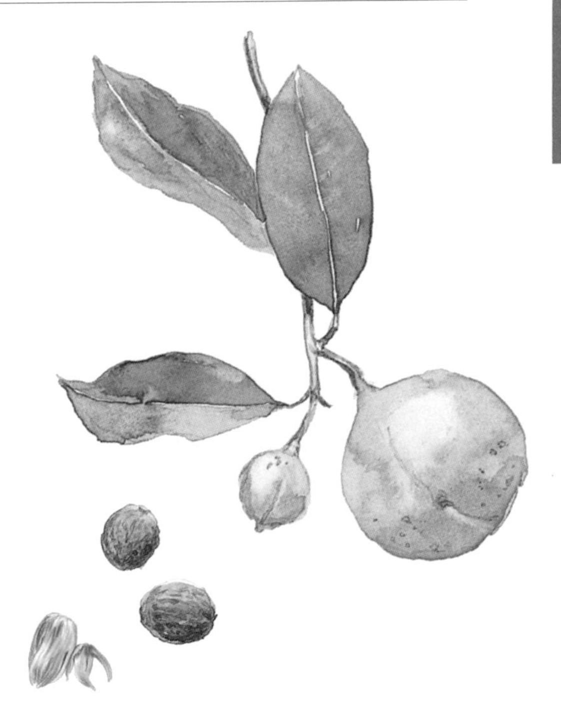

萃取植物	肉豆蔻，樹木會長成高達14公尺，精油是從種子的核仁中萃取，而從假果皮可萃取出稱為鬮的他種精油。
主要產地	爪哇島、斯里蘭卡、西印度群島、檳城
萃取方法	種子，水蒸氣蒸餾法。

香味特徵（辛香調）

溫暖中帶有辛辣尖銳香味，如同麝香般的香氣。

揮發性	香味強度
高音至中音	微強

主要特徵

心理療效

1 變得活潑有朝氣。
2 使意識清晰。

身體療效

1 幫助消化，增進食欲。
2 排出腸內脹氣，緩和便秘症狀。

肌膚療效

調整頭皮，毛髮的滋生。

用法

精油手製保養品。

芳　浴　按

主要效用●驅風、催乳、殺菌、促進消化、抗痙攣、鎮靜、發汗、促進分娩
主要成分●檸檬烯、α-蒎烯、β-蒎烯、檜烯、肉荳蔻醚、松油烯-4-醇
適合搭配的精油●甜橙、白松香、丁香、絲柏、肉桂葉、茶樹、檸檬
使用注意事項●1 孕婦、哺乳期婦女避免使用。
2 肌膚敏感者，請斟酌使用。

橙花

Neroli

〔淡黃色〕

拉丁學名●*Citrus aurantium*　　科名●芸香科	檢定1級	適合初學者

以義大利貴婦命名的苦橙 深具優雅香味

這是從苦橙的花朵所萃取出的精油，擁有柑橘調的清爽，再搭配上花香調的優美芳香氣息，與玫瑰、茉莉花相同，都是萃油量很低的高價精油。精油成分中的橙花醇，會促使賀爾蒙分泌，能緩和（經前症候群、更年期障礙等女性症狀。

橙花的英文名NEROLI，是因為在17世紀時受到義大利尼祿拉公國伯爵夫人——安妮・瑪莉・尼諾里（Neroli）喜愛，經由她將橙花介紹給巴黎社交界而得名。

從苦橙所萃取出來的精油除了橙花之外，還有從枝葉萃取出來的「苦橙葉」（P.91）、從果皮萃取出來的「苦橙」精油等，香味都各有不同。蒸餾精油時產出的花水，也可以作為調整平衡肌膚的化妝水使用。

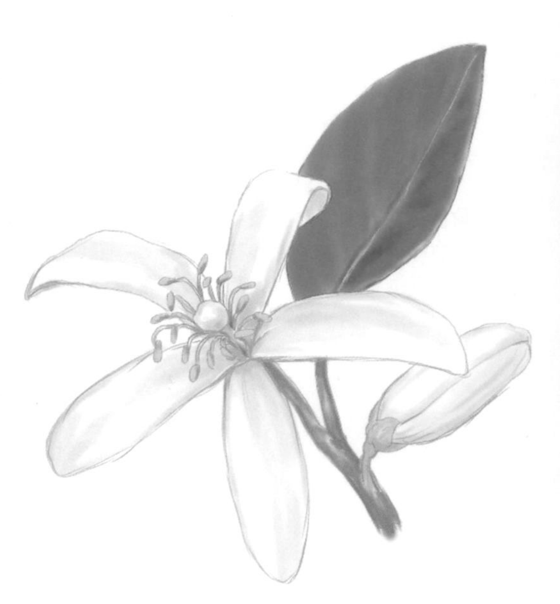

萃取植物	苦橙，日本名橙，精油是從剛開花的花朵中萃取出來，其中以橙花——苦橙油（neroli bigarade oil）為最高級的橙花精油。
主要產地	義大利、埃及、西班牙、法國、摩洛哥、葡萄牙、科摩羅、突尼西亞
萃取方法	花朵，水蒸氣蒸餾法。

香味特徵（花香調）
清新、透涼的優雅香味。

揮發性	香味強度
高音至中音	微強

主要特徵

心理療效

1 舒緩不安、緊張，讓心情沉穩。
2 鎮定交感神經，改善失眠。

身體療效

1 緩和腹瀉症狀。
2 促進血液循環。
3 具有催情效果。

肌膚療效

給肌膚帶來彈力，預防皺紋及肌膚鬆弛。

用法

最適用於精油香水聞香上。

芳 浴 按

主要效用●強身、降低血壓、抗憂鬱、抗發炎、催情、抗痙攣、鎮靜
主要成分●檸檬烯、β-蒎烯、芳樟醇、香葉醇、橙花醇、乙酸芳樟酯、橙花叔
適合搭配的精油●依蘭依蘭、甜橙、芫荽（胡荽）、檀木、茉莉花、玫瑰天竺葵、玫瑰草、苦橙葉、佛手柑、萊姆、薰衣草、迷迭香
使用注意事項●懷孕初期、生產前後的婦女避免使用。

紫羅蘭葉

Violet leaf

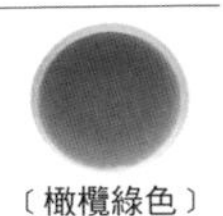

〔橄欖綠色〕

拉丁學名●*Viola odorata*　科名●堇菜科　適合進階者

法國皇后瑪麗·安東娃妮特別喜愛的稀有精油

萃取自甜紫羅蘭葉子的精油，其花朵有芬芳香味。精油的香味，讓人有像是正身處在森林中，帶有木質感的清爽印象。

甜紫羅蘭的學名，是來自於「美好香味的花朵」語意的Viola，種名的*Odorata*也是「有香味」之意。甜紫羅蘭不僅花朵充滿香味，連葉片也有香味，芬芳濃厚的葉片香味具有催情作用。紫羅蘭葉的香氣也能鎮靜憤怒與焦躁情緒，有助於改善失眠。紫羅蘭花是在16世紀引進法國栽種，花朵的芳香受到法國皇后瑪麗·安東娃妮特與拿破崙喜愛。花朵自古就為染色劑使用，也會將花朵浸泡在砂糖或蜂蜜中食用，對身體很有助益。

現今紫羅蘭葉精油大多產自於法國或埃及，但由於萃油量很少，所以屬於高價精油，較常運用在香水製造上。

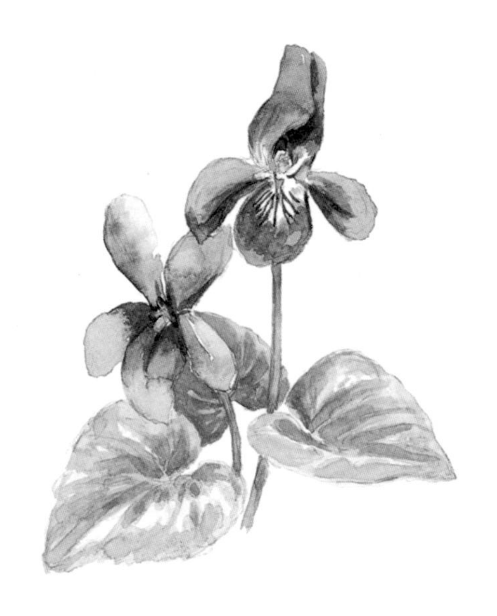

花香系

●安神舒眠

萃取植物	紫羅蘭（甜紫羅蘭），深綠色的葉片呈現心形，開藍色或紫色花朵，葉子跟花朵都可藥用，花朵還可以食用。
主要產地	義大利、埃及、北美、中國、法國
萃取方法	種子，水蒸氣蒸餾法（原精）。

香味特徵（花香調）

彷若是在濕度高的森林中，具有強烈卻清爽感的綠色樹木香氣。

揮發性	香味強度
高音至中音	中至微強

主要特徵

心理療效

1 改善失眠症狀。
2 鎮定不安及憤怒等負面感情。

身體療效

1 緩和頭痛及宿醉症狀。
2 克服性障礙，具有催情作用。

肌膚療效

1 抑制發炎所引起的搔癢或紅腫。
2 緩和過敏性體質引起的異位性皮膚炎。

用法

最適用於精油香水聞香。

芳

主要效用●抗發炎、鎮靜、殺菌、催情、催眠
主要成分●棕櫚酸酯
適合搭配的精油●依蘭依蘭、甜橙、葡萄柚、檀木、香茅、茉莉花、綠薄荷、橙花、乳香、胡椒薄荷、安息香、金合歡、薰衣草、檸檬
使用注意事項●1 孕婦、哺乳期婦女避免使用。
2 對肌膚刺激性較強，請避免直接使用在肌膚上（如沐浴、精油按摩、精油濕布等其他的接觸性精油療法）。

廣藿香

Patchouli

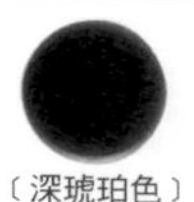
〔深琥珀色〕

拉丁學名●*Pogostemon patchouli/Pogostemon cablin*　科名●唇形科 | 檢定1級 | 適合初學者

提神效果絕佳的
東方調香味

廣藿香帶有著異國情調，讓人想起土地的個性香氣精油。廣藿香精油會隨著時間而逐漸熟成，質地也會一直往上延伸，最終出現類似玫瑰的芳醇香味。精油為深琥珀色且不容易揮發，可以添加在其他精油上，使香氣更加持久。

香味具有驅蟲作用，在印度廣泛用來作為驅蟲劑。以前從印度進口到歐洲的廣霍香，常用來保護高級織品與披肩，以免被蟲蛀。當時歐洲商人知道乾燥後的廣藿香一樣能散發相同香味時，遂將法國產的布料也抹上廣藿香的香味，假裝為印度產的高價品，從中獲利。在馬來西亞及印度、中國等地主要用於蚊蟲咬傷或蛇咬傷的解毒劑。

廣藿香精油能促進肌膚再生，緩和肌膚乾燥與濕疹等症狀，也有催情作用。

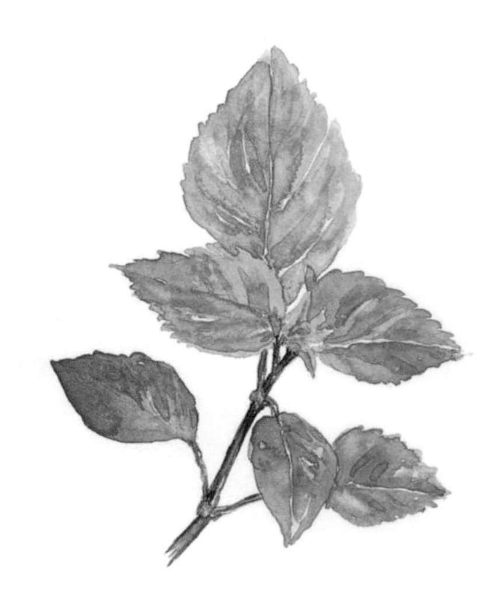

萃取植物	廣藿香，原產於東南亞的常綠多年草本植物，喜好日照充足的肥沃土地，不太開花。
主要產地	美國、印度、印尼、巴拉圭、巴西、馬來西亞、緬甸
萃取方法	葉片，水蒸氣蒸餾法。

香味特徵（東方調）
帶有煙燻感的異國情調香味。

揮發性	香味強度
高音至中音	中

主要特徵

心理療效
1 使心情安定，穩定情緒。
2 使意識清晰 提高判斷力。

身體療效
1 改善肌肉疼痛及腰。
2 促進催情作用。

肌膚療效
治癒皮膚皸裂、濕疹。

用法
用於肌膚乾燥、裂傷、切割傷的護手霜。
芳 浴 按

主要效用●去除瘀血、抗發炎、催情、皮膚組織再生、防蟲、類雌激素（女性荷爾蒙）功用
主要成分●廣藿香醇、文藿香醇、α-萬壽酮、α-綠葉烯、醛胺、丁子香酚
適合搭配的精油●快樂鼠尾草、天竺葵、黑胡椒、乳香、沒藥、薰衣草
使用注意事項●懷孕初期、生產前後婦女避免使用。

日本薄荷 別名：野薄荷

Japanese mint

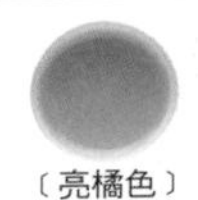

〔亮橘色〕

拉丁學名●*Mentha arvensis* 科名●唇形科

適合初學者

爽快的香氣及清涼感
廣泛運用在各種場合的和風精油

這是一款原生於日本的日本種薄荷（日本薄荷）精油，主要成分的薄荷醇約是胡椒薄荷的1.5倍，具有更強烈的清涼感，透心涼的香味可療癒壓力、促進消化，也具有鎮定作用。

在日本稱為薄荷的植物，分成日本種薄荷（日本薄荷）及西洋種薄荷（胡椒薄荷）、綠薄荷（荷蘭薄荷）三種，日本種薄荷的耐寒力較高是主要特徵。日本種薄荷在日本萬葉時代，就已經被作為治療眼睛疲倦用的藥草。薄荷的栽培在江戶時代就開始，主要栽培地為現今岡山及廣島一帶，直到明治時代以後，栽培地轉移到北海道的北見一帶。1939年（昭和14年）日本薄荷的產量約占全球總生產量的70%，但因為世界大戰，生產一時終止，戰後因中國及巴西的薄荷大量生產，導致日本種薄荷生產量衰退，但近幾年又再度受到矚目。

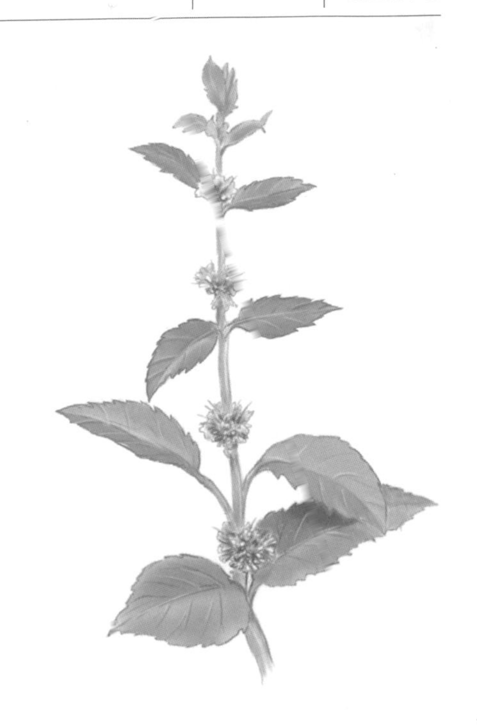

萃取植物	日本薄荷，日本北海道為主產地，唇形科的多年生草本植物，在夏秋會開出淡紅紫色的唇形科花朵。
主要產地	印度、中國、日本
萃取方法	全株，水蒸氣蒸餾法。

香味特徵（藥草系）

帶有清涼感且清爽舒適的香氣。

揮發性	
高音至中音	微強

主要特徵

心理療效

緩和壓力。

身體療效

1 緩和肌肉痠痛。
2 幫助消化。

肌膚療效

保持肌膚清潔。

用法

清淨空氣的芳香浴。

芳 浴 按

主要效用●殺菌、收斂、促進消化、抗痙攣、冷卻

主要成分●檸檬烯、薄荷醇、薄荷酮

適合搭配的精油●快樂鼠尾草、葡萄柚、絲柏、胡椒薄荷、佛手柑、尤加利

使用注意事項●1 懷孕初期、生產前後婦女避免使用。
2 肌膚敏感者，請斟酌使用。

香草

Vanilla

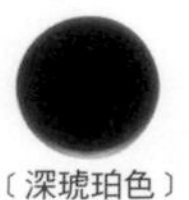
〔深琥珀色〕

拉丁學名●*Vanilla planifolia*　科名●蘭花科　｜　熟練後使用

從可作為食用香草的原料中所萃取，是眾所皆知的精油

香草精油最大的特徵是令人沉醉甘甜香味。具黏性的深琥珀色芳香具有刺激性，不能直接使用在肌膚上。香草主要用於聞香用、香水及香料、食品的香味添加劑。香草精油也可與幾種不同的精油調配，具有調節整體香氣的作用。

香草的果實形狀像豆筴，又稱為香草豆，但果實本身並沒有香味。將未成熟的青豆果實加熱處理與發酵後，乾燥的果實變成咖啡色，會散發特有的甘甜香氣，這主要是其中含有「香草醛」成分，使之散發甘甜芳香。

馬達加斯加產的香草被稱作「波旁香草」，公認是最高級的香草。食用的香草精，是將香草添加酒精稀釋合成香草香精，主要運用冰淇淋或蛋糕增添香味。

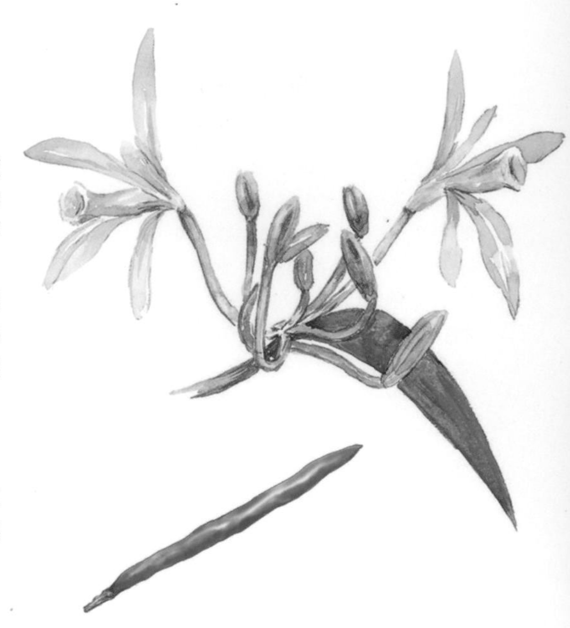

萃取植物	香草，長綠藤蔓蘭花科植物，野生在墨西哥到巴西的熱帶林中，在早上 開花，夜晚閉合。
主要產地	印尼、馬達斯加、墨西哥
萃取方法	豆莢外皮，揮發性有機溶劑萃取法（ 原精）。

香味特徵（辛香調）

甘甜沉穩的香味，比香草精更具有香辛料風味。

揮發性	香味強度
高音至中音	微強

主要特徵

心理療效

甘甜的香氣可以讓心情開朗，充滿活力。

用法

作為芳香精油、手工香水等少量的基底調配方。

芳

主要效用●抗憂鬱、鎮靜

主要成分●香蘭素、羥基苯苯甲醛

適合搭配的精油●甜橙、肉桂葉、茶樹、乳香、安息香、紅桔

使用注意事項●1 孕婦、哺乳期婦女避免使用。

2 對肌膚刺激性較強，請避免直接使用在肌膚上（如沐浴、精油按摩、精油濕布等其他的接觸性精油療法）。

玫瑰草

Palmarosa

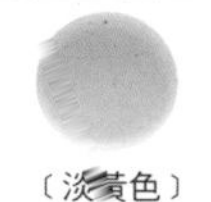

〔淡黃色〕

拉丁學名●*Cymbopogon martini*　科名●禾本科 | 檢定●至2級 | 適合初學者

帶有淡淡的玫瑰香，具有美肌效果的人氣精油

此款精油含有在玫瑰與天竺葵中，皆有香葉醇成分，此成分會讓人聯想到玫瑰香味，而這香氣具有著安定心靈的效用，也能預防皺紋及防止肌膚老化，並有緊縮肌膚的收斂作用，經常用於臉部美容按摩與頭部按摩上。由於價格較為便宜，有時會取代玫瑰精油，並作為化妝品及香水的原料使用。

玫瑰草是印度原產的禾本科植物，與檸檬香茅（P.122）是近親種。香味類似天竺葵，而又被稱之為「印度天竺葵」或「印度綠莎天竺葵」。目前在在南美地區廣泛栽培，但因產地不同，香味也有些微差異，以栽培生長在山谷的玫瑰草（馬丁香）品質最佳。

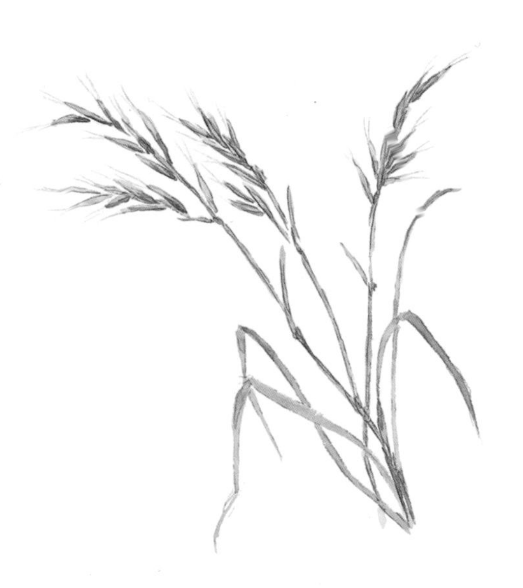

萃取植物	玫瑰草，原產於印度，在開花前收成的野生種加以蒸餾的萃取量最大。
主要產地	印度、科摩羅、塞舌爾群島、馬達加斯加
萃取方法	葉片，水蒸氣蒸餾法。

香味特徵（花香系）

略帶有淡淡玫瑰香的輕盈香氣。

揮發性	香味強度
高音至中音	微強

主要特徵

心理療效

鎮定不安情緒，讓心情開朗。

身體療效

1 預防感染症，幫助退燒。
2 增進食欲。

肌膚療效

1 預防皺紋，防止皮膚老化等效果。
2 平衡肌膚水分與皮脂分泌正常。

用法

抑止頭皮屑的按摩油。

芳　浴　按

主要效用●強身、抗病菌、抗憂鬱、抗菌、抗真菌、激勵精神、收斂
主要成分●β-石竹烯、芳樟醇、香葉醇、香葉酯
適合搭配的精油●洋甘菊、香茅、佛手柑、茉莉花、萊姆、薰衣草、檸檬、玫瑰
使用注意事項●懷孕初期、生產前後婦女避免使用。

纈草

Valerian

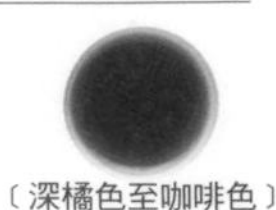

〔深橘色至咖啡色〕

拉丁學名● *Valeriana officinalis*　科名●敗醬科　適合進階者

被希臘稱為「神的安眠藥」 款擁有特色香味且能促進睡眠

帶有一絲絲甘甜木質香味的精油，隨著精油的熟成會從橄欖色轉變到深咖啡色，具有黏稠性。

在歐洲將纈草稱作為「神的安眠藥」，自古希臘就被當作藥物來使用。纈草（VALERIAN）這個名字源自於拉丁語的Valere（幸福），在中世紀被稱作為「All eal（萬能癒療者）」。

根莖部位能改善失眠症狀並提高精神作用，在德國，法國、比利時等地皆公認纈草為治療失眠、不安感、壓力等醫療用的香草與健康補給品。日本名稱為西洋鹿子草，中藥稱纈草的根部為「吉草根」，使用於出血、背部疼痛、切割傷等生理相關的所有症狀。

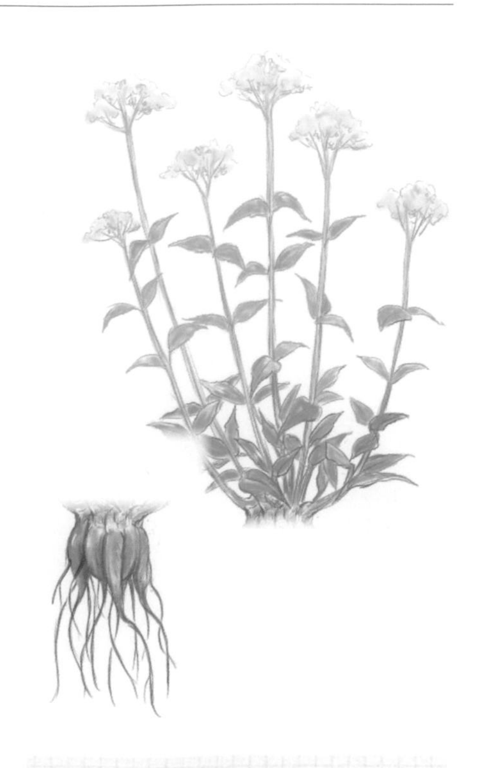

萃取植物	纈草，原產於歐洲至亞洲的多年生草本植物，喜好冰涼高濕度的肥沃土地，質地非常堅固，在半日陰處也能生長。
主要產地	北韓、中國、克羅地亞
萃取方法	根部，水蒸氣蒸餾法。

香味特徵（藥草系）
溫暖的樹木香味。

揮發性	香味強度
高音至中音	微強

主要特徵

心理療效

1 鎮定混亂的心，歇斯底里。
2 改善失眠症。

身體療效

1 鎮定頭痛。
2 改善腹瀉症狀。

用法

在香水中加入極少量，
能幫助穩定心靈。
芳

主要效用●強身、降低血壓、調整自律神經、抗痙攣、鎮靜
主要成分●蒎烯、莰烯、乙酸龍腦酯、乙酸桃金娘烯酯
適合搭配的精油●絲柏、雪松、西伯利亞冷杉
使用注意事項●1 孕婦、哺乳期婦女避免使用。
2 對肌膚刺激性較強，請避免直接使用在肌膚上（如沐浴、精油按摩、精油濕布等其他的接觸性精油療法）。

牛膝草

Hyssop

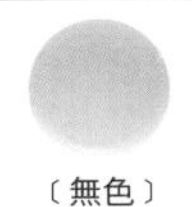
〔無色〕

拉丁學名●*Hyssopus officinalis*	科名●唇形科	檢定1至2級	適合進階者

香味甘甜，有舒緩壓力的效果

牛膝草，具有宛如柳樹葉片與日本薄荷的清爽香氣，日本名稱為「柳薄荷」。據說這個香氣可洗淨一切，能療癒悲傷及受傷的心靈。具有殺菌及除臭效果，可用於鼻子與喉嚨不適等呼吸相關症狀。香氣能使口腔清新，並幫助消化。由於精油中帶特殊芳香分子，高血壓患者、情緒容易緊張者避免使用。由於牛膝草會促使子宮收縮，孕婦也不可使用。初學者請選擇其他有相同功用的精油來替代會比較安全。

在歐洲自古以來就將牛膝草作為珍貴藥物使用，並作為淨化神聖寺院的神聖植物。鮮嫩的嫩草可以作為沙拉食用或香草茶飲用，乾燥葉片可以作為香料；開花前帶著花穗的枝葉可用來作為利口酒與香醋提香的原料。

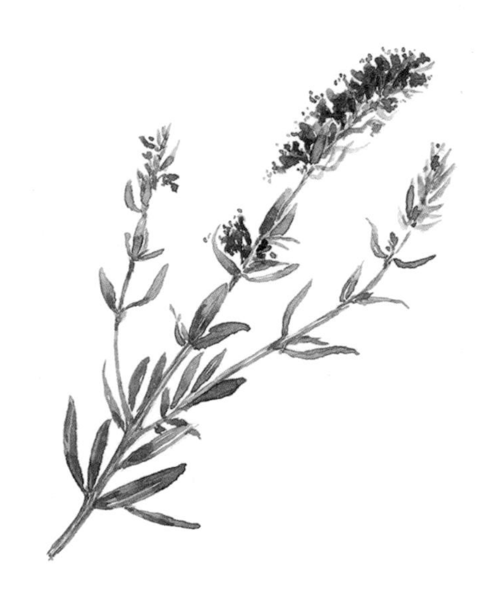

萃取植物	牛膝草，原產於匈牙利，高度約50公分的草本植物，葉片可以作為香草茶，能緩和呼吸器官的症狀。
主要產地	義大利、德國、法國
萃取方法	全株，水蒸氣蒸餾法。

香味特徵（藥草系）

新鮮且帶有甘甜感的清爽香味。

揮發性	香味強度
高音至中音	中

主要特徵

心理療效

緩和不安，擔心，神經緊張與壓力症狀。

身體療效

1 促進血液循環。
2 分解脂肪。
3 抑制生理上的浮腫。
4 平息感冒及咳嗽。

肌膚療效

抑制割傷或擦傷等發炎症狀。

主要效用●強心、強身、去痰、驅風、提高血壓、解熱、收斂、促進消化、消散、殺菌、清晰頭腦、抗痙攣、鎮靜、通經、發汗、治癒傷口、軟化皮膚、消臭

主要成分● α-蒎烯、β-蒎烯、莰烯、1.8桉油醇

適合搭配的精油●歐白芷根、甜橙、柑橘、蜜蜂花（檸檬香草）、薰衣草、迷迭香

使用注意事項●孕婦、哺乳期婦女避免使用。

檜木

Hinoki

〔淡黃色〕

拉丁學名●*chamaecyparis obtusa*　科名●檜木科　熟練後使用

具有森林浴般
令人放鬆效果的高人氣精油

日本人所熟悉的清爽木頭香味，能使心情穩定，讓人放鬆的檜木精油。

具有出色的抗菌、除臭、防蟲作用，青森羅漢柏及台灣產的台灣檜木，都含有豐富的檜醇成分，因具有活化皮膚的效用，而非常受到矚目。

檜木與地中海原產的絲柏是近親種，只分布在日本及台灣，在歐洲則稱為「日本絲柏」。世界最老的木造建築法隆寺等古老寺廟與建築的建材皆使用檜木，檜木自古就非常珍貴，在江戶時代，檜木生產數量多的產地，大多是幕府或藩的直轄地，一般人無法隨意進入檜木林地或任意砍伐。檜木的日文發音為hinoki，是「火之木」的意思，由於檜木含有許多油分，摩擦後會起火，所以稱作為「火之木」。

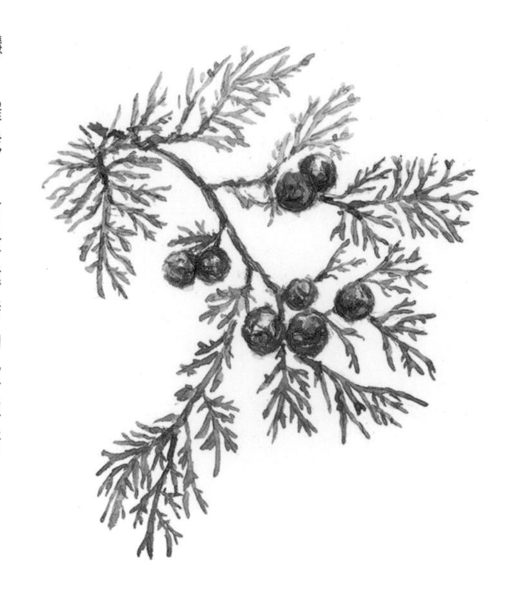

萃取植物	檜木，分布在日本福島及新潟地區的山岳地帶到屋久島等暖帶，溫帶的常綠性針葉喬木。
主要產地	台灣、日本
萃取方法	木頭部，水蒸氣蒸餾法。

香味特徵（樹木調）

清爽的森林香味，含有與樟腦相似的辛香味。

揮發性	香味強度
高音至中音	中

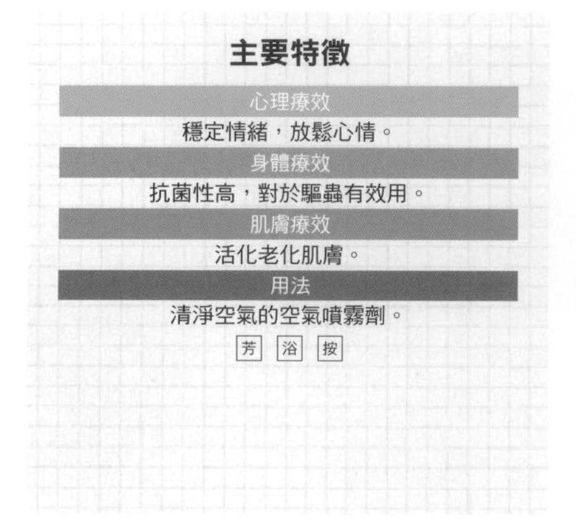

主要特徵

心理療效

穩定情緒，放鬆心情。

身體療效

抗菌性高，對於驅蟲有效用。

肌膚療效

活化老化肌膚。

用法

清淨空氣的空氣噴霧劑。

芳 浴 按

主要效用●抗菌、消臭、鎮靜、防蟲

主要成分●α-蒎烯、杜松烯、乙酸龍腦酯、檜醇、杜松醇

適合搭配的精油●甜橙、檀香、雪松、薰衣草

使用注意事項●孕婦、哺乳期婦女避免使用。

羅漢柏

Hiba

淡黃色

拉丁學名● *Thujopsis dolabrata*　科名●檜木科　適合進階者

以芳香成分「扁柏酚」特有的效用而受矚目的日式和風精油

羅漢柏是具有卓越抗菌防蟲的日本特產精油，精油成分之一的檜醇，具有樟腦般的清新香味。來自於日本青森的羅漢柏，其中的天然檜醇成分，被認定可加作為食品保存劑，具有優越的抗菌效果，也可用於加工食品上，更用於發芽抑制劑與治療藥物等用途非常廣泛。檜醇成分有活化肌膚的作用，還可緩和壓力，使人容易熟睡。

羅漢柏的日文漢字是「檜葉」，屬於檜木的近親種，葉片比檜木略寬，生長在青森及北海道等較為寒冷的區域。具有高度抗菌防蟲作用，能抗腐蝕與抗白蟻，屬於耐久性的優越建材，特別用於打地基之用的建築材料，被認定為最頂級的建材。

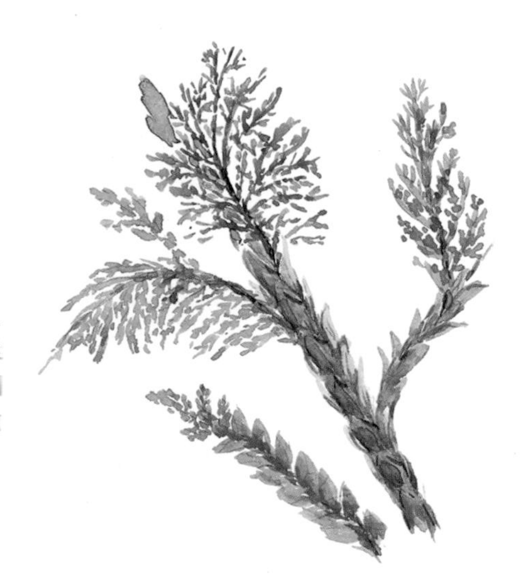

萃取植物	羅漢柏，柏科羅漢柏屬，原生於日本青森縣，北海道的常綠喬木，尤其是青森縣的羅漢柏林是日本三大美林之一。可從整棵樹中的根部與樹木粉中萃取羅漢柏油，亦可枝葉中萃取得羅漢柏葉油。
主要產地	日本
萃取方法	枝葉片，水蒸氣蒸餾法。

香味特徵（樹木調）

新鮮，接近松針香味，帶有強烈樟腦味的香氣。

揮發性	香味強度
高音至中音	中

主要效用●促進血液循環、抗菌、防霉、防蟲、消臭、保濕
主要成分●檜醇、羅漢柏烯、柏木腦
適合搭配的精油●絲柏、花梨木、丁香、肉桂、鼠尾草、甜羅勒
使用注意事項●1 孕婦、哺乳期婦女避免使用。
2 肌膚敏感者，請斟酌使用。

主要特徵

心理療效

1 緩和壓力。
2 改善失眠症。

身體療效

改善手腳冰冷症。

肌膚療效

1 具有抗菌力可保持皮膚清潔。
2 具保濕保溫作用，可滋潤肌膚。

用法

以低濃度作為入浴劑。

芳 浴 按

甜茴香

Fennel sweet

淡黃色

拉丁學名● *Foeniculum vulgare*　科名●繖形科　熟練後使用

在古羅馬受到歡迎
香氣香辛甘甜的萬能精油

　　這是一款清爽帶有甘甜辛香味的精油。含有與女性荷爾蒙雌激素相似的成分，對於月經不順及更年期障礙等女性特有的症狀具有助益。也能使腸胃蠕動順暢，並有利尿作用，可排除水腫，是瘦身得力幫手，是深受女性青睞的精油。

　　在中藥中被稱作為茴香，種子可以溫暖身體，並發揮調整腸胃狀態的效用。在歐洲，甜茴香一般作為魚類料理香料或作為減肥香草茶。在印度，當地人們經常咀嚼茴香種子，來幫助消除飯後口腔的異味。在古羅馬有此一說，認為大蟒蛇吸取茴香的枝液來保持優越的視力，博物學者普林尼也推薦甜茴香是一款具有療癒視力衰退的香草。

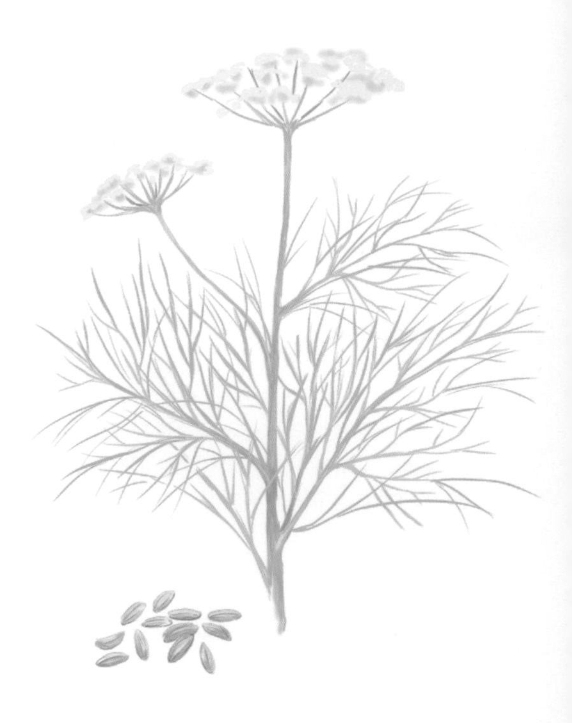

藥草系

●穩定情緒

萃取植物	甜茴香，原產於西班牙，草高約2公尺的多年生草本植物，綻放如降落傘狀的黃色花朵，長出綠色葉片，形狀如羽毛般。
主要產地	義大利、地中海區域、匈牙利
萃取方法	種子，水蒸氣蒸餾法。

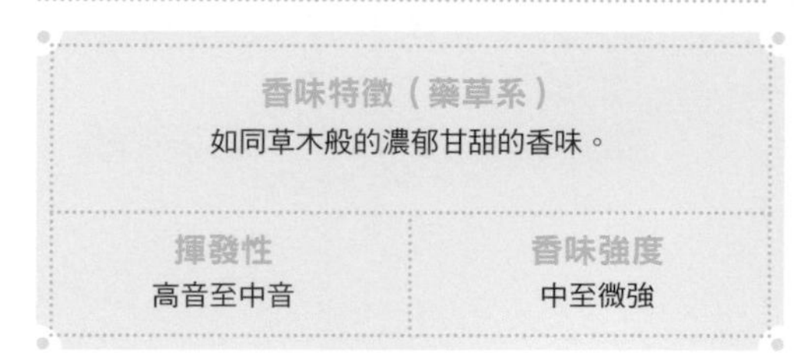

香味特徵（藥草系）

如同草木般的濃郁甘甜的香味。

揮發性	香味強度
高音至中音	中至微強

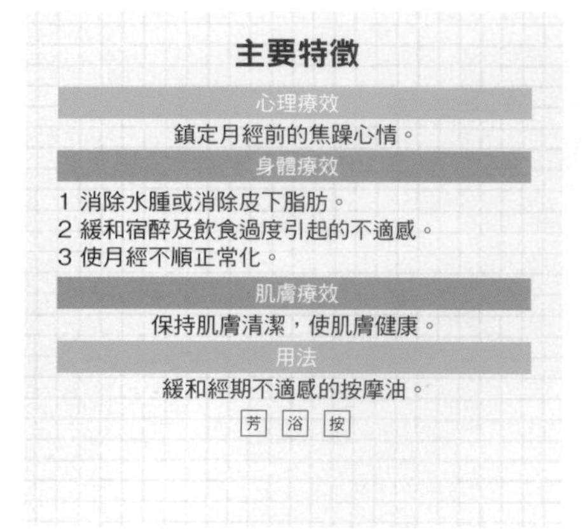

主要特徵

心理療效

鎮定月經前的焦躁心情。

身體療效

1 消除水腫或消除皮下脂肪。
2 緩和宿醉及飲食過度引起的不適感。
3 使月經不順正常化。

肌膚療效

保持肌膚清潔，使肌膚健康。

用法

緩和經期不適感的按摩油。

芳　浴　按

主要效用●去除瘀血、去痰、抗發炎、促進消化、抗痙攣、類雌激素（女性荷爾蒙）功用
主要成分●檸檬烯、trans-茴香腦、葑酮
適合搭配的精油●檀木、薰衣草、檸檬、玫瑰
使用注意事項●1 孕婦、哺乳期婦女避免使用。
2 對肌膚刺激性較強，請避免直接使用在肌膚上（如沐浴、精油按摩、精油濕布等其他的接觸性精油療法）。

苦橙葉

Petitgrain

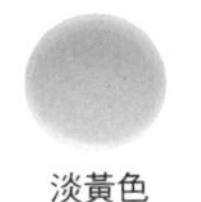

淡黃色

拉丁學名●*Citrus aurantium*　科名●芸香科　　適合初學者

最適合用於
放鬆與重振士氣的苦橙葉精油

這是一款從苦橙的枝葉萃取出來的精油，具有翠綠植物調性並混合柑橘調，較少甜味的熟悉香味。具有鎮靜作用，可以平穩憤怒與恐慌情緒，使沮喪的心情恢復士氣，對於精神層面具有相當效力。苦橙葉也是最適合沐浴使用的精油，具有強化免疫力的作用，可提高全身的免疫力。

現今精油是從枝葉萃取而來，以前則是從未成熟的小小果實中萃取出來，所以原文Petitgrain有「小粒」的意思。由於是採用萃取橙花的苦橙葉作為原料，所以香味與橙花相似（P.78），但因為苦橙葉比從花朵萃取的橙花精油要更為便宜，質地也比較穩定，因此廣泛運用在肌膚保養與香水業界。

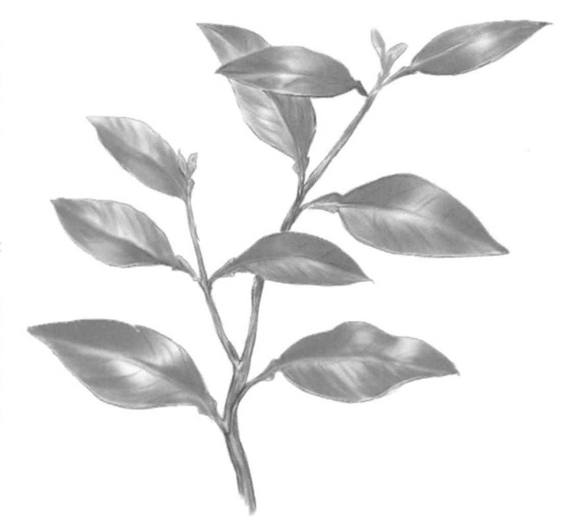

萃取植物	從苦橙中萃取出來的三種精油之一。原產於巴拉圭，苦橙葉精油是從枝葉萃取而出。
主要產地	義大利、西班牙、巴拉圭
萃取方法	葉片與嫩枝，水蒸氣蒸餾法。

香味特徵（柑橘系）

飄散香草香味的新鮮柑橘香氣。

揮發性	香味強度
高音至中音	中

主要特徵

心理療效

1 鎮定憤怒或恐慌情緒，緩和心情。
2 消除壓力，恢復元氣。

身體療效

緩和肌肉痙攣。

肌膚療效

1 適合油性肌膚，治癒青春痘或膿包。
2 抑制肌膚油分。

用法

引導安眠的沐浴油。

芳　浴　按

主要效用●強身、降低血壓、抗痙攣、鎮靜、調整免疫、消臭
主要成分●檸檬烯、芳樟醇、乙酸芳樟酯、香葉酯、香葉醇、羅勒烯
適合搭配的精油●洋甘菊、絲柏、檀木、佛手柑、薰衣草、玫瑰、大馬士革玫瑰
使用注意事項●孕婦、哺乳期婦女避免使用。

黑胡椒

Black pepper

〔淡淡的黃色〕

拉丁學名●*Piper nigrum*　科名●胡椒科　｜　檢定1級　｜　適合初學者

作為萬能香料
長久以來被珍視的胡椒精油

從人們熟悉的黑胡椒果實所萃取，帶有辛香且刺激香味的精油。與一般香料一樣可以溫暖身體，促進血液循環。

胡椒從4000年前開始就有歷史記載，被作為稀有且具有價值的香料與藥草使用。古羅馬時代，整個歐洲都已經知道胡椒的價值，擁有與銀相同的貨幣價值。在古希臘時代，醫學之父希波克拉底便記錄「將胡椒與蜂蜜、醋混合後可治療婦女疾病」。

在中世紀胡椒被當作珍寶使用，土耳其對於經過本國的運送胡椒商隊，徵收高額的通行稅金。胡椒貿易也引發過許多國家之間的戰爭，也有傳說指出胡椒是開啟大航海時代的契機，胡椒可說是掌握歷史關鍵的知名香料。需要特別注意的是，由於胡椒會刺激皮膚，使用上要特別小心。

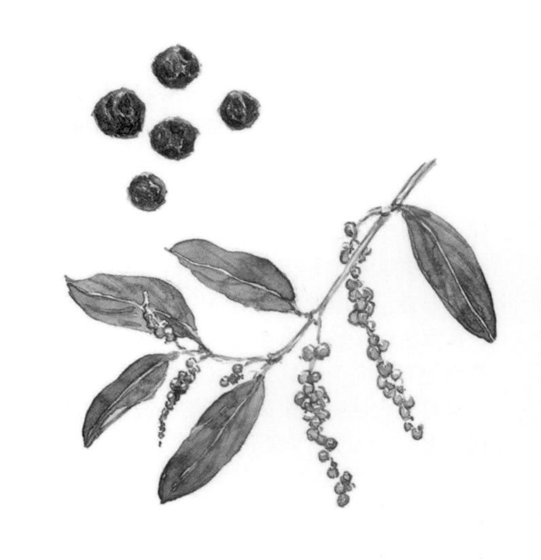

萃取植物	黑胡椒，原產於印度西南海岸地帶，可以生長至高達10公尺的常綠灌木，將果實自然乾燥而成就是黑胡椒。
主要產地	印度、馬達加斯加、馬來西亞
萃取方法	果實，水蒸氣蒸餾法。

香味特徵（辛香調）	
辛辣且非常銳利的香味。	
揮發性	**香味強度**
高音至中音	中

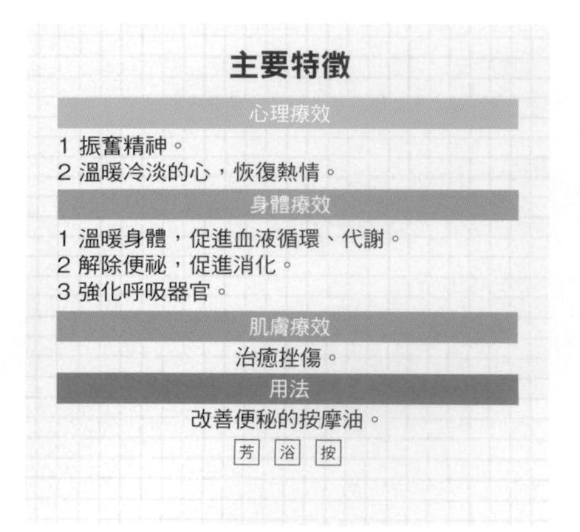

主要特徵

心理療效

1 振奮精神。
2 溫暖冷淡的心，恢復熱情。

身體療效

1 溫暖身體，促進血液循環、代謝。
2 解除便祕，促進消化。
3 強化呼吸器官。

肌膚療效

治癒挫傷。

用法

改善便秘的按摩油。

芳 浴 按

主要效用●強身、解熱、促進消化
主要成分●檸檬烯、β-蒎烯、β-石竹烯、金合歡烯、月桂烯、檜烯、α-蒎烯
適合搭配的精油●葡萄柚、絲柏、檀木、甜羅勒、佛手柑、檸檬
使用注意事項●懷孕初期、生產前後婦女避免使用。

乳香 別名：歐黎巴嫩

Frankincense

〔淡淡的黃色〕

拉丁學名●*Boswellia carterii/Boswellia thurifera* 科名●橄欖科 | 檢定1級 | 適合初學者

自古以來就被珍愛
貴重且富有神秘香味的精油

從乳香樹木乳白、黃褐色樹脂中，萃取出來的精油。

乳香是耶穌基督誕生時，東方三博士贈送沒藥、黃金時同時一起奉上的贈禮，在新約聖經中也有出現。自古代就被使用在宗教儀式及冥想上，且作為與黃金匹敵的貴重植物。乳香的名稱傳言是因為從樹木滴落出來的樹脂與牛奶相似，若將乳香加入水中呈現乳白混濁狀而得名。

乳香（frankincense）的名稱，是來自於「真實香味」的語意。埃及自古就有將乳香當作是祭祀給神明的貢物，會在神殿焚香乳香，並有「早晨乳香，中午沒藥」的供奉習慣，是在宗教儀式上不可或缺的重要物品。

由於可以帶給肌膚活力並改善皺紋，被認為是「返老還童香草」，用於許多乳液、化妝水與乳霜等保養化妝品中。

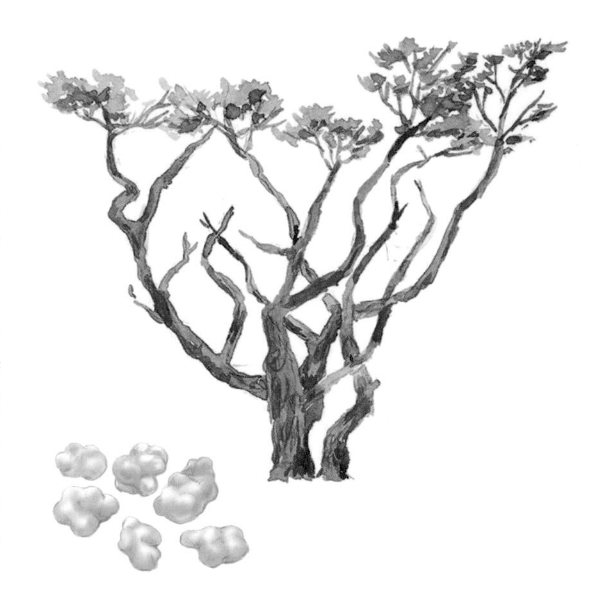

萃取植物	乳香，原生於索馬利亞，生長在乾燥地區的常綠喬木，樹木高達約10公尺，樹枝會往兩側橫向擴張生長。
主要產地	伊朗、埃及、沙烏地阿拉伯、蘇丹、索馬利亞、法國、衣索比亞、黎巴嫩、阿曼
萃取方法	樹脂，水蒸氣蒸餾法。

香味特徵（樹脂系）	
像日本祭祀時的熏香香味。	
揮發性	香味強度
高音至中音	中

主要特徵

心理療效

緩和不安，療癒悲傷心情。

身體療效

1 緩和咳嗽與支氣管炎。
2 溫暖身體，改善手腳冰冷症。

肌膚療效

1 活化老化肌膚。
2 改善肌膚暗沉，鬆弛與斑點。

用法

加入改善皺紋與鬆弛的乳霜，
並可在感冒初期時吸入以紓緩症狀。

芳 浴 按

主要效用●去除瘀血、強身、去痰、抗憂鬱、抗發炎、抗感冒、鎮靜
主要成分● α-蒎烯、β-蒎烯、檸檬烯、β-石竹烯、對聚繖花素、繖花烴、松油醇
適合搭配的精油●甜橙、檀木、天竺葵、橙花、甜羅勒、廣藿香、薰衣草
使用注意事項●懷孕初期、生產前後婦女避免使用。

藍絲柏

Blue cypress

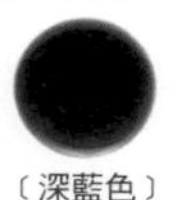

〔深藍色〕

拉丁學名●*Callitris intratropica*　科名●檜木科　適合進階者

在澳洲有精油國王美稱的深藍色精油

此款精油是從澳洲產的藍絲柏樹皮中萃取出來，具有一絲絲甘甜香味，色澤呈現清澈深藍的精油。藍色的色澤，是來自精油中的「愈創藍油烴」成分。愈創藍油烴具有抗發炎與抗細菌作用，有利於紫外線吸收等作用，可用於化妝品與防曬用品、肥皂、牙膏等，也作為天然染色劑。

一般來說，藍色的精油具有鎮定喉嚨疼痛的作用，藍絲柏也是其中之一。使用藍絲柏對抗喉嚨疼痛能發揮抗發炎與抗菌的效用。澳洲原住民自古就有使用藍絲柏的習慣，但是開始萃取成精油使用是至今40年前開始，是較為年輕的精油。在2000年舉辦的雪梨奧運會上，藍絲柏精油還一度成為「雪梨 2000之香」的熱門話題。

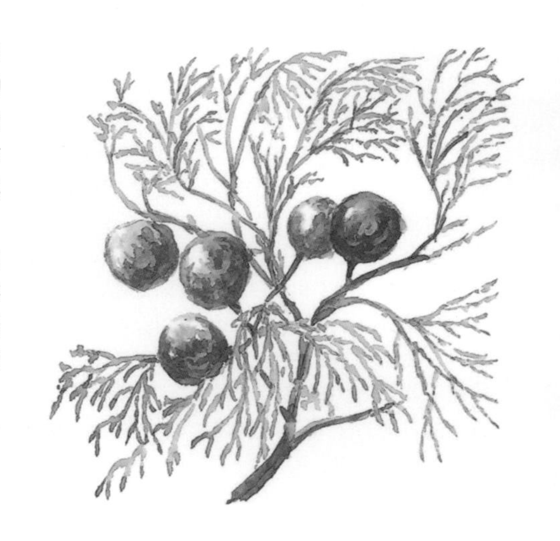

萃取植物	藍絲柏樹，成長在澳洲北部乾燥地帶的樹木。
主要產地	澳洲
萃取方法	木頭部，水蒸氣蒸餾法。

香味特徵（樹木調）

絲柏的香味中帶有些微蜂蜜甜美香味，與檀香類似。

揮發性	香味強度
高音至中音	中

主要特徵

心理療效

使心情穩定 賦予安心感。

身體療效

1 緩和咳嗽與喉嚨疼痛等發炎症狀。
2 緩和關節與腹痛。

肌膚療效

1 消除肌膚浮腫，讓肌膚緊實。
2 加速治癒割傷。

用法

抑制發癢用的身體按摩油或喉嚨疼痛時吸入。

芳 浴 按

主要效用●去除瘀血、抗過敏、抗病毒、抗發炎、殺菌
主要成分●愈創藍油烴、瑟林烯、異愈創木醇、α-蒎烯、α-乙酸松油酯
適合搭配的精油●甜橙、快樂鼠尾草、葡萄柚、檀木、杜松漿果、松針、佛手柑、安息香、薰衣草、檸檬、迷迭香
使用注意事項●孕婦、哺乳期婦女避免使用。

西班牙金雀花

Spanish broom

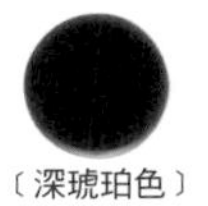

〔深琥珀色〕

拉丁學名●*Spartium junceum*　科名●豆科　｜　｜　適合進階者

擁有瞬間提神的濃郁香甜氣息

這是一款從別名叫做芳香金雀花的花朵中萃取出來，擁有獨特甘甜芳香的貴重精油。

香味被形容為「類似蠟」的香氣，所以人們對於此精油的香味好惡分明。特別推薦希望振奮消沉情緒時，可加入在房間的芬香精油來使用。

與金雀兒類似，但是卻與金雀兒不同屬。一般而言金雀花分成「蘇格蘭金雀花」、「法國金雀花」、「西班牙金雀花」三種，但能夠萃取精油用於使用在芳香療法的只有「西班牙金雀花」。在法國被稱為香貓的金雀兒屬蘇格蘭金雀花是屬於有強烈毒性的藥用植物，不使用在芳香療法上。在美國認為蘇格蘭金雀花是危險藥草，全面禁止使用。

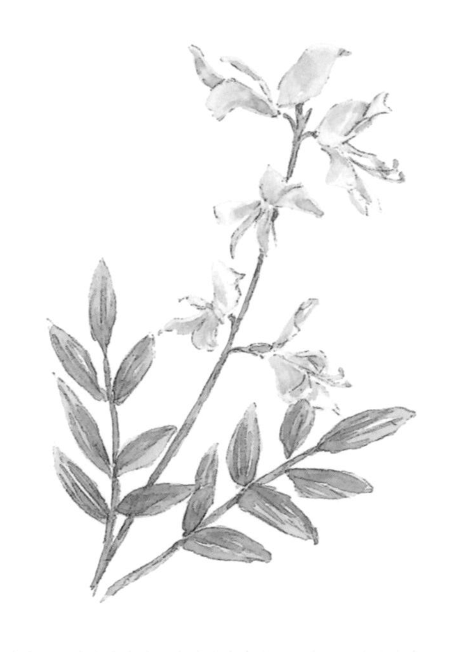

花香系

●提振精神

萃取植物	金雀花，在地中海地區廣泛分布的落葉灌木，別名為芳香金雀花。5月，會開出獨特香氣的黃色花朵。
主要產地	義大利、西班牙、法國
萃取方法	花朵，溶劑萃取法（原精）。

香味特徵（花香系）

非常強烈的甘甜香味，混合著花與草的香氣。

揮發性	香味強度
高音至中音	中至微強

主要特徵

心理療效

振奮精神，帶來元氣。

身體療效

促進血液循環，溫暖身體。

用法

適用於精油香水聞香。

芳

主要效用●振奮精神、強身、鎮靜
主要成分●芳樟醇、亞麻酸乙酯、棕櫚酸
適合搭配的精油●天竺葵、薰衣草
使用注意事項●1 孕婦、哺乳期婦女避免使用。
2 肌膚敏感者，請斟酌使用。

緬梔　別名：緬梔子、雞蛋花

Frangipani

〔綠黃色至咖啡色〕

拉丁學名● *Plumeria alba*　科名●夾竹桃科　適合進階者

自緬梔花所萃取出來
帶有甘甜香味的稀少精油

精油萃取自緬梔花，是夏威夷用於迎賓花圈的知名花材，能使人聯想到南方度假島嶼的香氣，具有促進血液循環與溫暖身體的效用，也能平衡賀爾蒙，具有緩和憂鬱的作用。

具有緬梔子、雞蛋花（FRANGIPANI）等別稱，緬梔的香料，據說是由16世紀義大利佛朗奇巴尼公爵創作的，他在宮廷流行的皮手套上，沾抹緬梔花香味，混合花香的南洋風甜美香氣，受到許多人喜愛。

緬梔花不僅在夏威夷受到歡迎，它也是印尼與印度在宗教儀式上，或待客時常用的新鮮花朵，是一款人氣相當高的香味。精油的產量並不多，所以市面上出現許多合成香料製作的精油，購買時請小心。由於精油含有較刺激的芳香分子，請不要未經稀釋就直接使用於肌膚上。

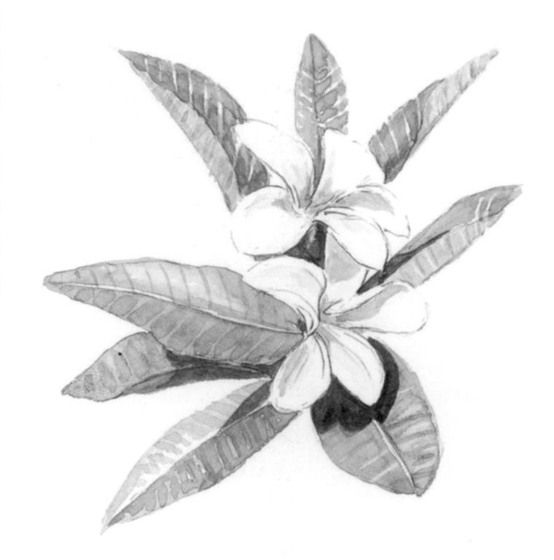

萃取植物	赤素馨花，日本名「印度素馨」，在夏威夷用於迎賓時使用的花朵。 花色有白色、紅色、黃色、粉紅色等。
主要產地	印度、印尼、科摩羅群島
萃取方法	花朵，溶劑萃取法（原精）。

香味特徵（花香系）

華麗的香味，讓人聯想到南方度假島嶼的異國香氣。

揮發性	香味強度
高音至中音	中至微強

主要特徵

心理療效

1 舒緩心情，產生元氣。
2 使情緒高揚，讓身心充滿舒暢感。
3 解放五感，提高集中力。

身體療效

溫暖身體，促進血液循環。

用法

適用於精油香水聞香上。

芳

主要效用●促進血液循環、抗憂鬱、鎮靜、類雌激素（女性荷爾蒙）功用
主要成分●芳樟醇、橙花叔醇、乙酸苄酯、戊酸乙酯
適合搭配的精油●茉莉花、薰衣草、大馬士革玫瑰
使用注意事項●1 孕婦、哺乳期婦女避免使用。
2 對肌膚刺激性較強，請避免直接使用在肌膚上（如沐浴、精油按摩、精油濕布等其他的接觸性精油療法）。

法國薰衣草

French lavender

〔淡淡的黃色〕

拉丁學名●*Lavandula stoechas*　科名●唇形科　適合進階者

混合花朵與樹木的清爽香味

法國薰衣草是芳香療法中使用數種薰衣草精油之一。飄逸如裙襬緞帶的可愛姿態，帶有木質清爽香氣與甘甜香味，是法國薰衣草精油的特徵。薰衣草品種還有真正薰衣草（P.118）、醒目薰衣草（P.115）、穗花薰衣草（P.62）等，各自具有不同香味。法國薰衣草對於皮下脂肪具有相當作用，經常用於精油按摩上，但由於含有刺激性的酮類，在使用上需特別小心，建議取得專家處方箋後再使用。

法國薰衣草又稱作為「頭狀薰衣草」，主要是因為精油是從一種叫作Stoechas種子中採取出來的，是一百多種薰衣草的原生種。

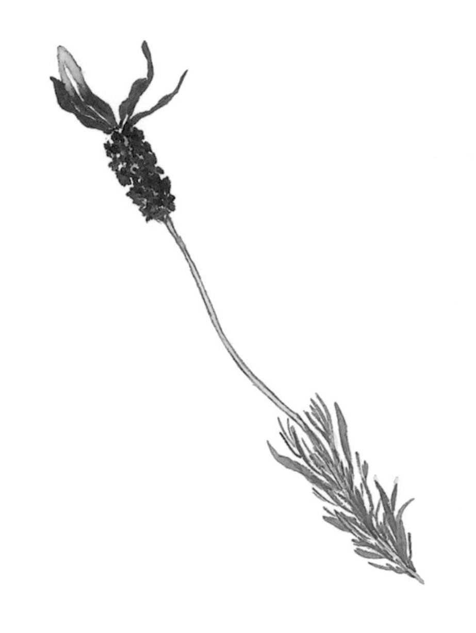

萃取植物	頭狀薰衣草，原產於法國。有細針狀的葉片，與長約3公分的暗紫色花朵。不耐寒，但是耐熱與耐濕氣是其特徵。
主要產地	法國
萃取方法	花與葉子水蒸氣蒸餾法。

香味特徵（花香系）
木質味道為基底的深刻香味。

揮發性	香味強度
高音至中音	中

主要特徵

心理療效
1 使沮喪心情恢復。
2 帶來元氣，使心情開朗。

身體療效
1 對皮下脂肪有效用，對瘦身有幫助。
2 緩和支氣管疼痛及鼻塞不適症狀。

肌膚療效
治癒傷口與濕疹。

用法
只有專家處方箋才可使用。

主要效用●減少皮下脂肪、溶解黏液、抗感冒、治癒傷口、抗發炎、強身
主要成分●檸檬烯、葑酮、樟木、莰烯
適合搭配的精油●檸檬、佛手柑、芫荽（胡荽）、天竺葵、迷迭香、玫瑰、玫瑰草、大馬士革玫瑰
使用注意事項●1 孕婦、哺乳期婦女避免使用。
2 對肌膚刺激性較強，請避免直接使用在肌膚上（如沐浴、精油按摩、精油濕布等其他的接觸性精油療法）。

岩蘭草 別名：香根草

Vetiver

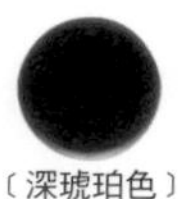

〔深琥珀色〕

拉丁學名●*Vetiveria zizanioides* 科名●禾本科 | 檢定1級 | 適合初學者

帶給人安心放鬆感 被稱為「大地精油」

禾本科植物，從岩蘭草根部所萃取的精油，即使將精油瓶倒放也不容易流出的高黏度性。

在印度與斯里蘭卡，因為岩蘭草的鎮定作用，又被稱之為「靜寂精油」。具有踏實的沉穩作用，可緩和肌肉痠痛及緊張，給予心靈安心感，放鬆身心的效用非常聞名。

岩蘭草的香味深具個性，且富有特殊氣味，與各式精油搭配度高，也經常作為香味保存劑使用。

岩蘭草（VETIVER）的名字，是來自於印度泰米爾語「用鉞割草」的Vetiverr而來。在斯里蘭卡，女性會將岩蘭草浸泡在椰子油中，作為髮型造型劑使用，在爪哇會利用香根草的根部，來編織地毯或帽子，葉子則是用於製成扇子或用於擦拭屋頂使用，由此可見岩蘭草深深融入原產地的日常生活中。

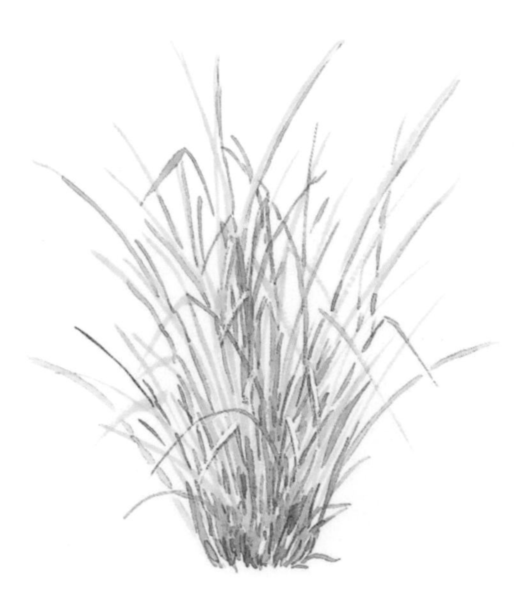

萃取植物	岩蘭草，印度或爪哇等熱帶地區，喜愛日照充足，通風良好的肥沃土地。
主要產地	印度、印尼、中國、海地、薩爾瓦多、大溪地
萃取方法	根部，水蒸氣蒸餾法。

香味特徵（東方調）

飄散泥土香味的深厚香氣。

揮發性	香味強度
高音至中音	微強

主要特徵

心理療效

1 舒緩緊張感，放鬆心情。
2 激勵因長期壓力喪失的判斷力，並恢復冷靜。

身體療效

緩和肌肉疼痛，消除疲勞。

肌膚療效

抑制蚊蟲叮咬傷症狀。

用法

可用於帶有異國香味的防蟲噴霧上。

芳 浴 按

主要效用●強身、抗發炎、抗菌、催情、調整自律神經、鎮靜
主要成分●岩蘭酮、岩蘭醇、岩蘭烯、岩蘭酯
適合搭配的精油●依蘭依蘭、洋甘菊、檀木、天竺葵、乳香、薰衣草、玫瑰
使用注意事項●孕婦、哺乳期婦女避免使用。

胡椒薄荷

Peppermint

〔淡淡的黃色〕

拉丁學名●*Mentha piperita*　　科名●唇形科	檢定1至2級	適合初學者

充滿清涼感薄荷香味的
高人氣精油

胡椒薄荷，經常被使用在口香糖或牙膏、除臭劑上，是一款充滿薄荷醇香味並為人們熟悉的薄荷精油。清爽的香味能鎮定高度緊繃的情緒，具有令人意識清晰的效用。對於鼻塞與花粉症、嘔吐感都具有效用，據說在冬天也能溫暖身體。能舒緩肌肉痠痛，因此胡椒薄荷也經常使用於身體按摩油上，但由於香味非常刺激，所以請注意使用的用量，用於兒童與幼童時需特別小心。由於薄荷醇是具有揮發性的香氣，若精油不新鮮時，其中的薄荷醇就會消失，所以開封後請盡快使用完畢。

薄荷擁有各種不同總類，據說胡椒薄荷是水生薄荷與綠薄荷（Spearmint）的混種，使用在芳香療法中的是胡椒薄荷與綠薄荷（Spearmint）（P.63）。胡椒薄荷在古希臘羅馬時代就被人們使用，薄荷香草茶也深受人們歡迎。

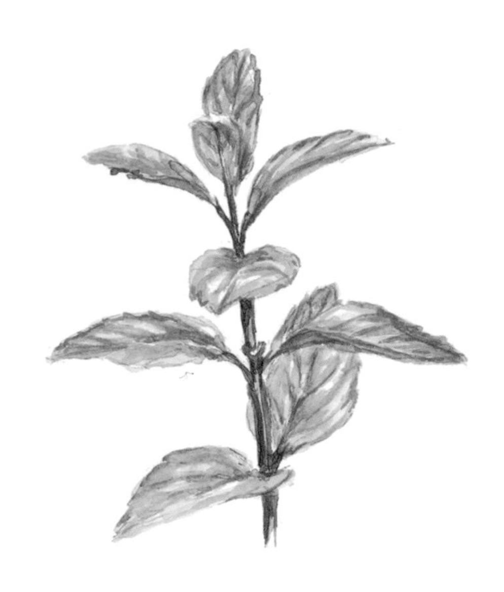

萃取植物	胡椒薄荷，原產於歐洲的多年生草本植物，喜好濕氣氣候，是同為薄荷種的水薄荷與綠薄荷（Spearmint）的雜交種。
主要產地	美國、英國、義大利、印度、澳洲、西班牙、中國、巴西、法國
萃取方法	葉片，水蒸氣蒸餾法。

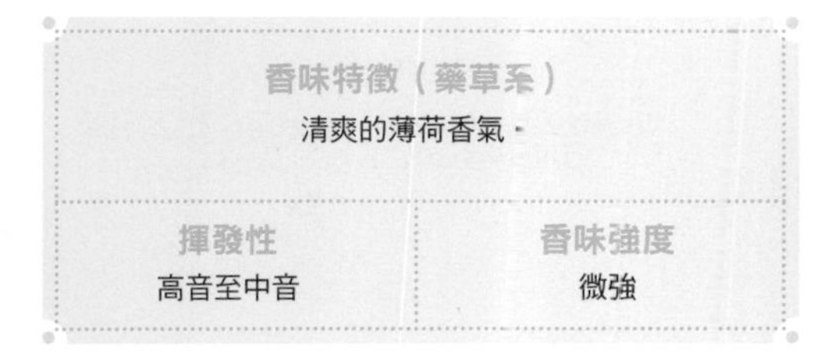

香味特徵（藥草系）	
清爽的薄荷香氣。	
揮發性	**香味強度**
高音至中音	微強

主要特徵

心理療效

1 平息因憤怒而疲憊的心。
2 刺激腦部使意識清晰。

身體療效

1 緩和腹瀉、便秘、嘔吐與暈車暈船等症狀。
2 緩和呼吸器官的疼痛、頭痛、牙齒痛及肌肉痛。

肌膚療效

1 抑制青春痘與曬傷引起的發炎症狀。
2 抑制發癢。

用法

鎮定疼痛的身體按摩油。

芳　浴　按

主要效用●收斂、促進消化、殺菌、促進膽汁分泌、鎮靜、冷卻
主要成分●檸檬烯、β-蒎烯、1.8桉油醚、薄荷醇、薄荷酮、異薄荷酮
適合搭配的精油●絲柏、雪松、綠花白千層、松針、紅柑、薰衣草、迷迭香
使用注意事項●1 孕婦、哺乳期婦女避免使用。
2 肌膚敏感者，請斟酌使用。

佛手柑

Bergamot

〔帶著淡綠色的黃色〕

拉丁學名●*Citrus bergamia*　科名●芸香科　檢定1級　適合初學者

柑橘調精油中
最具優雅感的精油

比檸檬還要甘甜，如同萊姆，佛手柑香氣卻更為清爽纖細，是柑橘調精油中最受歡迎的。

佛手柑是「古龍之水」的原料，也是增添葛雷伯爵紅茶風味的著名原料。具有鎮定緊張及壓力所產生的亢奮情緒，也能使心情放鬆與穩定。幾乎與所有精油都能夠與佛手柑搭配，相乘效果非常好，是調配精油時不可或缺的好精油。

在佛手柑原產的義大利，傳聞佛手柑是萊姆跟檸檬的雜交種。佛手柑名稱（Bergamot）的由來，是因為當初栽培此樹木的街道，就叫做Bergamot的緣故。佛手柑的由來有許多說法，目前並沒有統一的說法。現今世界上90%的佛手柑精油，皆產於義大利半島南端的雷焦卡拉布里亞小鎮。佛手柑的果肉及果汁幾乎沒有使用，栽培佛手柑主要是為了取得果皮來萃取精油。

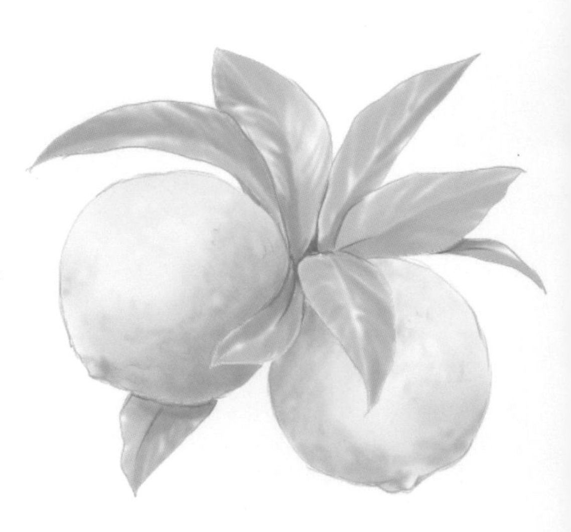

萃取植物　佛手柑，原產西西里亞的常綠灌木。

主要產地　義大利、幾內亞、突尼西亞、摩洛哥

萃取方法　果皮，壓榨法。

香味特徵（柑橘調）

略帶花香調的甘甜水果風味，幾乎與所有的精油都可以搭配。

揮發性	香味強度
高音至中音	弱

主要特徵

心理療效

1 緩和憂鬱，不安和緊張。
2 鎮定憤怒情緒，促進安眠。

身體療效

1 幫助消化，促進食欲。
2 緩和支氣管疼痛。

肌膚療效

適合油性肌膚，可抑制濕疹，青春痘的發炎症。

用法

與多種精油的搭配性良好，用途廣泛。

芳　浴　按

主要效用●去除瘀血、降低血壓、促進消化、抗痙攣、鎮靜

主要成分●檸檬烯、β-蒎烯、芳樟醇、松油烯、乙酸芳樟酯、佛手柑內酯、香 檬烯

適合搭配的精油●依蘭依蘭、洋甘菊、絲柏、茉莉花、杜松漿果、天竺葵、廣藿香、甜馬鬱蘭、尤加利、薰衣草、檸檬

使用注意事項●1 具有光敏性，使用在肌膚後請避免日曬以免造成傷害。
2 懷孕初期、生產前後婦女避免使用。
3 肌膚敏感者，請斟酌使用。

安息香 別名：苯偶姻

Benzoin

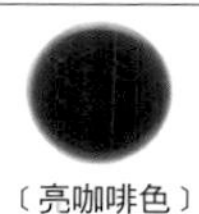

〔亮咖啡色〕

拉丁學名●*Styrax benzoin/Styrax tonkinensis*　科名●安息香科	檢定1級	適合初學者

擁有與香草相似的氣味 可以緩和孤獨感

這是一款與香草氣味相似，讓人聞了就會融化的甘甜香味精油。萃取自安息香樹脂的精油，一旦接觸到空氣，顏色就會從原本的淡褐色轉變為深褐色，具有高度黏著性。「安息香」名稱的由來，是因自古它就有化痰效用，是一款使呼吸器官暢通舒適的草藥。它的香氣與香草很相似，有助於緩和孤獨感和分離感，還能使心情保持開心愉悅。

安息香還有柔軟硬化肌膚潔淨之效用，所以對於腳跟部等較硬部位的角質軟化，與預防皺紋產生皆有效用。將安息香加入其他香味可使其他香味更加持久，所以也被作為「定香劑」來使用。將樹脂以揮發性有機溶劑萃取法所萃取出的是「熱固樹脂」型精油。

通常也作為食品防腐劑使用，而在化妝品中的「安息香酸」也是取自於安息香精油。

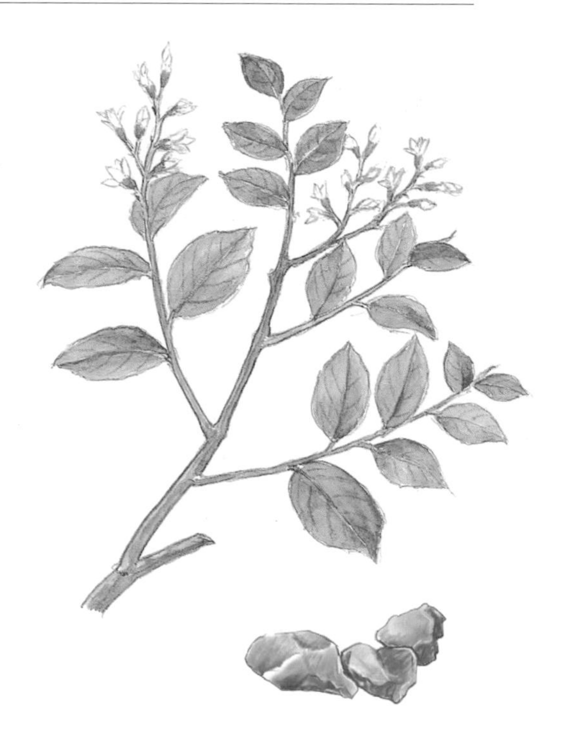

萃取植物	安息香，原產於爪哇島、泰國，白色的花會朝下開花，並結成如肉荳蔻一樣的硬殼果實。
主要產地	印尼、泰國、越南、寮國
萃取方法	樹脂，溶劑萃取法（熱固樹脂）。

香味特徵（樹脂系）
讓人聯想起香草的甘甜香味。

揮發性	香味強度
高音至中音	微強

主要特徵

心理療效

1 緩和孤獨感及喪失感。
2 使心情變開朗。

身體療效

1 緩和關節，支氣管疼痛或發炎症。
2 緩和支氣管器官的疼痛。

肌膚療效

滋潤乾燥或皸裂肌膚。

用法

緩和肌膚發炎的乳霜，也可以滴在面紙上再吸入。

芳 浴 按

主要效用●去痰、降血壓、抗發炎、抗感冒、調整自律神經、抗痙攣、鎮定、治癒傷口
主要成分●苯甲酸（安息香酸）、苯甲酸乙酯、苯甲酸苄酯、芸甲酸酯、肉桂酸苄酯、香蘭素
適合搭配的精油●依蘭依蘭、甜橙、檀木、黑胡椒、佛手柑
使用注意事項●孕婦、哺乳期婦女避免使用。

樟樹 別名：芳樟

Ho leaf

〔淡淡的黃色〕

拉丁學名●*Cinnamomum camphora var. glaucescens*　科名●樟科　熟練後使用

與花梨木相似 是款具有甘甜木質香味的精油

芳樟樹原產於中國、台灣及日本，屬於樟樹的一種。樟樹分成許多種類，最為人熟知的就是作為防蟲劑樟腦原料的本樟，及含有許多芳香成分的芳樟。「樟」或「楠」都可以代表樟木，此二字現今並沒有太大不同，不過在古代，香味較強烈者以「樟」來形容，香味較弱的以「楠」字來做區分。

芳樟精油是將葉片、樹脂與枝幹等部位，分別蒸餾後萃取。由於含有豐富芳樟醇，常用於調香使用；在人工合成芳樟醇出現前，芳樟深受香料界的歡迎的。

具有抗菌和抗病毒作用，有助於預防感染症。芳樟也能幫助降低血壓，還能鎮定不安，具有放鬆心情效用。

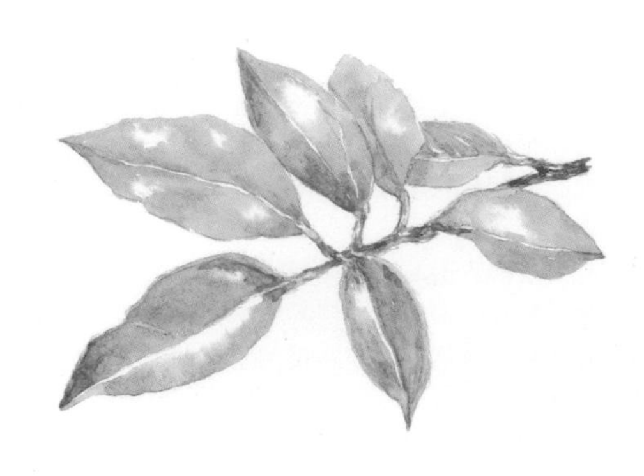

萃取植物	芳樟，樹高達20公尺長綠樹木，5至6月會開淡黃綠色花朵，10至11月會結黑色圓型果實。
主要產地	台灣、日本、中國
萃取方法	枝、葉片，水蒸氣蒸餾法。

香味特徵（木質系）

清爽的花香味中，帶有一絲樟腦香味。

揮發性	香味強度
高音至中音	中

主要特徵

心理療效

1 使人神清氣爽，放鬆心情。
2 緩和壓力，振奮精神。

身體療效

1 舒緩肌肉僵硬。
2 預防感染症狀。

肌膚療效

鎮定燒燙傷。

用法

舒解壓力的按摩油。

芳 浴 按

主要效用●降低血壓、抗病毒、抗癌症、抗菌、防蟲
主要成分●ℓ-芳樟醇、α-松油醇、1.8桉油醇、樟木、γ-杜松烯
適合搭配的精油●葡萄柚、茶樹、佛手柑、尤加利、薰衣草、檸檬、大馬士革玫瑰、迷迭香
使用注意事項●孕婦、哺乳期婦女避免使用。

香桃木 別名：銀梅花、銀盃花

Myrtle

〔淡黃色〕

拉丁學名●*Myrtus communis*　科名●桃金孃科		熟練後使用

鎮定高度緊繃的情緒
促進安眠的精油

具有新鮮香草調性，讓人感覺很舒適的香氣精油，可幫助鎮定心靈，帶來安眠效果。對於感冒等感染症狀具有效用，能緩和鼻水和鼻塞等症狀，與尤加利（P.112）作用相似。由於香氣很沉穩且刺激性低，對於強烈香味不習慣者或年幼的孩童也能安心使用。對於肌膚非常溫和，敏感性肌膚者可用於臉部按摩。

香桃木的葉片、花朵或果實皆帶有濃郁的香氣，是自古以來就被人們愛用的植物。香桃木還有「甜香桃木」、「祝賀之木」等的別名，由於花朵是酷似梅花的小白花，在日本漢名又稱作為「銀梅花」。古埃及人把香桃木視為為愛與喜悅、繁榮的象徵，用於催情劑；在古希臘羅馬，也傳說香桃木是愛情之神阿——佛洛狄忒，所喜愛的樹木。

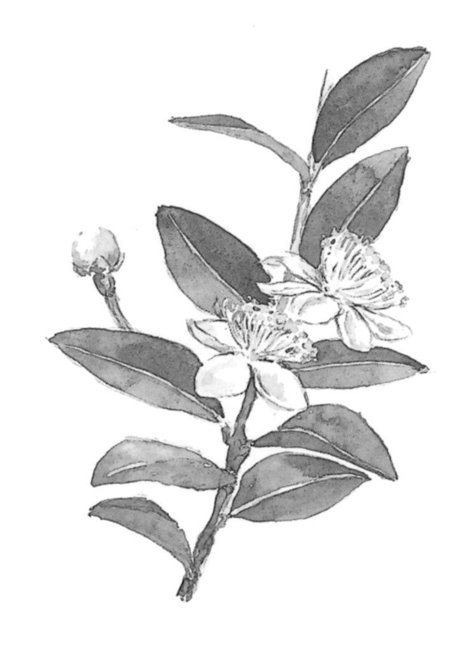

萃取植物	香桃木，原產於北非伊朗原產的長綠灌木，在溫暖區域常當做樹籬使用，會開出直徑約3公分的香氣花朵。
主要產地	澳洲、突尼西亞、摩洛哥
萃取方法	葉片，水蒸氣蒸餾法。

香味特徵（木質系）

清爽的淡淡甘甜，清澈滲透的香味。

揮發性	香味強度
高音至中音	中

主要特徵

心理療效

1 使心情穩定，促進安眠。
2 緩和憤怒情緒。

身體療效

緩和支氣管的疼痛與鼻塞症狀。

肌膚療效

治癒青春痘或膿包。

用法

預防感染用的身體按摩油。

芳　浴　按

主要效用●抗炎症、鎮痙、免疫調整

主要成分●α-蒎烯、芳樟醇、1.8桉油醇、香葉醇

適合搭配的精油●綠薄荷、茶樹、佛手柑、薰衣草、檸檬、大馬士革玫瑰、迷迭香

使用注意事項●孕婦、哺乳期婦女避免使用。

甜馬鬱蘭 *Marjoram sweet*

〔淡黃色〕

拉丁學名●*Origanum majorana*　科名●唇形科　|　檢定1級　|　適合初學者

有溫暖身體以將人導向舒眠而聞名的香藥草精油

一款香味能使安眠而知名的精油。據說此香味是來自於希臘神話中的愛情女神阿佛洛狄忒所贈與，因此在古代埃及被用於治療悲傷。甜馬鬱蘭能穩定精神，並有助於緩和壓力。特別是可以溫熱身體，特別推薦在就寢前的全身浴中使用。甜馬鬱蘭也能改善手腳冰冷、生理痛等症狀，可緩和婦科問題。甜馬鬱蘭也被認為具有強烈的催情作用。

甜馬鬱蘭也是一款在料理上為人熟知的香草，可用於去除山羊肉或一般羊肉的腥味而聞名。馬鬱蘭（MARJORAM）的名稱，是來自於拉丁語「更大」的字彙Major而來，意思是「讓人生更加延續」，正因上述各種優越效果，馬鬱蘭被人們廣泛的運用。

一般萃取精油是從「快樂馬鬱蘭」中萃取，另有「西班牙馬鬱蘭」或「野馬鬱蘭」等品種。

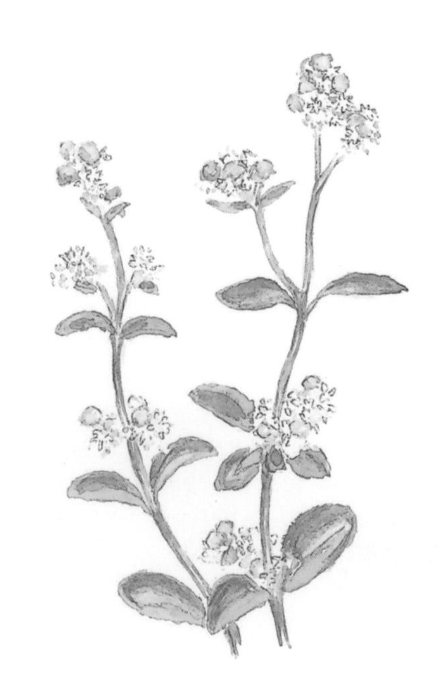

萃取植物	甜馬鬱蘭，原產於地中海地區的多年生草本植物，經常作為料理香草使用。
主要產地	英國、埃及、西班牙、突尼西亞、匈牙利、法國、利比亞
萃取方法	全株，水蒸氣蒸餾法。

香味特徵（藥草系）

帶著溫暖感，又有淡淡辛辣味的清爽乾淨香氣。

揮發性	香味強度
高音至中音	中

主要特徵

心理療效

緩和不安感及孤獨感與壓力。

身體療效

1 緩和手腳冰冷症狀，肌肉疲勞。
2 調節便祕、腹瀉和、消化不良等不適症狀。
3 緩和生理痛及偏頭痛等疼痛。

肌膚療效

改善小皺紋及黑眼圈。

用法

按摩油或消除壓力。

芳　浴　按

主要效用●抗發炎、抗痙攣、鎮靜、調整免疫
主要成分●檸檬烯、β-蒎烯、芳樟醇、松油醇、松油烯-4-醇、γ-松油烯、β-檜烯、對聚繖花素、乙酸芳樟酯
適合搭配的精油●依蘭依蘭、甜橙、洋甘菊、絲柏、薰衣草、大馬士革玫瑰、迷迭香
使用注意事項●懷孕初期、生產前後婦女避免使用。

松紅梅

Manuka

〔淡黃色〕

拉丁學名●*Leptospermum scoparium* 科名●桃金孃科	檢定1至2級	適合進階者

被稱為「紐西蘭茶樹」帶有濃厚且深度的香味

一款與茶樹（P.73）擁有類似香味，且具有同樣效能的精油。松紅梅是紐西蘭專有的樹木，是澳洲茶樹的遠親植物，所以又被稱為「紐西蘭茶樹」。自古以來就被用於治療切割傷、發熱感冒及止痛、解熱上。

從松紅梅花中所採出來的花蜜（馬奴卡蜂蜜），含有一種抗菌成分，能對抗導致胃潰瘍發生的幽門螺桿菌；此外，松紅梅對喉嚨有助益，作為花草茶飲用，深受人們歡迎。

松紅梅精油的特徵，是味道比茶樹精油更為濃厚深層，卻不會有刺鼻的刺激味，非常容易使用。含有豐富抗菌成分，此精油比茶樹精油活性力高約20至30倍，抗菌的效果則高出5倍，殺菌力則遠遠高於其他殺菌類精油的15倍。

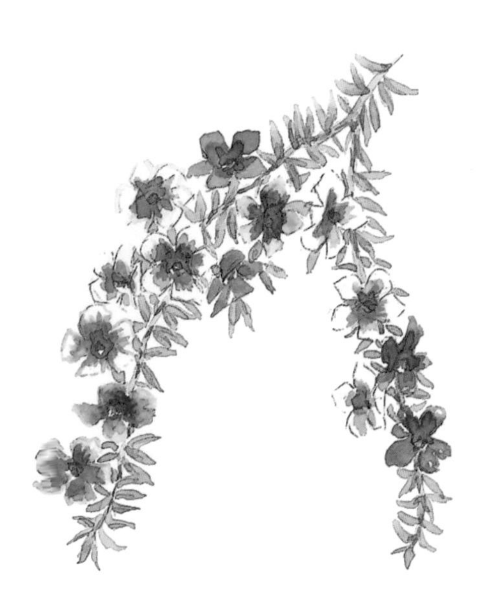

萃取植物	松紅梅（馬奴卡），原產於紐西蘭的樹木，現在為人熟知的觀賞植物。
主要產地	紐西蘭
萃取方法	葉片，水蒸氣蒸餾法。

香味特徵（木質系）

類似泥土或樹脂般的香味，比茶樹精油的香氣更濃厚溫暖。

揮發性	香味強度
高音至中音	中

主要特徵

心理療效

1 舒和憂鬱。
2 振作受到打擊的心靈。

身體療效

1 緩和呼吸器官的疼痛及發炎症。
2 改善因感染症引起的消化器官不適。

肌膚療效

使易長青春痘的肌膚常保潔淨。

用法

用於預防感冒的芳香浴上。

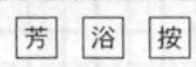

芳 浴 按

主要效用●強心、去痰、解熱、抗發炎、抗菌、殺菌、鎮痛、瘢痕形成
主要成分●纖精酮、異 精酮、卡拉烯、α-古巴烯
適合搭配的精油●天竺葵、丁香、絲柏、茉莉花、百里香、薰衣草、迷迭香
使用注意事項●1 孕婦、哺乳期婦女避免使用。
2 肌膚敏感者，請斟酌使用。

木質系

●轉換心情

紅桔

Mandarin

〔淡黃色〕

拉丁學名●*Citrus reticulata*　科名●芸香科　熟練後使用

穩重沉穩的香氣能舒緩緊張
是款能使人開朗的精油

這一款柑橘調精油無論是香氣還是作用都是柑橘類中最為溫和穩重的。甘甜的水果香味能促進消化，振奮沮喪的心情。紅桔在柑橘類精油中也是光敏性最低的，在法國將這款精油稱為可安心使用的「兒童專屬精油」。

與近緣種的紅柑（P.70）相比，紅桔的香氣較為出色，經常作為酒類或冰淇淋，蛋糕等香料，是相當受歡迎的氣味。果皮乾燥後在中藥稱之為「陳皮」，用於健胃、促使發汗及止咳用。

紅桔一詞源於梵語中的「指導者」一詞，在中國意指高僧。在中國清朝，高官為了表示忠誠與尊敬君主，都會獻上紅桔給皇帝，後來紅桔就成為高官的代名詞。

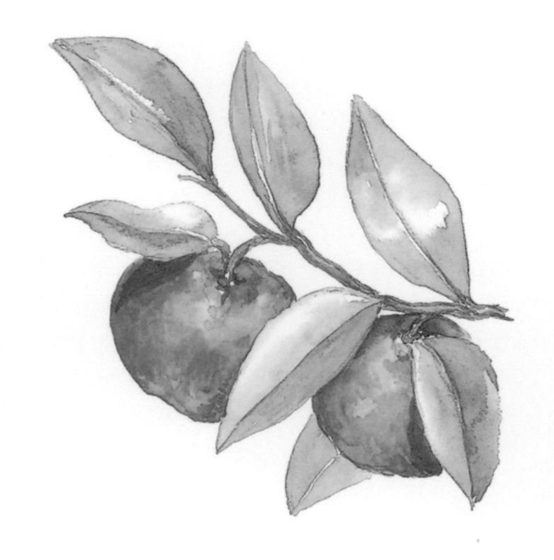

萃取植物　紅桔，原產於印度東北部的常綠喬木，甘甜的果實可以食用或製作香料，在日本也稱為「紅桔」。

主要產地　義大利、西班牙

萃取方法　果皮，壓榨法。

香味特徵（柑橘調）
水果風味的甘甜，略為沉穩的紅柑般纖細香味。

揮發性	香味強度
高音至中音	中

主要特徵

心理療效
1 使心情開朗。
2 消除不安。

身體療效
1 增加食欲，強化消化器官。
2 解除便祕。

肌膚療效
使肌膚柔潤。

用法
安眠用的室內噴霧。
芳 浴 按

主要效用●降低血壓、促進消化、鎮靜
主要成分●檸檬烯、α-蒎烯、β-蒎烯、γ-松油烯
適合搭配的精油●洋甘菊、葡萄柚、橙花、玫瑰草、甜馬鬱蘭、萊姆、薰衣草、玫瑰、檸檬
使用注意事項●1 懷孕初期、生產前後婦女避免使用。
2 肌膚敏感者，請斟酌使用。

金合歡

Mimosa

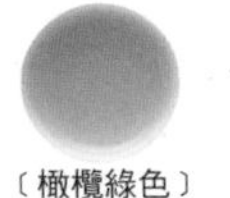

〔橄欖綠色〕

拉丁學名● *Acacia decurrens*　科名●豆科　｜　適合進階者

自古以來魅惑著人們 是款擁有濃厚花香味的精油

此精油具有濃厚且柔和的花香調香味，且帶有些許黏稠感的香味。金合歡的香氣自古以來就魅惑許多人，是作為香料非常知名的精油之一。由於香氣非常強烈，請使用微量即可。此精油能緩和因壓力引起的各種症狀，使心靈變得柔和放鬆。金合歡可以調整皮脂分泌 對於青春痘肌膚或油脂肌膚都很有助益。

南半球澳洲原產的「穗子合歡」為原料，「金合歡」原本是同屬豆科的含羞草屬植物的名稱，但卻為因為葉子形狀相似，被誤認為開出圓形花朵的合歡屬穗子合歡，因此就有「金合歡」之名。穗子合歡的花朵在19世紀作為觀賞用植物被帶進歐洲，之後就開始在各地野生成長。

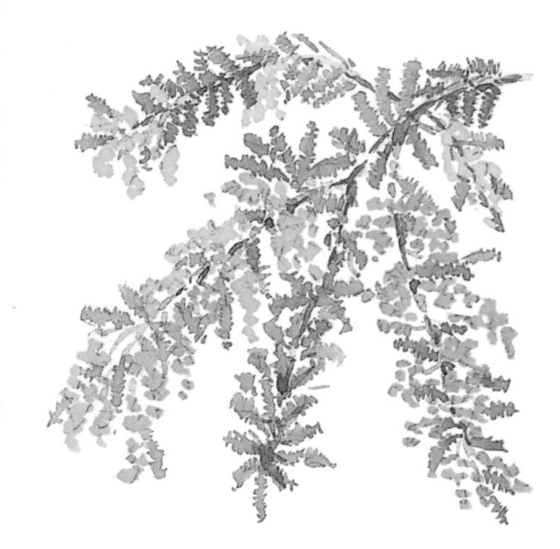

花香系

●提振精神

萃取植物	穗子合歡，原產於澳洲到南半球的常綠樹木。合歡樹的一種，花經常被製作為香料，樹皮葉子含有收斂效果的丹寧。
主要產地	法國、摩洛哥
萃取方法	花朵，溶劑萃取法（原精）。

香味特徵（花香系）

略帶香粉味具有濃厚奢華風的花香。

揮發性	香味強度
高音至中音	微強

主要效用●抗憂鬱、緩和壓力、調節皮脂生產
主要成分●長葉烯乙醛、甲基水揚酸（水楊酸甲酯）
適合搭配的精油●甜橙、快樂鼠尾草、橙花、檸檬
使用注意事項●1 孕婦、哺乳期婦女避免使用。
2 肌膚敏感者，請斟酌使用。

主要特徵

心理療效

1 療癒傷痛的心情。
2 使心情沉穩。

身體療效

緩和壓力引起的不適。

肌膚療效

抑制油性肌膚的問題。

用法

製作高級香水。

芳

沒藥 別名：末藥

Myrrh

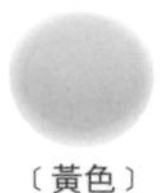
〔黃色〕

拉丁學名●*Commiphora myrrha/Commiphora abyssinica*	科名●橄欖科	檢定1級	適合初學者

從古埃及流傳而來
是款可以帶來絕佳勇氣的精油

沒藥與麝香很相似，是具有特殊香味的精油。與乳香一起都出現在新約聖經中，被稱作為沒藥，自古以來就被視作為「偉大醫生」，是種具有強大功用的植物。

沒藥具有安定神經，能使意識明晰清楚的效用。除了能殺菌、消臭之外，還有抗氧化與促進收斂作用，所以能防止肌膚老化。

沒藥精油是將樹皮自然滲出的樹液乾硬後，自紅咖啡色樹脂中萃取而成。也有運用人工方式刻意割傷樹皮後採取樹脂，但樹皮乾燥後自然乾裂滲出樹液，經過自然乾燥後，凝成樹脂所萃取的精油被視為最高級，具有「奇蹟香料」的稱號。傳說中的不死鳥（鳳凰），據聞是從沒藥和肉桂燃燒後的灰燼中重生。

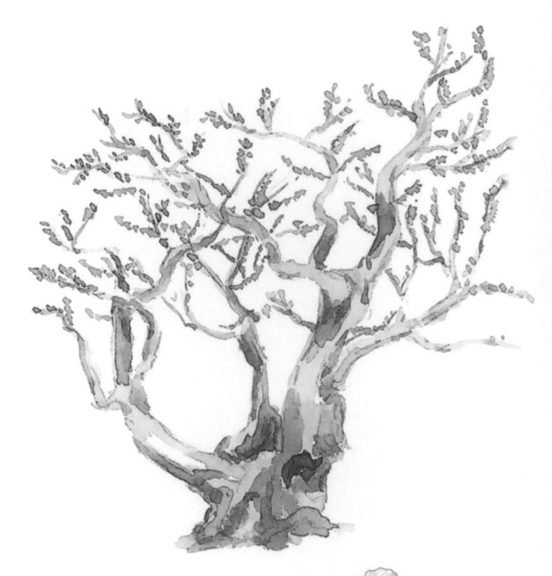

萃取植物	沒藥，產地僅限阿拉伯半島西部與索馬利亞。具有帶香味的葉片，並開出白色小花，高約3至5公尺的灌木。
主要產地	埃及、衣索比亞、厄立特里亞、索馬利亞、摩洛哥
萃取方法	樹脂，水蒸氣蒸餾法。

香味特徵（樹脂系）

甘苦芳醇的香味，讓人聯想到麝香特有香氣。

揮發性	香味強度
高音至中音	中至微強

主要特徵

心理療效

心情沉穩，湧現幹勁。

身體療效

1 改善腹瀉與胃酸過多。
2 緩和呼吸器官的疼痛和發炎症狀。
3 提高免疫力，緩和感冒初期症狀。

肌膚療效

具有抗氧化作用，可預防肌膚老化。

用法

改善肌膚乾燥龜裂的護手霜。

芳 浴 按

主要效用●強身、抗病毒、抗發炎、抗酸話、催情、治癒傷口
主要成分●α-沒藥烯、檸檬烯、α-蒎烯、莪術烯、大根香葉烯D、對異丙基苯醛、丁子香酚
適合搭配的精油●丁香、檀香、廣藿香、乳香、安息香、薰衣草
使用注意事項●孕婦、哺乳期婦女避免使用。

香蜂草 別名：蜜蜂花

Melissa

〔淡黃色〕

拉丁學名●*Melissa officinalis*　科名●唇形科	檢定1級	熟練後使用

深受蜜蜂們喜愛
帶有新鮮香味的香草

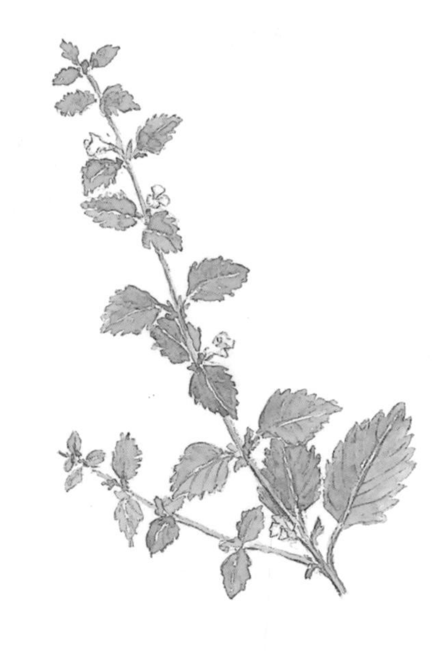

以「蜜蜂花」名稱聞名的香蜂草，無論是針對神經性的緊張，或精神耗損都非常有效用，自古以來就用途廣泛。

16世紀瑞士的醫生泰奧弗拉斯托斯，稱香蜂草為「生命的仙丹（萬能藥，長生不老藥）」，認為香蜂草具有出色的效用而大力信賴。香蜂草的名稱來自於希臘文的「蜂蜜」，從初夏到整個夏天都會開花，深受蜜蜂喜愛，遂有蜜蜂花的稱號。

香蜂草植物的繁殖力非常旺盛，在歐洲各地十分常見，屬於相對低廉的香草，但由於香氣在開花後會改變，因此在開花前能從預先採摘下的花朵中 萃取高濃度香味的精油。精油量非常稀少，這是因為萃取率較低之故，是屬於高價的精油。市面上純正的香蜂草精油「真正香蜂草」精油外，市面上還有出現一些與檸檬香茅調和過後的「調和版香蜂草」等。

萃取植物	香蜂草，原產於地中海地區，可生長30至90公分的多年生草本植物，花與葉多用於添加食用醋或乾燥花的香氣。
主要產地	愛爾蘭、英國、義大利、埃及、西班牙、印度、法國
萃取方法	花與葉，水蒸氣蒸餾法。

香味特徵（柑橘調）

混合水嫩綠色樹木的檸檬香氣。

揮發性	香味強度
高音至中音	中

主要特徵

心理療效

緩和心情緊張，改善失眠。

身體療效

1 抑制血壓。
2 緩和疼痛。

肌膚療效

治癒濕疹與鎮定發癢。

用法

緩和緊張的香水。

芳　浴　按

主要效用●降低血壓、抗發炎、鎮靜
主要成分●β-石竹烯、橙花醛、香葉醛、香葉酯、香葉醇
適合搭配的精油●依蘭依蘭、洋甘菊、天竺葵、橙花、薰衣草、玫瑰、迷迭香
使用注意事項●1 孕婦、哺乳期婦女避免使用。
2 肌膚敏感者，請斟酌使用。

高山冷杉 別名：薩哈林冷杉、北海道冷杉

Saghalien fir

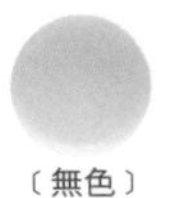
〔無色〕

拉丁學名●*Abies sachalinensis*　科名●松科　|　習慣後使用

溫柔清爽的木質系香味 彷若走在森林浴的氛圍中

高山冷杉精油，是從冷杉的葉片與根部蒸餾後萃取出，又稱為「杉針（Fir needle）」，溫柔又清爽的森林感香味是其特色。此精油香氣像是沉浸在深深的樹林，感覺像是在森林浴般使人心情沉靜。

高山冷杉與冷杉同類，據說種類至少有40種，日本野生的種類有高山冷杉、冷杉箬竹、馬氏冷杉、薩哈林冷杉、日光冷杉五種。從最北的北海道到最南屋久島，除了沖繩之外，冷杉遍佈全日本。五種冷杉中萃取油量最高者為薩哈林冷杉。

精油香味的主要化學成分是乙酸龍腦酯，具有鎮靜和平衡神經的作用，萜烯成分也有空氣清淨和殺菌效用。使用在芳香浴與吸入浴，或運用於精油按摩上，能使心情更加輕鬆，也具有調整平衡呼吸器官的效用。

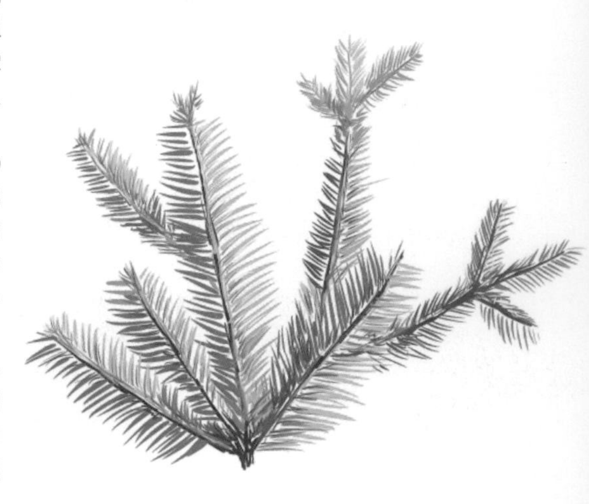

萃取植物	薩哈林冷杉，樹高約30公尺的常綠針葉樹，雌雄同株，約5至6月開花。
主要產地	日本
萃取方法	枝與葉水，蒸氣蒸餾法。

香味特徵（樹木系）
溫柔清新的森林香味。

揮發性	香味強度
高音至中音	中

主要特徵

心理療效
使心情穩定，恢復精神。

身體療效
改善呼吸器官疾病。

用法
促進血液循環或溫暖身體的芳香泡浴，可放舒緩和肌肉痠痛、除臭的足部泡浴，清新空氣的芳香浴。

芳 浴 按

主要效用●降低血壓、抗發炎、殺菌、調整自律神經、抗痙攣、鎮靜
主要成分●d-檸檬烯、β-萜烯、β-丁香烯、乙酸龍腦酯、α-松油、蘭桉醇、β-雪松烯
適合搭配的精油●甜橙、絲柏、茶樹、乳香、佛手柑、尤加利、薰衣草、檸檬、檸檬香茅、迷迭香
使用注意事項●孕婦、哺乳期婦女避免使用。

西洋蓍草（千葉蓍）

Yarrow

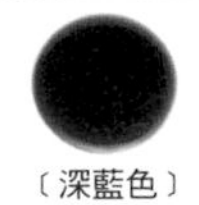

〔深藍色〕

拉丁學名●*Achillea millefolium*　　科名●菊科　　習慣後使用

精油擁有美麗深藍顏色 能為身體帶來活力

此精油特徵是稱之為甘菊藍的美麗顏色，這是因為精油中含有大量的母菊薁成分，能幫助抗病毒或抗發炎。預防感冒及緩和肌肉痛的也很適用，特別以調整女性荷爾蒙作用有助益，能緩解經痛及更年期障礙等婦女病。

西洋蓍草名稱的由來，據說是希臘神話中阿喀琉斯巫師在特洛伊戰爭期間受傷，士兵使用稱為Achillea的藥草來為他治療。蓍草的葉子上有很多細細小小的切口，因此又稱之為「一千片葉片」。在日本稱之為「西洋鋸草」。在歐洲認為西洋蓍草具有驅逐惡靈的力量，經常用來作為除魔的護身符，並作為香草茶來飲用，是歐洲人相當熟悉與廣泛運用的植物。

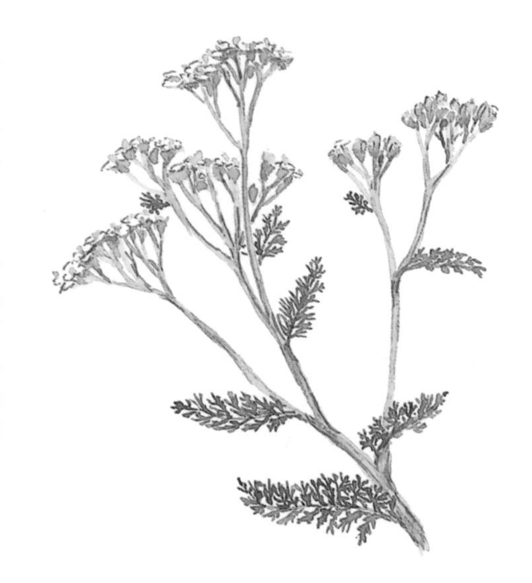

萃取植物	西洋蓍草，主要生長在歐洲、西亞、北美，可成長至高約60公分左右的多年生草本植物。
主要產地	美國、西亞、匈牙利
萃取方法	花與葉，水蒸氣蒸餾法。

香味特徵（藥草系）

混合清爽與甘甜香味的香藥草氣息。

揮發性	香味強度
高音至中音	中至微強

主要特徵

心理療效

1 舒緩緊張。
2 力氣衰退時，能振奮精神。

身體療效

1 使月經正常化，緩和更年期障礙。
2 提高免疫力，預防感冒。

肌膚療效

緩和傷口及皮膚皸裂症狀。

用法

改善婦科不適症狀的按摩油。

芳　浴　按

主要效用●去除瘀血、抗過敏、抗病毒、抗發炎、抗感冒、促進膽汁分泌、皮膚細胞再生、類雌激素（女性荷爾蒙）功用

主要成分● α-蒎烯、1.8桉油醇、香茅醇、α-松油醇、母菊薁、單萜醇類龍腦

適合搭配的精油●歐白芷根、快樂鼠尾草、杜松漿果、馬鞭草、香蜂草、檸檬、迷迭香

使用注意事項●1 孕婦、哺乳期婦女避免使用。
2 對於菊花科有過敏體質者請注意使用。

尤加利 別名：銀葉桉

Eucalyptus

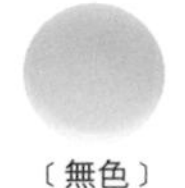

〔無色〕

拉丁學名●*Eucalyptus globulus*　科名●桃金孃科　検定1至2級　適合初學者

出現感冒及鼻塞症狀時 能幫助恢復舒暢感的精油

此款精油是從占有澳洲四分之三森林的尤加利葉中所萃取而出。澳洲原住民的毛利族將尤加利樹稱之為「奇諾kino」，用於傷口及被蚊蟲刺傷、傳染病等各種治療。由於與茶樹相同為桃金孃科，因此具有相似的效用。

尤加利數約有500種類，用來提煉精油的是最一般的藍桉種 E・globules－藍膠尤加利，此外還有稱為「薄荷尤加利」的E.dives種、稱為「Blue Marie」藍葉-尤加利的E.polybractea種類，含有大量香茅醇的「檸檬尤加利」的E. citriodora種類，另外還有比較緩和刺激性少的輻射桉種類 E.radiata－澳洲尤加利等。不同種尤加利之間有微妙差異，但不管哪一種都具有強烈樟腦味，具有抗菌、鎮痛、除臭作用，對於感冒、肌肉痠痛、花粉症、鼻炎等都具有卓越效果。

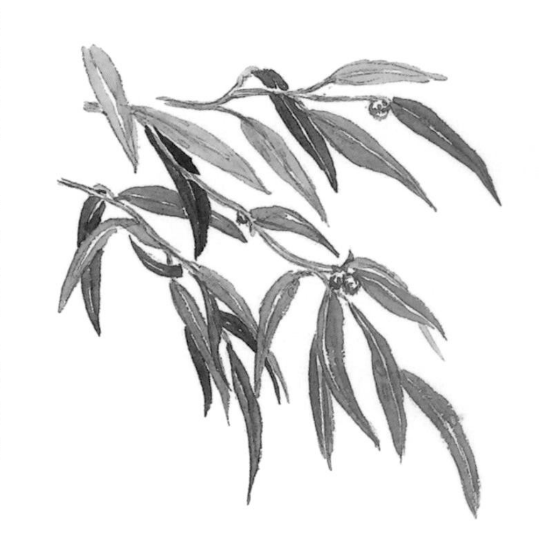

萃取植物	尤加利原產於澳洲，是世界最高樹木之一，葉片含有油脂，是無尾熊的主食，可用尤加利植物的紀錄高達40種。
主要產地	澳洲、西班牙、中國、巴西、葡萄牙、馬達加斯加、南非
萃取方法	葉子與枝葉，水蒸氣蒸餾法。

香味特徵（樹木系）	
薄荷般舒爽乾淨的清晰香氣。	
揮發性	香味強度
高音至中音	微強

主要特徵

心理療效

1 平息煩躁情緒。
2 刺激腦部，提高集中力。

身體療效

1 緩和感冒及花粉症。
2 提高免疫力，預防感染症狀。

肌膚療效

改善油性肌膚，改善頭皮屑及皮膚脫皮等症狀。

用法

用於芳香浴，感冒初期症狀。

芳 浴 按

主要效用●強身、去痰、抗發炎、抗感冒、桿菌、消臭、調整免疫、鎮痛
主要成分● α-蒎烯、1.8桉油醇、松油烯
適合搭配的精油●芫荽（胡荽）、杜松漿果、百里香、松針、安息香、香蜂草、薰衣草、檸檬
使用注意事項●1 孕婦、哺乳期婦女避免使用。
2 肌膚敏感者，請斟酌使用。

日本柚

Yuzu

壓榨法  〔黃色〕

水蒸氣蒸餾法  〔無色〕

拉丁學名●*Citrus junos*　科名●芸香科　習慣後使用

具有深度可以平衡身心靈健康 且為日本人熟悉的甘甜香味

日本人熟悉的柑橘香氣。日本柚中的檸檬烯、檸檬醛等成分能促進血液循環，刺激新陳代謝，能暖和身體，幫助治療手腳冰冷，是令人喜愛的一款精油。自古日本就流傳著「冬至日泡柚子澡就不會感冒」，這是熟知柚子功用的日本人，長久以來採用的芳香療法。淡淡清爽的香味，是讓人非常懷念的香味。可以提高精神、抑制煩躁感。還有緩和疲勞及肌肉痛、神經痛、風濕等症狀，對於肌膚也有保濕作用。

柚子是中國原產的果實，在日本奈良時代經由朝鮮半島傳入日本。日本自古以來就深信柚子具有除邪氣的作用。現今日本是柚子最大生產及消費量國，日本柚名稱來自於小名為Junou的柚子，古名為「柚之酸」。

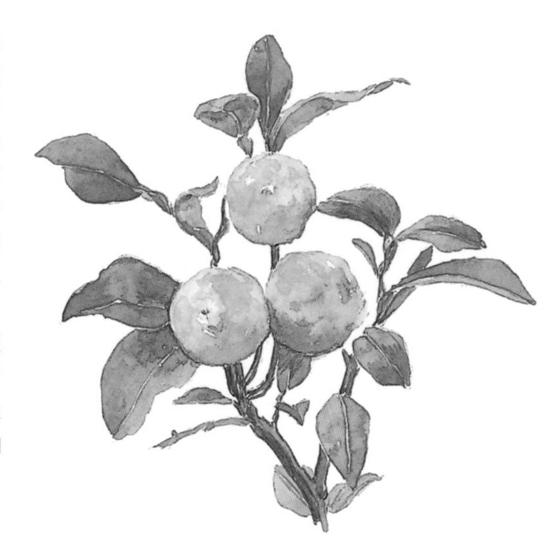

萃取植物	柚子，原產中國的常綠喬木，果實、果皮主要當作食用。
主要產地	日本
採油方法	果皮，壓榨法或水蒸氣蒸餾法。

香味特徵（柑橘系）

增添料理香氣，清爽且懷舊的日本味。

揮發性	香味強度
高音至中音	中至微強

主要特徵

心理療效

1 使心情更加積極。
2 降低煩躁心情，讓人沉穩。
3 意識清晰，提高集中力。

身體療效

1 促進血液循環，改善手腳冰冷症。
2 刺激新陳代謝，消除疲勞。

肌膚療效

常保肌膚濕潤。

用法

作為入浴劑使用。

芳　浴

主要效用●強身、驅風、促進血液循環、抗病毒、殺菌、激勵精神
主要成分●檸檬烯、α-蒎烯、松油烯、檸檬醛
適合搭配的精油●甜橙、甜竺葵、香茅、雪松、玫瑰草（馬丁香）、佛手柑、檸檬、玫瑰
使用注意事項●1 孕婦、哺乳期婦女避免使用。
2 肌膚敏感者，請斟酌使用。

萊姆

Lime

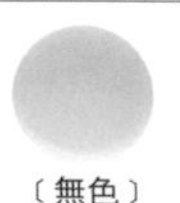

〔無色〕

拉丁學名●*Citrus aurantifolia*　科名●芸香科　習慣後使用

新鮮的香味
能為疲倦的心情注入元氣

這是一款柑橘系且清爽香味中含有苦味的精油。能注入元氣，提高集中力，具有收斂效果，作為男性香水的原料使用也深受喜愛。萊姆的香味較淡，只帶有些微香氣，適用與各種精油搭配調和使用。

萊姆是由摩爾人從亞洲介紹到歐洲，之後又在大航海時代被帶到歐洲。在當時，萊姆與醋發酵的高麗菜（德國酸菜），同為貴重的維生素C補給品，經常用於罹患壞血病的船員。英國海軍的水手們愛飲用的Limey就是取自萊姆的變音。帶有獨特苦甜的芳香，除了用於可樂及薑汁汽水上，還廣泛運用在香水調製上。

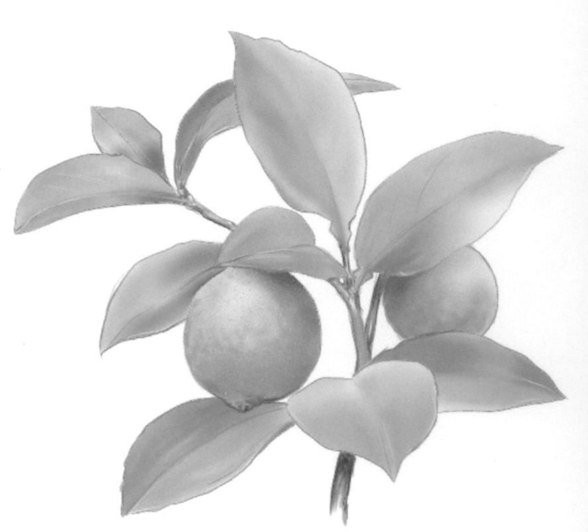

萃取植物	萊姆，原產於亞洲的灌木。芸香科中最原始的種類，果實多用於食用，另有芳香氣息類似佛手柑的甜萊姆。
主要產地	義大利、西印度群島、墨西哥
採油方法	果皮，壓榨法或水蒸氣蒸餾法。

香味特徵（柑橘系）

具有苦味，帶有新鮮且銳利的香味，類似檸檬的芳香氣味，也有些甘甜味。

揮發性	香味強度
高音至中音	中

主要特徵

心理療效

1 活化心靈，讓心情更加積極。
2 提高集中力。

身體療效

1 緩和呼吸器官疼痛及發炎症狀。
2 促進消化液分泌，增進食欲。

肌膚療效

緊緻肌膚，適合油性肌膚。

用法

洗髮精的香味調配上，精油足部噴霧劑使用。

芳　浴　按

主要效用●強身、解熱、抗病毒、殺菌、殺蟲、收斂、促進食欲
主要成分●檸檬烯、γ-松油烯、異松油烯、對聚繖花素
適合搭配的精油●依蘭依蘭、天竺葵、橙花、玫瑰草、佛手柑、薰衣草、玫瑰
使用注意事項●1 具有光敏性，使用在肌膚後請避免日曬以免造成傷害。
2 懷孕初期、生產前後婦女避免使用。

醒目薰衣草

Lavandin

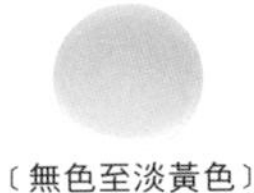

〔無色至淡黃色〕

拉丁學名●*Lavandula hybrida*　　科名●唇形科		適合初學者

綻放清晰香味
是薰衣草的自然交配種

醒目薰衣草，是真正薰衣草與穗花薰衣草自然交配後而產生的歐洲原產薰衣草。

在標高800公尺以上的高地生長的真正薰衣草，與生長於低地的穗花薰衣草，在兩者中間地帶上所廣泛栽培的薰衣草，就是醒目薰衣草。是一種非常堅韌，且可以開出大朵花穗的薰衣草，比起真正薰衣草香味更強，採油率也高於兩倍以上，所以從1930年代開始，醒目薰衣草提煉出來的薰衣草精油，是用於補強真正薰衣草所不足的精油量。

與真正薰衣草的使用方法相同，含有真正薰衣草所沒有的樟腦味，清晰中帶有刺激的香味，對於呼吸器官的症狀有卓越舒緩效用，也經常運用在較便宜的肥皂及香水原料上。

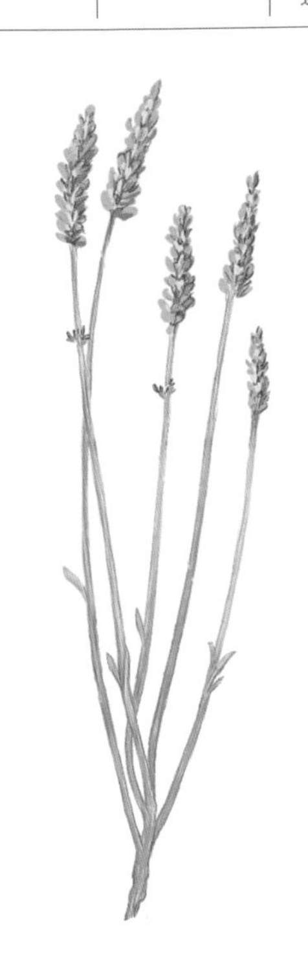

萃取植物	醒目薰衣草，歐洲產的多年生草本植物，是真正薰衣草與穗花薰衣草的交配種，花朵主要用於製作香料。
主要產地	法國
採油方法	花與葉子，水蒸氣蒸餾法。

香味特徵（花香系）	
類似薰衣草的甘美香味，略有刺激的清晰香氣。	
揮發性	香味強度
高音至中音	中

主要特徵

心理療效

使疲累的心情恢復元氣。

身體療效

1 緩和肌肉疼痛及肩膀僵硬症。
2 緩和咳嗽，感冒等呼吸症狀。

肌膚療效

改善皮膚炎。

用法

改善肩膀僵硬疼痛的按摩油。

芳　浴　按

主要效用●去痰、抗憂鬱、抗痙攣、治癒傷口、皮膚組織再生
主要成分●石竹烯、芳樟醇、1.8桉油醇、乙酸芳樟酯、樟木、羅勒烯、醋酸芳樟酯
適合搭配的精油●甜橙、洋甘菊、快樂鼠尾草、茉莉花、天竺葵、佛手柑、檸檬
使用注意事項●孕婦、哺乳期婦女避免使用。

羅文莎葉

Ravensara

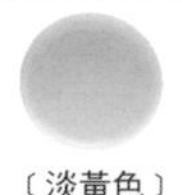

〔淡黃色〕

拉丁學名●*Ravensara aromatica*　科名●樟科　檢定1至2級　習慣後使用

重新溫和的調節身心
以用途廣泛為其最大魅力

由原產於馬達加斯加羅文莎葉喬木的花與葉，所萃取而來的精油。被用於芳香精油療法中約為1980年，是屬於一款比較新，在日本知名度還不是很高的精油。但因為使用範圍很廣泛，加上效用穩定，且對肌膚的刺激性很少，可以安心使用在小孩身上，可說是一款可與薰衣草匹敵的萬能精油

具有抗菌作用，能改善感冒引起的感染症狀；並有抗病毒作用，可提高免疫力，在歐洲的醫學界也備受矚目。

目前市面上的羅文莎葉精油，其成分差異很大。羅文莎葉容易與芳香成分相似，但卻屬於不同植物屬的「桉油樟（學名：Cinnamomum camphora）」混淆。在原產地也始終被認為是相同的植物，兩者也擁有相同的效用，因此經常會被認為是同一種精油。

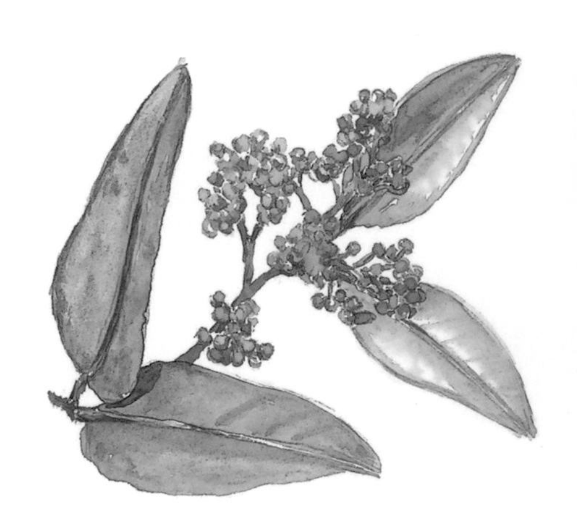

藥草系

●放鬆心情

萃取植物	羅文莎葉木，原產於馬達加斯加的喬木，自生在濕度高的熱帶雨林，自古以來葉子就用於製作藥劑與增添香味使用。
主要產地	馬達加斯加
採油方法	葉片，水蒸氣蒸餾法。

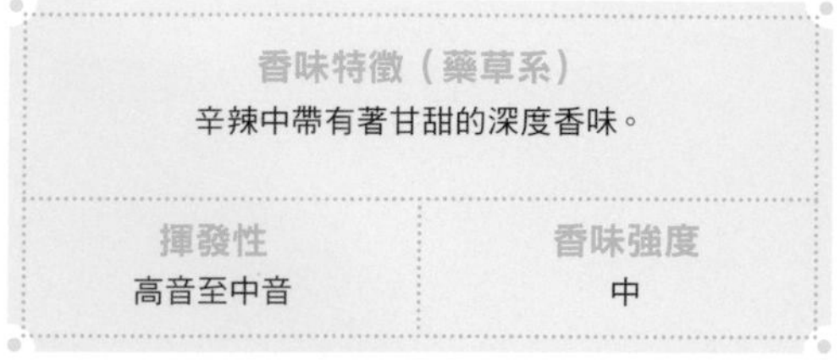

香味特徵（藥草系）

辛辣中帶有著甘甜的深度香味。

揮發性	香味強度
高音至中音	中

主要特徵

心理療效

1 使意識清晰，提高集中力。
2 緩和疲倦心情及憂鬱感。
3 驅逐不安，促進睡眠。

身體療效

1 緩和感冒及呼吸器官的疼痛或發炎症狀。
2 提高免疫力，預防感染。
3 緩和肌肉等的疼痛。

用法

用於身體按摩油，預防感染症狀。

芳 浴 按

主要效用●強身、去痰、抗病毒、抗感冒、抗菌、調整免疫
主要成分●檸檬烯、α-蒎烯、β-蒎烯、芳樟醇、1.8桉油醇、松油醇、松油醇-4-醇、莰烯
適合搭配的精油●百里香、松針、尤加利、薰衣草、迷迭香
使用注意事項●孕婦、哺乳期婦女避免使用。

桉油樟

Ravintsara

〔淡黃色〕

拉丁學名● *Cinnamomum camphora*　科名●樟科

習慣後使用

具有「對身體有益處葉子（美好葉子）」之名，常與茴香羅文莎葉被視為同一種植物

這是馬達加斯加原產的香草，由馬達加斯加樟樹所萃取出來的精油。與P.116介紹的同屬於樟科的茴香羅文莎葉有相似外表，所以使用產地當地語言（馬爾加什語）的「對身體有益處的葉子」的*Ravintsara*來稱呼稱呼這個植物。

在當地，自古就沒有將茴香羅文莎葉及桉油樟區分開來，兩種都被當作是同一種藥劑而使用。

桉油樟精油能放鬆緊張感，使心情穩定。相對於含有大量檸檬烯的茴香羅文莎葉，桉油樟含有約50%的1.8桉油醇，是其最大特徵。桉油樟比羅文莎葉更有助於調節免疫系統，抗菌及抗病毒，因此也活躍於這些抗菌應用上。醫學界也因為桉油樟擁有抗生素的效用，而備受矚目。

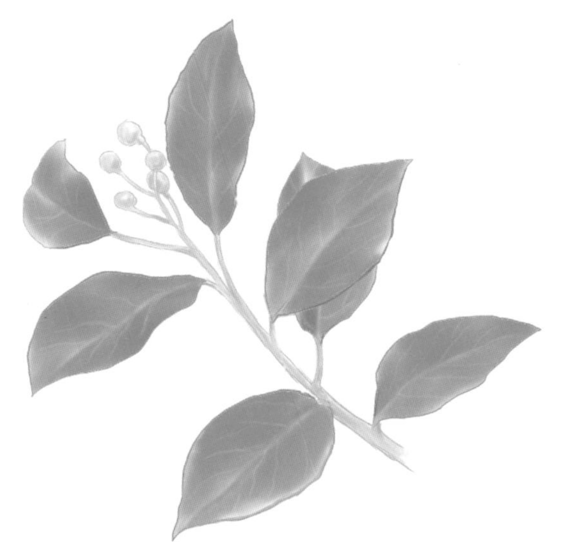

萃取植物	桉油樟，原產馬達加斯加的樟科樹木。
主要產地	馬達加斯加
採油方法	枝與葉，水蒸氣蒸餾法。

香味特徵（藥草系）

樟腦調鮮明深度的香味中，微微帶著花香感。

揮發性	香味強度
高音至中音	中

主要特徵

心理療效

舒緩緊張感，使心情沉穩。

身體療效

1 鎮定肌肉及關節發炎，風濕等症狀。
2 預防感冒的感染症。

用法

緩和肌肉痠痛的按摩油，
或調配成預防感染症狀的芳香浴。

芳　浴　按

主要效用●抗病毒、抗菌、調整免疫

主要成分● α-蒎烯、β-蒎烯、甲基-2-辛烷值、1.8桉油醇

適合搭配的精油●依蘭依蘭、馬鞭草、天竺葵、玫瑰、檸檬、甜橙

使用注意事項●1 此精油有報告指出，與特定醫藥品併用時，會產生副作用。若作為香草茶飲用或健康營養補充品等一般攝取量使用，是不會造成任何問題。為慎重起見，請勿與日本厚生勞動局提出的以下醫品併用，以免發生危險。（抗憂鬱劑、愛滋病治療藥劑、氣喘治療藥物、血液抗凝劑、抑制免疫力藥劑、心臟病治療藥劑、避孕藥等。）
2 孕婦、哺乳期婦女避免使用。

薰衣草

Lavender

〔淡黃色〕

拉丁學名●*Lavandula officinalis/Lavandula angustifolia/Lavandula vera*	科名●唇形科	檢定1至2級	習慣後使用

促使芳香療法成立的契機
帶給人放鬆與安眠的代表精油

法國化學家René Maurice Gattefossé在進行化妝品研究時，不小心使手部燙傷，當時試著使用薰衣草來治療傷口，沒想到傷口卻意外快速治癒，此為誕生芳香精油療法之稱的契機，也是精油療法的原點精油。具高度鎮定作用，可用於鎮定疼痛、殺菌、消毒、抗發炎等作用外，對於感染症狀及蚊蟲咬傷都具有助益。加上此精油刺激性低，是一款安全又便利使用的精油。薰衣草有非常多品種不同品種萃取出的精油各自含有不同成分及效用，香味也不同。其中最具代表的品種就是L.angustifolia，被稱之為「真正的薰衣草」，是生長在標高800公尺以上的高地品種。薰衣草（lavender）名字的由來是來自拉丁文的「lavo（清洗）」這個單字，這是因為羅馬人在洗淨傷口或沐浴時都會使用薰衣草。原本是野生在普羅旺斯高地的植物，由於在高地上養殖羊群，遂將薰衣草割除後收集使用，但隨著薰衣草的需要越來越高，最近也開始栽種薰衣草。

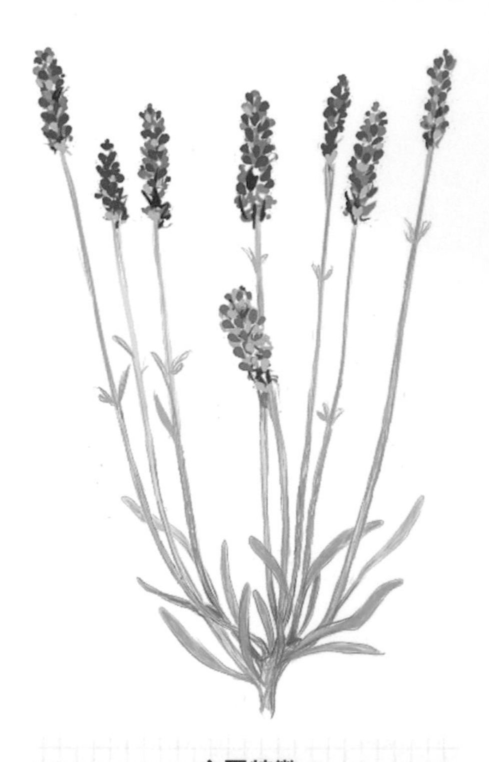

萃取植物	真正薰衣草，原產於歐洲，高度約30至60公分的常綠灌木，綻開穗狀的花，顏色呈紫色、白色，或粉色，葉子帶有香氣。
主要產地	英國、義大利、澳洲、日本、法國、保加利亞
採油方法	花與葉子，水蒸氣蒸餾法。

香味特徵（花香系）

清爽且輕盈，柔軟溫和的花香味，略帶木質香氣。

揮發性	香味強度
高音至中音	中

主要特徵

心理療效

緩和緊張及壓力，促進睡眠。

身體療效

1 緩和頭痛、經痛、肌肉痠痛。
2 促進血液循環，使淋巴順暢。

肌膚療效

1 鎮定日曬所引起的發炎腫痛，治癒燒燙傷。
2 改善青春痘、蚊蟲咬傷、香港腳等症狀。

用法

運用於芳香浴、精油按摩、精油芳香吸入、精油濕布、淋浴等。

芳 浴 按

主要效用●強身、降低血壓、抗憂鬱、抗發炎、殺菌、抗痙攣、鎮靜、治癒傷口、皮膚組織再生
主要成分●石竹烯、芳樟醇、龍腦、乙酸芳樟酯、乙酸薰衣草酯、1.8桉油醇、松油醇
適合搭配的精油●甜橙、洋甘菊、快樂鼠尾草、茉莉花、天竺葵、檸檬、迷迭香
使用注意事項●懷孕初期、生產前後婦女避免使用。

山雞椒 別名：山岳香辛樹、中國胡椒

Litsea cubeba

〔淡黃色〕

拉丁學名●*Litsea cubeba* 科名●樟科		習慣後使用

身心如同沐浴在太陽光輝
具有強大力量的精油

略帶辛香，如同檸檬一般散發柑橘系的香氣。具有鎮靜的作用，能刺激神經使心情高揚，可解除壓力或放鬆疲憊。

山雞椒精油是一款比較年輕的精油，1950年代開始才製作成精油，並且在歐洲廣泛知曉這款精油也是最近的事情。與高價的香蜂草相比，山雞椒中不僅含有香蜂草的橙花醇、香葉醇成分，再加上價格合理，在歐洲大多部分使用山雞椒來替代高價的香蜂草。由於山雞椒含有與檸檬香茅相同的檸檬醛，所以會散發出柑橘系香味，但因為不屬於柑橘系植物，所以並不具光敏性。

另有「山蒼子」、「木薑子」、「澄茄子」等別稱，類似胡椒的小小果實，經常用於中國料理上，所以別名又稱為「中國胡椒」（花椒）。

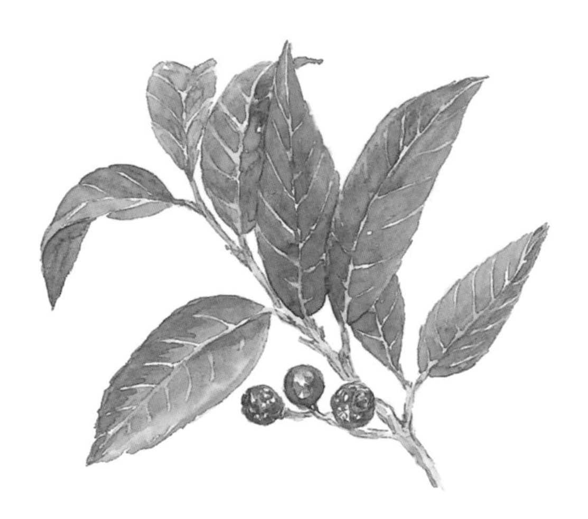

萃取植物	山雞椒，原產於亞洲，是種葉子及花朵都具有高度芳香的灌木，香辛風味的果實多半作為香料使用。
主要產地	中國、馬來西亞
採油方法	果實，水蒸氣蒸餾法。

香味特徵（藥草系）

與檸檬相似，帶有著酸甜感的新鮮香氣。

揮發性	香味強度
高音至中音	微強

主要特徵

心理療效

具有穩定心情及振奮精神雙重作用。

身體療效

1 促進消化、抑制噁心。
2 緩和呼吸器官發炎或疼痛感。

肌膚療效

調整油性肌膚皮脂平衡、常保清潔。

用法

解除壓力，緩和疼痛用的按摩油。

芳 浴 按

主要效用●去除瘀血、抗憂鬱、抗發炎、抗菌、鎮靜
主要成分●d-檸檬烯、橙花醇、香葉醇、檸檬醛
適合搭配的精油●依蘭依蘭、甜橙、茉莉花、天竺葵、橙花、甜羅勒、苦橙葉、薰衣草、大馬士革玫瑰、迷迭香
使用注意事項●1 孕婦、哺乳期婦女避免使用。
2 肌膚敏感者，請斟酌使用。

檸檬香茅

Lemongrass

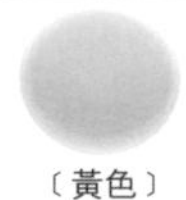

〔黃色〕

拉丁學名●*Cymbopogon flexuosus*（東印度型）*Cymbopogon citratus*（西印度型）
科名●禾本科

檢定1級

適合初學者

自古受印度人喜愛
被賦予強大能量的清爽香氣精油

比檸檬更為強烈的柑橘系清爽香氣，是從禾本科植物的檸檬香茅中萃取出的精油。具有鎮痛且抗炎作用，用於精油按摩上，可舒緩肌肉痠痛與肌肉僵硬等症狀，對於促進淋巴暢通，消除水腫及消除橘皮組織也深具效果。主成分中的橙花醇及香葉醇具有防蟲作用，也很推薦運用在防蟲上。含有與檸檬相似的香味，具有強力殺菌作用，能使空氣流通，運用在清除寵物的跳蚤也有絕佳助益。特別推薦有養寵物的家庭使用。

在原產地的印度，被稱之為「周瑪納－藍」，數千年都被印度人用於解熱、治療感染症。檸檬香茅分成東印度型及西印度型，東印度型的含有較多檸檬醛，可使人生氣蓬勃，具有振奮精神的良效。在東南亞如泰國料理之泰式酸辣湯等料理中，檸檬香茅是不可或缺的香料，檸檬香茅也可以用於香草茶飲用。

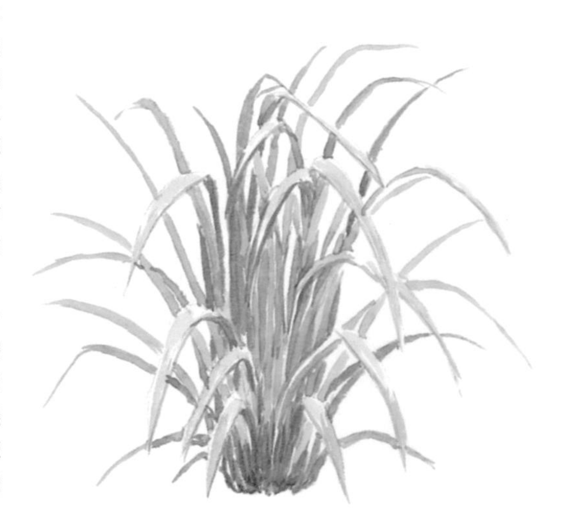

萃取植物	檸檬香茅，原產於印度的禾本科多年草本植物，草生長高度約80至120公分，夏天到冬天會長出咖啡色的花穗，在東南亞經常將葉子作為食用。
主要產地	印度、印尼、埃及、澳洲、斯里蘭卡、中國、西印度群島、尼泊爾、瓜地馬拉、不丹、巴西
採油方法	全株，水蒸氣蒸餾法。

香味特徵（柑橘系）

彷彿身處高濕度的森林中，帶有強烈又舒爽的感覺，讓人聯想到樹木的常綠香味。

揮發性	香味強度
高音至中音	中至微強

主要特徵

心理療效

消除疲勞感，不安感與壓力等。

身體療效

幫助消化，鎮定腸胃的發炎症狀。

肌膚療效

1 促進淋巴順暢，去除橘皮組織。
2 給予肌膚彈力，調整皮脂平衡。
3 治癒青春痘與香港腳。

用法

與其他的精油調和，作為緩和肌肉痠痛的按摩油。

芳 浴 按

主要效用●促進血液循環、抗發炎、抗菌、抗真菌、促進消化、鎮靜、防蟲
主要成分●檸檬烯、月桂烯、香葉醇、橙花醇、香茅醛、檸檬醛、甲基庚
適合搭配的精油●芫荽（胡荽）、雪松、茉莉花、天竺葵、茶樹、綠花白千層、橙花、甜羅勒、玫瑰草（馬丁香）、西洋蓍草、迷迭香
使用注意事項●懷孕初期、生產前後婦女避免使用。

檸檬馬鞭草

Lemon verbena

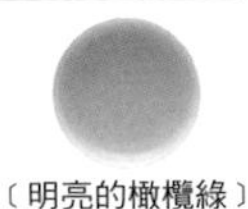

〔明亮的橄欖綠〕

拉丁學名●*Lippia citriodora*　科名●馬鞭草科　習慣後使用

比檸檬更為香甜的香味
使人生氣蓬勃的甜美精油

這是一款帶有頭似檸檬微甜香味的精油。鎮定作用高，可舒緩情緒，也能消除身體水腫，舒緩消化器官及呼吸器官不適症狀，並有效鎮定發炎症狀。但由於精油萃取率非常低，僅約0.02%左右，是非常昂貴的精油，也不容易購買，一般用作於香水或肥皂原料。

檸檬馬鞭草是在18世紀由南美傳到歐洲的香藥草植物，具有令人舒爽清新的香氣，可用於消除肉類及魚類的腥味。檸檬馬鞭草曾經被用於清洗手指的水盤中，在用餐時可清洗手指，來去除腥味，增加手指香味。

在歐洲被認為有助於安胎，所以也被稱為「神聖草」，可以作為花草茶飲用，也能作為輕微鎮定劑來使用。

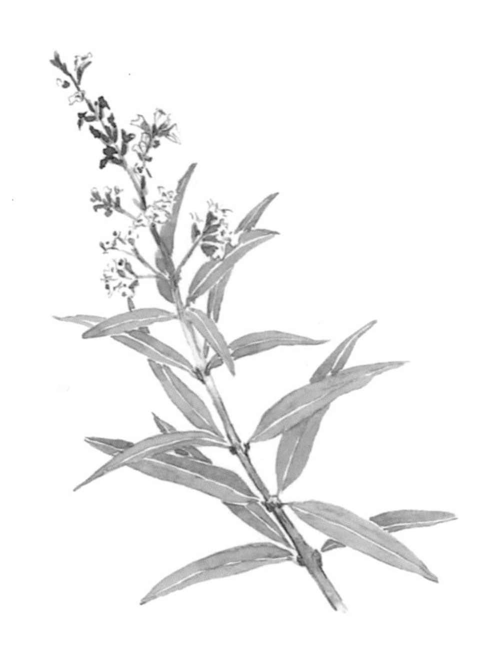

萃取植物	檸檬馬鞭草，落葉性灌木，名稱容易被誤認為美女櫻、山雞椒，葉子也被用於食用上。
主要產地	阿爾及利亞、西班牙、摩洛哥
採油方法	葉片，水蒸氣蒸餾法。

香味特徵（藥草系）

類似檸檬的乾淨氣味中，帶有些許哈密瓜甜味的纖細香氣。

揮發性	香味強度
高音至中音	微強

主要特徵

心理療效

放鬆心情，振奮精神。

身體療效

1 緩和噁心及消化不良症狀。
2 消除水腫，幫助脂肪的代謝。
3 緩和支氣管炎及鼻塞症狀。

用法

使人放鬆的芳香浴或香水聞香。

芳

主要效用●促進血液循環、強身、去痰、抗發炎、抗感冒、鎮靜、調整免疫、促進消化
主要成分●檸檬烯、橙花醇、香葉醇
適合搭配的精油●依蘭依蘭、洋甘菊、葡萄柚、天竺葵、橙花、甜羅勒、玫瑰草（馬丁香）、佛手柑、萊姆、薰衣草、玫瑰、迷迭香
使用注意事項●1 懷孕初期、生產前後婦女避免使用。
2 對肌膚刺激性較強，請避免直接使用在肌膚上（如沐浴、精油按摩、精油濕布等其他的接觸性精油療法）。

檸檬香桃木

Lemon myrtle

〔淡淡黃色〕

拉丁學名●*Backhousia citriodora*　科名●桃金孃科　｜　｜習慣後使用

在澳洲被作為藥用
帶有淡淡清爽的檸檬香味

檸檬香桃木樹精油的原產地是澳洲，生長在昆士蘭州的沿海樹木，澳洲原住民自古就將藥草用於日常生活中。檸檬香桃木在濕氣重多的雨林區以外的地方很難栽種，但由於香桃木含有眾多有益成分，後來就作為經濟植物來栽種。在日本，也有市售盆栽樹苗。

從葉片與樹枝蒸餾萃取出的精油，帶有著與檸檬相同的香味。甚至有人認為香桃木的香氣更像檸檬。產生香氣的主要芳香成分是檸檬醛，具有鎮痛作用及抗發炎效果，也有抗菌及降低血壓等效用，能使人心情平穩，用途十分廣泛。

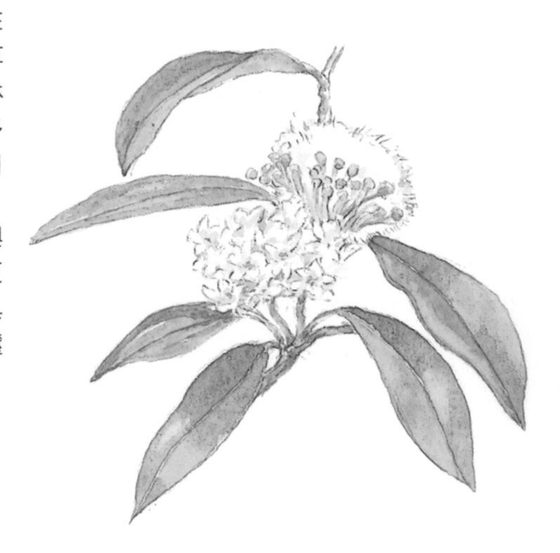

萃取植物	檸檬香桃木，在澳洲野生的亞熱帶常綠木，樹高達可達30公尺，在初夏至夏天會開出奶油色花朵。
主要產地	澳洲
採油方法	樹枝、葉片，水蒸氣蒸餾法。

香味特徵（木質系）

與檸檬相似的清爽香味。

揮發性	香味強度
高音至中音	中

主要特徵

心理療效

使心情穩定。

身體療效

提高免疫系統。

用法

提高集中力芳香浴、使空氣清新的室內噴霧、除蟲噴霧。

芳　浴　按

主要效用●抗菌、消臭、抗病毒、提高免疫力、抗發炎、降低血壓

主要成分●檸檬醛、異丙香葉醛、異丙橙花醛、香葉醇、沉香醇、橙花醇、香茅醇、6-甲基-5-庚烯

適合搭配的精油●檸檬香茅、尤加利、香桃木、絲柏、雪松、檀香

使用注意事項●1 孕婦、哺乳期婦女避免使用。
2 肌膚敏感者，請斟酌使用。

千葉玫瑰

Rose

〔亮橄欖綠色〕

拉丁學名●*Rosa damascena/Rosa centifolia*　科名●薔薇科　| 檢定1級 | 適合初學者

花香系

●轉換心情

自古就受人喜愛
散發甜美香氣的女王植物

玫瑰精油又稱為「香氣的女王」。優雅的香氣自古就受到女性的青睞，可治癒消極情緒，使心情穩定下來。對於自律神經及內分泌系統也具有效用，可調和女性荷爾蒙，還可增加女人味，也適合改善經期前的煩躁情緒或更年期症狀。身心靈作用很高，是一款專屬女性的精油。

玫瑰精油有兩種萃取法，使用溶劑萃取法所萃取出的稱為原精，即千葉玫瑰精油。由於香氣不會受加熱而影響，所萃取出的優雅香氣，是製作香水的人氣原料。溶劑萃取法的萃取量比水蒸氣蒸餾法更多。玫瑰包含園藝栽種品種有數千種，但能萃取出精油的玫瑰種類仍僅限於幾種。

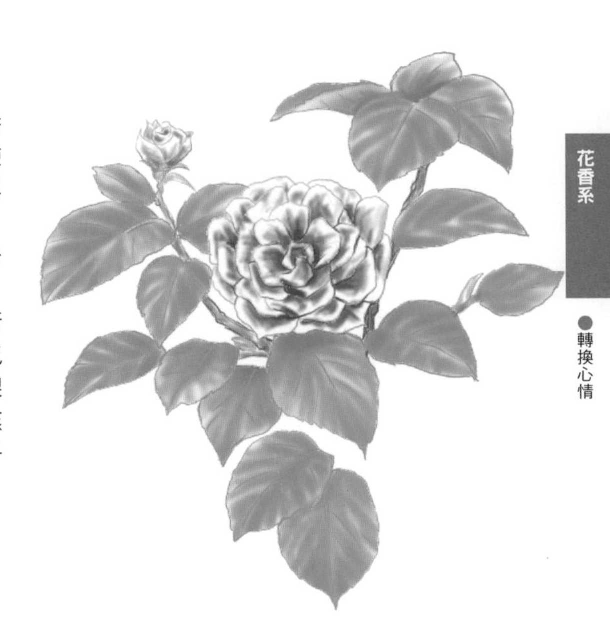

萃取植物	千葉玫瑰，整個北半球都有原產的樹木。高度約一至二公尺，春天到秋天會綻開美麗花朵。常用於植物療法、料理、美容上。
主要產地	土耳其、法國、保加利亞、摩洛哥
採油方法	花，溶劑萃取法（原精）。

香味特徵（花香系）

蘊藏甘甜高雅的玫瑰花香氣，備受女性喜愛。

揮發性	香味強度
高音至中音	微強

主要特徵

心理療效

1 緩消極情緒。
2 解除緊張及壓力，促進睡眠。

身體療效

調整賀爾蒙平衡，緩和經期不順及更年期障礙。

肌膚療效

1 提高肌膚細胞再生，緊緻肌膚。
2 改善傷口，皮膚炎及濕疹等肌膚狀況。

用法

各種精油手製保養品上。

芳　浴　按

主要效用●強身、抗憂鬱、抗發炎、催情、收斂、鎮靜、類雌激素（女性荷爾蒙）功用
主要成分●大馬酮、香茅醇、橙花醇、香葉醇、苯乙醇、氧化玫瑰
適合搭配的精油●甜橙、洋甘菊、快樂鼠尾草、檀香、茉莉花、天竺葵、橙花、廣藿香、玫瑰草、佛手柑
使用注意事項●1 孕婦、哺乳期婦女避免使用。
2 肌膚敏感者，請斟酌使用。

花梨木

Rosewood

〔無色至淡黃色〕

拉丁學名●*Aniba rosaeodora*　科名●樟科

適合初學者

趕走壓力
玫瑰般香氣的使人充滿元氣

沮喪或提不起勁時，能使人予提振精神的溫柔香氣精油。精油有提高免疫力的效果，也用於預防感染症。帶有著催情作用，長期使用在香水製作上，最近才引進到芳香療法上。

在歐洲最先使用花梨木精油的，是來自於法國領土的圭亞那，此為花梨木的產地，甚至還取其出貨的港口名為精油之名，所以此精油也被稱之為「凱恩努精油」。由於花梨木帶有玫瑰的香氣，該植物也有「玫瑰木」的別稱。

有著小名「玫瑰香味」意思的花梨木，是一種與玫瑰完全不同，而原產於亞馬遜的大樹。與桃花心木相似，質地上頗有重量的木材，一般使用在家具等的材料上。主產地的巴西，因為亂伐之故，曾經有一度面臨絕種，但現由當地政府保育中。

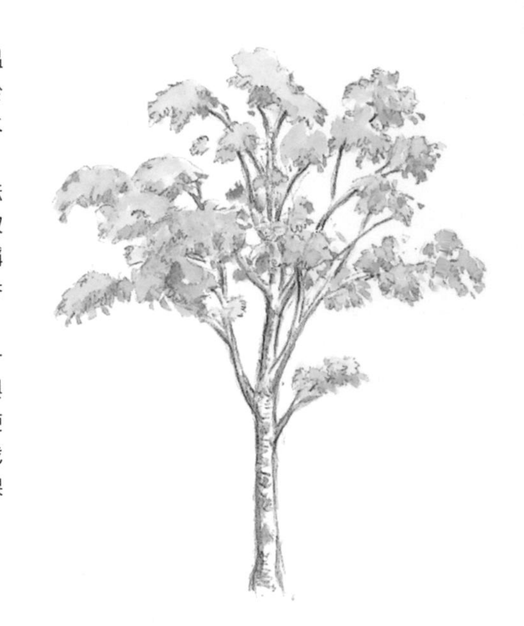

萃取植物	花梨木，原產於亞馬遜，樹高約40公尺的常綠樹，樹木姿態美麗且富有美好香味，木材經常用於製作高級家具。
主要產地	巴西、秘魯
採油方法	樹木部分、枝葉水，蒸氣蒸餾法。

香味特徵（木質系）

玫瑰花般的甜美香味，使人心情沉靜，混合木質的淡淡辛香味。

揮發性	香味強度
高音至中音	中

主要特徵

心理療效

消除壓力，緩和憂鬱情緒。

身體療效

1 緩和壓力性頭痛，偏頭痛。
2 提高免疫力，預防感染症狀。

肌膚療效

1 治癒割傷等傷口治療。
2 調整皮脂平衡，預防老化。

用法

乳液或臉部蒸氣用。

芳　浴　按

主要效用●強身、去痰、抗病毒、抗菌、催情、鎮靜
主要成分●芳樟醇、α-松油醇、α-松油烯、cis-氧化芳樟醇、trans-氧化芳樟醇
適合搭配的精油●依蘭依蘭、丁香、芫荽、肉桂葉、茉莉花、薰衣草、乳香
使用注意事項●孕婦、哺乳期婦女避免使用。

大馬士革玫瑰 別名：奧圖玫瑰

Rose otto

〔淡黃色〕

拉丁學名●*Rosa damascena*　科名●薔薇科	檢定1級	習慣後使用

使用最高級的玫瑰萃取
香氣與品質最為頂級，是款受人讚賞的

由從大馬士革玫瑰花瓣以水蒸氣蒸餾法萃取出的精油，萃取率十分低，屬於昂貴的精油。

3000公斤的花朵，僅能萃取出約1公斤油量，即約一百朵玫瑰才能萃取出一滴精油。在玫瑰花中也屬於稀有品種，一般來說，保加利亞出產的精油品質最高，讓人沉醉的甘美香味與玫瑰相同，可緩和壓力及緊張，還可以改善經前症候群、生理疼痛、生理不順、更年期障礙等婦科不適症狀。此精油具有提高肌膚再生能力，可改善肌膚老化，在中世紀歐洲被當作長生不老的妙方，使人返老還童的藥物而受到大眾喜愛。中世紀阿拉伯哲學家伊本・西那，也將大馬士革玫瑰的花水（P.133）用於治療上。大馬士革玫瑰精油在低溫（約10℃以下）會呈現半固體狀態，使用時以雙手的溫度溫熱後再行使用。

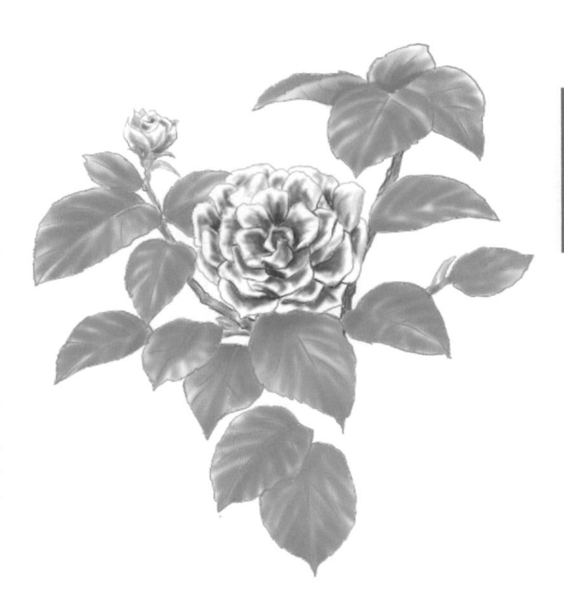

萃取植物	大馬士革玫瑰，原產於中亞，長有小刺的灌木。從春天到秋天開花，常用於植物療法、料理、美容上。
主要產地	土耳其、保加利亞、摩洛哥
採油方法	花，水蒸氣蒸餾法。

香味特徵（花香系）

留下深深芳醇又略帶辛辣的玫瑰香味。

揮發性	香味強度
高音至中音	中

主要特徵

心理療效

1 舒緩負面情緒。
2 消除緊張與壓力，促進睡眠。

身體療效

1 使經期正常化。
2 活化消化系統，增進食欲。

肌膚療效

治癒皮膚炎或濕疹。

用法

用於肌膚抗老。

芳 浴 按

主要效用●強身、抗憂鬱、催情、收斂、高揚精神、鎮靜、治癒傷口、恢復皮膚彈力、類雌激素（女性荷爾蒙）功用

主要成分●香葉醇、香茅醇、橙花醇、苯乙醇、丁子香酚、大馬酮

適合搭配的精油●甜橙、洋甘菊、快樂鼠尾草、檀香、茉莉花、天竺葵、佛手柑

使用注意事項●1 孕婦、哺乳期婦女避免使用。
2 肌膚敏感者，請斟酌使用。

迷迭香

Rosemary

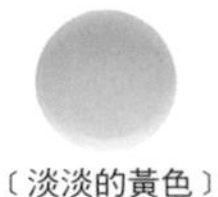

〔淡淡的黃色〕

拉丁學名● *Rosmarinus officinalis*　科名●唇形科　検定1至2級　熟練後使用

是著名的回春香草
其清爽香味是此精油最大魅力

能活絡大腦，幫助提高記憶力及集中力，此款精油中約有八種芳香化學成分（P.12）。芳香成分沉穩的馬鞭草烯酮、清爽且刺激性少的桉油醇成分富有抗菌效果；刺激性鮮明的香樟成分，則是對於肌肉痠痛具有舒緩效果，這三種成分在此精油中非常有名。

迷迭香具有遠久的歷史，充滿關於迷迭香的軼事。學名拉丁語之是「海之水」，聖母瑪利亞曾使用藍色斗篷，將迷迭香的花朵變成藍色，因此迷迭香又被稱作為「瑪麗亞的玫瑰」。迷迭香最負盛名的傳說就是「匈牙利皇后水r」，傳說十四世紀匈牙利皇后伊莉莎白一世，使用迷迭香為主要成分的化妝水，使她恢復年輕容貌，因此這款主成分為迷迭香的皇后水又被稱為「返老還童水」，據說對於頭髮養護也頗具效用。

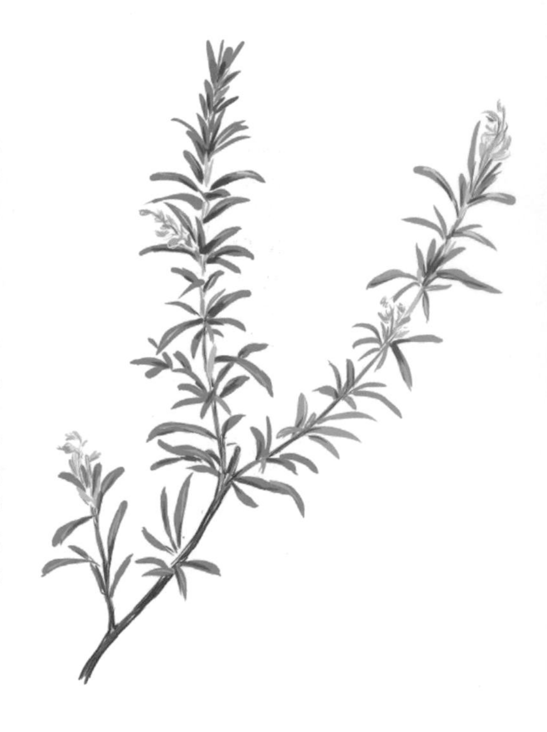

萃取植物	迷迭香，原產於地中海沿岸地區的常綠灌木，葉子常用於料理上。
主要產地	美國、義大利、西班牙、法國、葡萄牙、摩洛哥、突尼斯
採油方法	全株，水蒸氣蒸餾法。

香味特徵（藥草系）

類似強烈樟腦一般，能散發清爽、明晰醒腦的綠色植物香氣。

揮發性	香味強度
高音至中音	中至微強

主要特徵

心理療效

刺激腦部，趕走睡意。

身體療效

緩和頭痛、偏頭痛及輕微暈眩。

肌膚療效

1 消除肌膚的鬆弛及水腫狀況。
2 抑制頭皮屑，促進毛髮生長。

用法

緩和肩頸痠痛及肌肉痠痛的按摩油。

芳 浴 按

主要效用●強身、去痰、促進血液循環、抗感冒、促進膽汁分泌、調整免疫系統
主要成分● α-蒎烯、β-蒎烯、檸檬烯、1.8桉油醇、莰烯、β-石竹烯、香樟、龍腦、乙酸龍腦酯
適合搭配的精油●葡萄柚、雪松、天竺葵、甜羅勒、胡椒薄荷、檸檬香茅
使用注意事項●懷孕初期、生產前後婦女避免使用。

荷花

Lotus

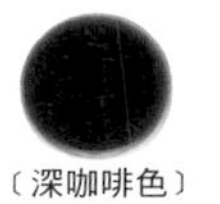

〔深咖啡色〕

拉丁學名●*Nelumbo nucifera/Nymphaea lotus*	科名●蓮屬		適合進階者

蘊藏東洋謙遜溫和氣質
水邊花朵散發出溫柔的香氣

這是從佛教中被稱之為「聖花」的荷所萃取出的精油。黏度高且帶有濃厚香味，對於其香氣的喜好或厭惡者皆有，但只要稍微稀釋後使用，就會散發出淡淡的荷花香氣，使人感到身心平靜。將荷花浸泡在植物油所產出的浸泡油深具保濕成分，經常作為肥皂或乳霜原料。

印度教中也將粉紅色的荷花，視為富裕及繁榮女神拉克希米的象徵，也是供奉神明的花材。荷花與近緣植物的睡蓮很像，經常被混為同一種植物。實際上蓮花與睡蓮同屬於睡蓮科，但分屬於睡蓮屬與荷花屬，花的姿態及花開模式皆不相同。荷花的中央具有花托隆起，在比水面高之處開花，根部的蓮藕可供食用。

但精油的萃取上則是直到最近幾年才開始，由於萃取量很少，所以是屬於非常珍貴的精油。

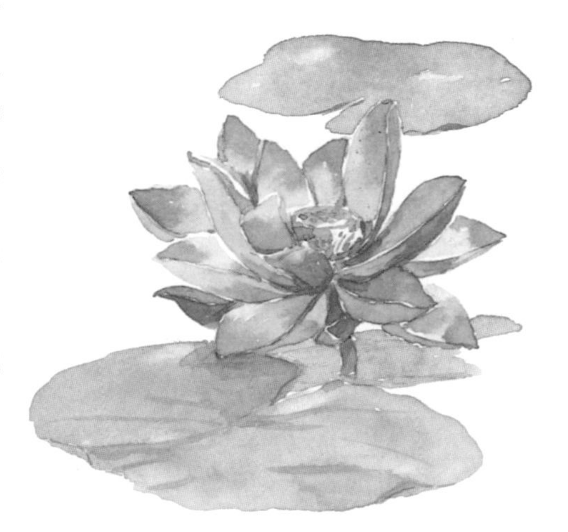

萃取植物	蓮花，葉子與花朵高出池塘等水面區域成長，地下莖很長，與睡蓮是不同種植物。
主要產地	印度
採油方法	花，溶劑抽取法（原精）。

香味特徵（花香系）

優雅且高級的甜美氣味，令人印象深刻的清爽香氣。

揮發性	香味強度
高音至中音	中

主要效用●抗憂鬱、鎮靜、強身、恢復精神

主要成分●十四醇、十四醛、單萜醇類的松油烯-4-醇

適合搭配的精油●檀香、天竺葵、橙花、乳香、安息香

使用注意事項●孕婦、哺乳期婦女避免使用。

主要特徵

心理療效

1 穩定心情，營造滿足感。
2 振奮心情。

肌膚療效

滋潤肌膚，防止乾燥。

用法

香水用。

芳

圓葉當歸

Lovage

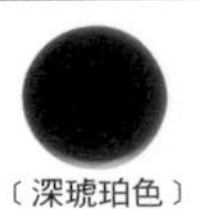

〔深琥珀色〕

拉丁學名●*Levisticum officinalis*　科名●繖形科　適合進階者

歐洲人 自古珍惜的香草精油

一款帶有類似西洋芹菜的青菜氣味，混合一點木頭香氣的精油。可促進消化，幫助安定情緒。但由於這款精油的香味比較重，若與其他精油調配使用時，請注意用量不要太多。

精油原料的圓葉當歸與在中藥上經常被使用的「當歸」為相似的植物，聽說在古代的希臘最當作香辛調味料使用。香草植物在歐洲也非常受到歡迎，整株植物散發獨特香味，嫩芽可做成沙拉，葉子可作成湯或加入奶油燉湯，根莖可以做成醃製醬菜或砂糖醃製泡菜，種子可以製成糕點或麵包等，所有的部分都可以用於料理上。根莖部分自古是知名促進消化、防臭、防腐、鎮定效果高的草藥，過去修道院的香藥草園中多有栽培，所以也有「修道院香草」的名稱，在歐洲等地相當知名。

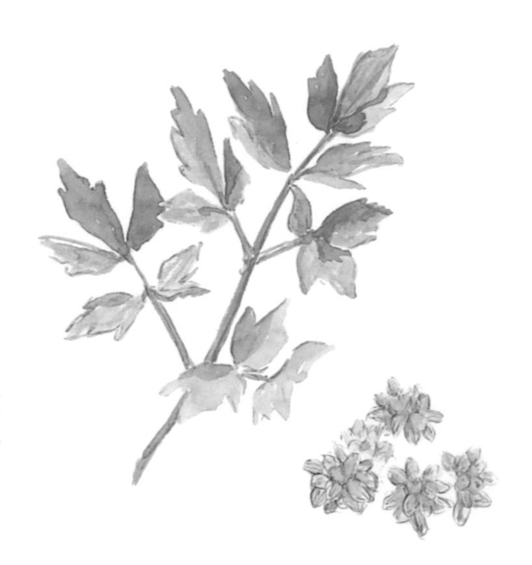

萃取植物	圓葉當歸，歐洲原產的草本植物。葉片、根、莖、種子、花朵都會散發獨特香味，葉片、莖、種子可供食用。
主要產地	德國 法國
採油方法	種子，水蒸氣蒸餾法。

香味特徵（香料系）

清新但略微甘甜，帶有樹木基調的溫暖香味。

揮發性	香味強度
高音	微強

主要特徵

心理療效

安定情緒，產生積極心態。

身體療效

促進消化，緩和肌肉痠痛。

用法

適合作為香水用的基礎油。

芳

主要效用●促進消化、消臭、防腐、鎮靜、解熱、淨化

主要成分●檸檬烯、α-蒎烯、β-蒎烯、莰烯、苯酞類、乙酸松油酯

適合搭配的精油●玫瑰、康乃馨、白松香、月桂、醒目薰衣草

使用注意事項●1 孕婦、哺乳期婦女避免使用。

2 肌膚敏感者，請斟酌使用。

3 具光敏性，使用於肌膚後，不宜曬太陽。

使用看看
比起精油更輕盈的花水吧！

花水
是精油的副產物

將植物以水蒸氣萃取芳香成分的方式，就是所謂的水蒸氣蒸餾法。這時產生的副產物（蒸餾水）稱之為「花水（Floral water）」，也稱之為芳香蒸餾水，由於含有微量芳香成分，刺激性低，具有穩定身心作用。由於精油無法使用水調和，所以通常會加入酒精及植物油等來稀釋精油。花水的芳香成分已經直接滲透入水分中，所以可以直接拿來使用。花水的價格比精油便宜，可以作為化妝水或手工美容用品的基底材料，也可運用在肌膚保養。花水也能使用在洗滌衣物、保持房間空氣清香等在生活各層面，用途十分廣泛。

花水的使用法

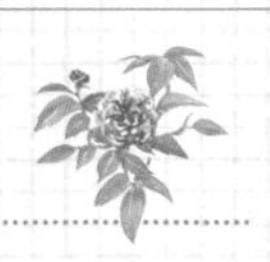

[作為化妝水使用]

●玫瑰　●橙花　●月桃　●羅馬洋甘菊

[作為身體化妝水使用]

●薰衣草　●玫瑰　●迷迭香

感受花水對於肌膚的效果，可直接作為穩定肌膚化妝水來使用。

[用於頭皮按摩使用]

●迷迭香　●月桃

在清爽的香味中，進行促進頭皮血液循環的按摩。

[用於洗滌衣物時的柔軟水使用]

●薰衣草

讓洗滌物包圍在芳香的薰衣草香中。

[作為房間芳香噴霧劑使用]

●薰衣草　●月桃

一般的房間芳香噴霧劑，是將精油以酒精和純水稀釋後製作，
花水則是可直接裝在噴霧罐中，直接當作芳香噴霧劑使用。

使用上的注意事項

花水屬於蒸餾水，是一種接觸空氣後，就很容易孳生細菌與快速變質的素材。裝花水的瓶子開封後，務必蓋緊蓋子，然後放入冰箱保存，盡早使用完畢。特別某些標記不添加任何防腐劑的花水，就更需要特別小心處理。若無法大量使用，建議每次請少量購買，並儘早使用完畢。

推薦的花水種類

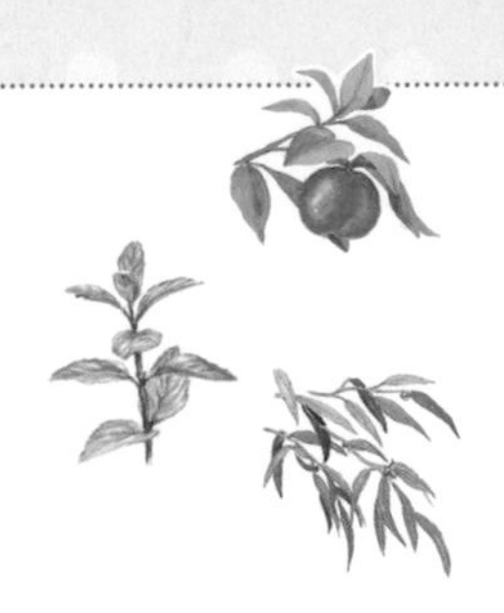

用水蒸氣蒸餾法萃取出的精油中，伴隨蒸餾出來的蒸餾水，
由於對肌膚有助益，很適合使用在保養中，
而且價格也非常親民，容易入手。

薰衣草（真正薰衣草）

最受歡迎的花水，適用於各種肌膚上，能使肌膚穩定且柔潤。此花水也有促進肌膚再生的作用，在日曬後或燒燙傷之後使用也非常適合。

大馬士革玫瑰

這是一款非常受歡迎的花水，將化妝棉在花水中充分浸濕後，當作面膜敷在臉上，不但可享受特有的玫瑰優雅香味，同時也有緊緻肌膚的效果，特別推薦使用。也可運用在調配其他芳香精油品上。

白薔薇（Rose Alba）

這是從白色玫瑰採集出來的花水，清爽且帶有高級品的香氣，此花水適用各種肌膚。

橙花

具有修復肌膚鬆弛的效果，也能抗老化。作為乳液塗抹在上妝前可以防止脫妝現象產生，乾燥肌質者可以加入一些植物油，會更加有效。

羅馬洋甘菊

同時適合粗糙肌膚或乾燥肌膚，可以使肌膚皮脂平衡，對於青春痘肌膚有相當好的治癒效果。此款花水的特徵是充滿香醇的甘甜香草味。

迷迭香

香味清爽且帶有緊緻肌膚效果，非常適合油性肌膚使用。特別推薦作為男性刮鬍後的刮鬍水使用。

和風香花水

[月桃]

日式和風香調花水中，對於肌膚非常有助益，是相當受歡迎的花水。由於從葉片蒸餾，帶有淡淡的葉片香味，是此花水的特徵。月桃花水適用各種肌膚，也可以作為手作美容產品的材料使用。

[冷杉]

溫柔的森林香味，適合用於室內噴霧或洗滌衣物時使用，可帶來輕鬆舒適感受，令人相當喜愛。可直接作為化妝水使用，或作為泡澡入浴劑使用。

[柚子]

日本人最熟悉的柑橘系溫柔香氣，最適合用來製作手工皂或精油摩砂鹽等。所有肌膚皆適用。

Part 2

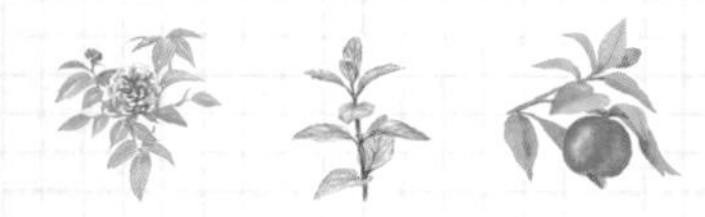

植物油・植物油脂・乳化蠟圖鑑

本章節將介紹作為稀釋精油，讓精油可以更容易的浸透肌膚為目的的「基底材料」；包含有植物油、乳化蠟、植物油脂等33項不同種類素材。這些基底材料對於肌膚都具有保濕效果，同時能發揮其原料效用，使精油更加具有效用。即使不加入精油也能單獨使用，有了這些植物油、植物油脂、乳化蠟，讓芳香療法更加充滿樂趣喔！

稀釋精油用的「基底材料」——植物油・植物油脂・乳化蠟

「基底材料」就是使精油能夠安全使用的媒介物

精油是高度濃縮的物質，不僅具有揮發的香味成分，精油原液若直接接觸肌膚，對肌膚的刺激會過大，通常會使用植物性油脂來稀釋精油後再使用。這些植物油，由於能增加精油對於肌膚的浸透力，通常也稱作為「搬運油（Carrier Oil）」或基底油。而在常溫會變成固體狀的植物油我們稱之為植物油脂。大多植物油脂都可以藉由手的溫度或體溫就可以將其融化。植物油與植物油脂含有對美容有效的成分，如維生素、礦物質、必需脂肪酸等，即便是單獨使用，也能帶給肌膚多重助益。大部分基底油都是來自於天然植物，唯一來自於動物來源的只有蜜蠟，是取自於蜜蜂製作蜂巢時所分泌出來的蠟製作而成。

基底油的選擇法與購買要訣

植物油或植物油脂的萃取方法有分成直接搾取的壓榨法，及將花葉花瓣浸泡在其他油脂的浸泡萃取法。這些都是未精製加工的天然油脂，含有大量營養成分。由於顏色、性質、浸透性的不同，請務必選擇適合自己肌膚及所需目的的基底油。

使用方法

植物油可以當作按摩油，而植物油脂可當作乳霜直接塗抹在肌膚上。用量基準是，若使用在臉上時，30公克的植物油限用3滴以內精油，使用在身體上時，30公克的植物油限用6滴精油。植物油與精油相同，有些人會對特定植物油過敏，使用前請務必進行過敏測試（P.15）之後，再開始使用。

基底油保存

越是天然無添加的油脂，其中營養成分也越高，由於沒有加入任何添加物，所以許多油脂類很容易提早氧化。請務必遵守使用期限，開封後與一般食物相同，請在新鮮期間盡早使用完畢。也要避免大量採購，若發現香味有變質請馬上停止使用。

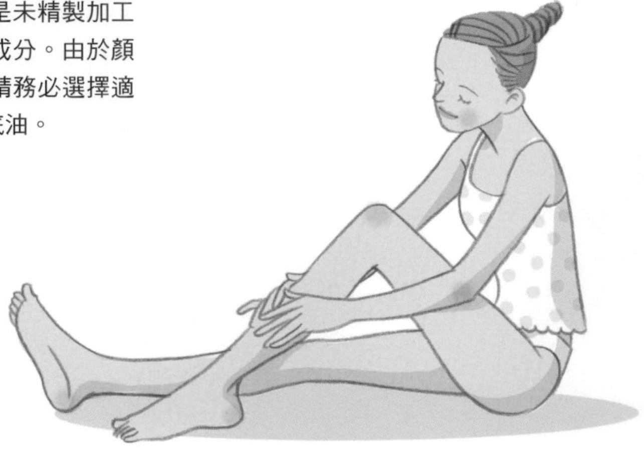

隨時都能方便使用的基本植物油

先選擇容易使用與入手的基底植物油吧！無論是單獨使用或與其他油類調配使用，具有廣泛的用途，且可以靈活運用，是基本植物油最大的魅力。

甜杏仁油

含有豐富營養素，質地滑潤且保濕效果高，是運用在按摩上最適合的植物油。詳細見P.147。

荷荷芭油

具有極度優異的抗氧化作用，對肌膚有絕佳的浸透力，且適用在各種膚質上，是製作手工保養品最適合的植物油。詳細內容見P.152。

調配上好用的植物油

等適應了基本植物油之後，接著就可以著手進行植物油的調配，可以用於防止老化、乾燥肌膚的控制等，以下介紹的每種基底油都有它特別對應的領域喔！

酪梨油

具有高度優異保濕力及浸透力的植物油。希望使肌膚年輕及滑潤時使用。詳細內容見P.139。

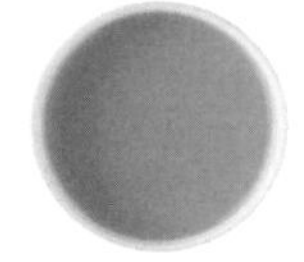

金盞花油

具有卓越美肌效果的植物油。適用於各種肌膚，也可以使用在嬰兒肌膚上，是此植物油最大的魅力所在。詳細內容見P.143。

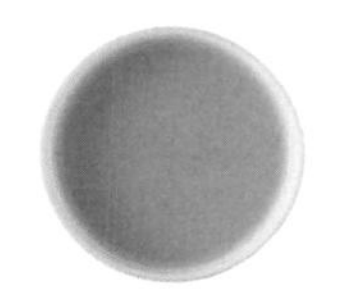

薔薇果油

對於肌膚的皺紋、黑斑改善及美肌均有顯著效果。也可以用於眼睛保養上。缺點是非常容易氧化，請特別注意。詳細內容見P.155。

具代表性的植物脂及植物乳化蠟

在常溫狀態下會結成塊狀的油脂稱為「植物脂」，常用於精華油及肥皂的製作上。

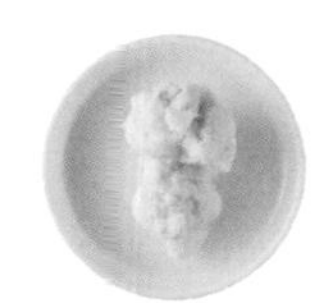

可可脂

保濕效果高的天然植物塊狀油脂。因為不容易酸化所以可以長期保存使用。詳細內容見P.142。

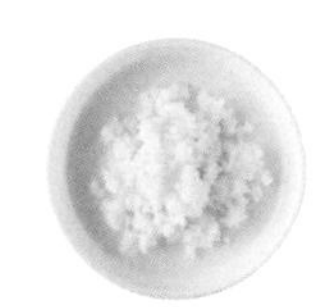

乳木果油脂

具有優異的保濕效果，比可可脂柔軟，可單獨當作乳霜使用。詳細內容見P.146。

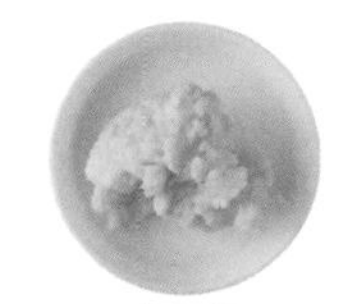

芒果脂

具有保濕效果且柔軟肌膚的塊狀油脂，多用於肥皂及化妝品的使用上。詳細內容見P.154。

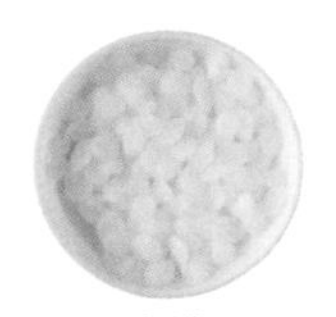

蜜蠟

來自天然蜜蜂的乳化蠟。具有保濕、柔軟作用，多作為乳液或塗抹軟膏等基底材料。詳細內容見P.154。

本章節的閱讀方法

自本頁開始，每頁將介紹兩款植物油，並詳述每一種基底油的肌膚效用與注意事項。

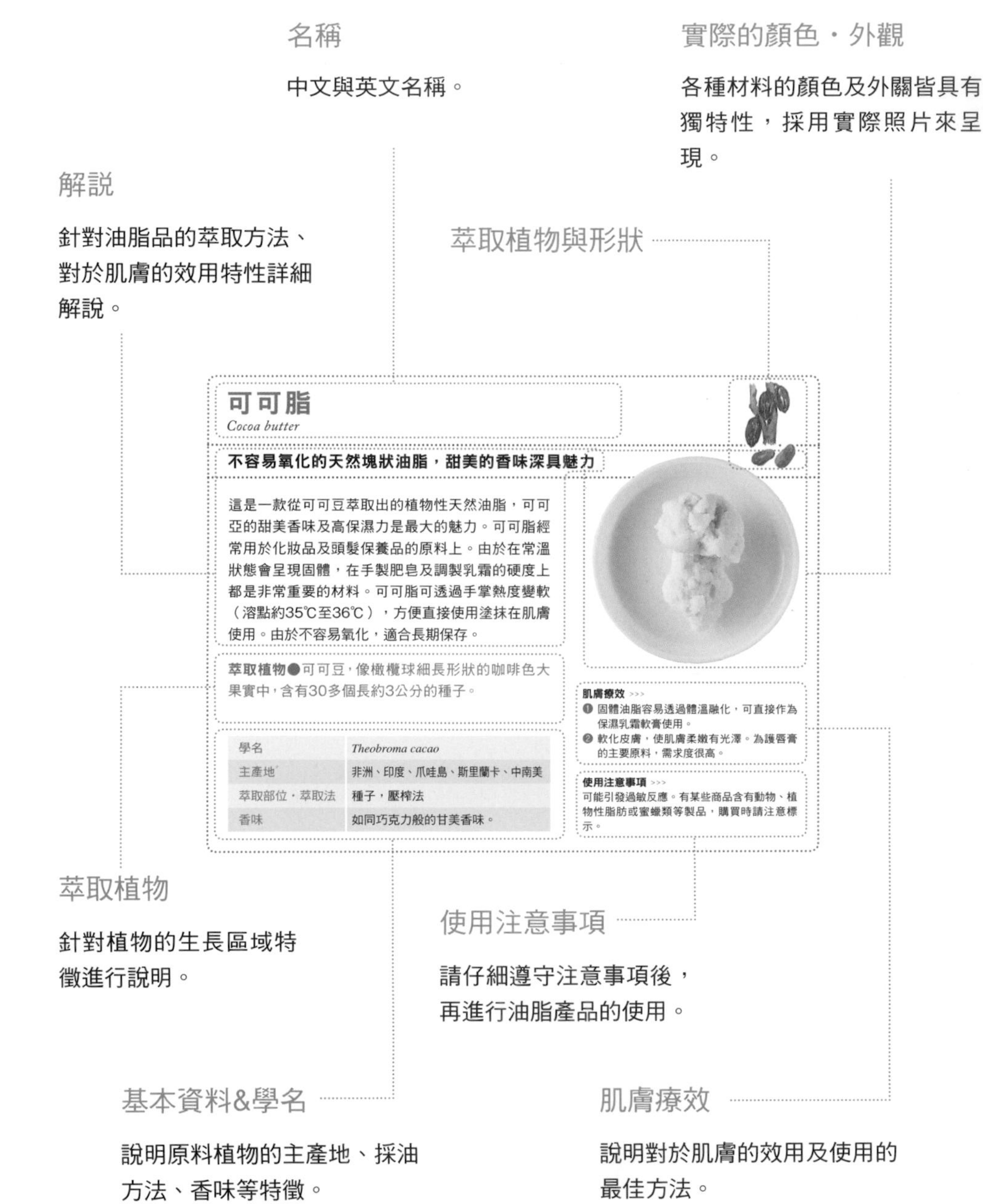

名稱

中文與英文名稱。

實際的顏色・外觀

各種材料的顏色及外關皆具有獨特性，採用實際照片來呈現。

解說

針對油脂品的萃取方法、對於肌膚的效用特性詳細解說。

萃取植物與形狀

萃取植物

針對植物的生長區域特徵進行說明。

使用注意事項

請仔細遵守注意事項後，再進行油脂產品的使用。

基本資料&學名

說明原料植物的主產地、採油方法、香味等特徵。

肌膚療效

說明對於肌膚的效用及使用的最佳方法。

杏桃仁油
Apricot kernel oil

營養價值高，也適用在按摩上的清爽基底油

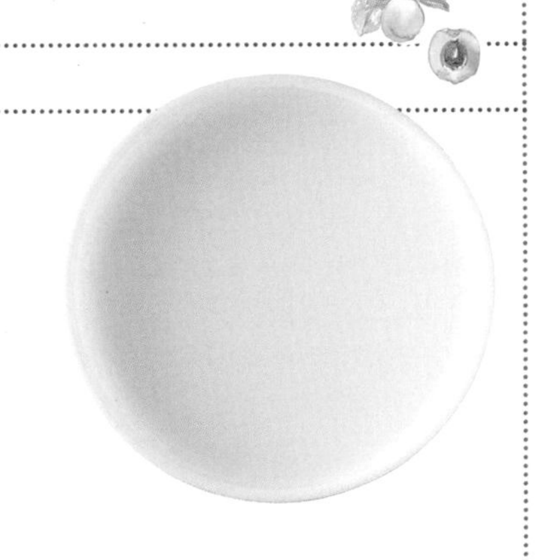

清爽的質地滑嫩的推揉感，非常適合單獨使用在按摩上。含有對肌膚有利的油酸成分，具有美肌效果，此基底油也可以當作美容液使用。因營養價值高，自古在原產地的中國就被作為食用油而受到矚目。在中醫上，杏桃種子也被當作止咳化痰的藥方來使用。

萃取植物●杏桃（西洋杏桃）樹。中國為原產地的落葉樹，經由歐洲北轉移植至美國。

學名	*Prunus ameniaca*
主產地	美國、法國
萃取部位・萃取法	種子（仁）壓榨法
香味	幾乎無味

肌膚療效 >>>
1. 所有肌膚都適用，特別對於乾燥肌膚及老化肌膚、敏感肌膚的按摩有幫助。
2. 充分浸透肌膚，帶給肌膚營養且軟化肌膚效果。對肌膚乾燥改善也有益處。

酪梨油
Avocado oil

具有強度黏性與香味，多用於美容保養

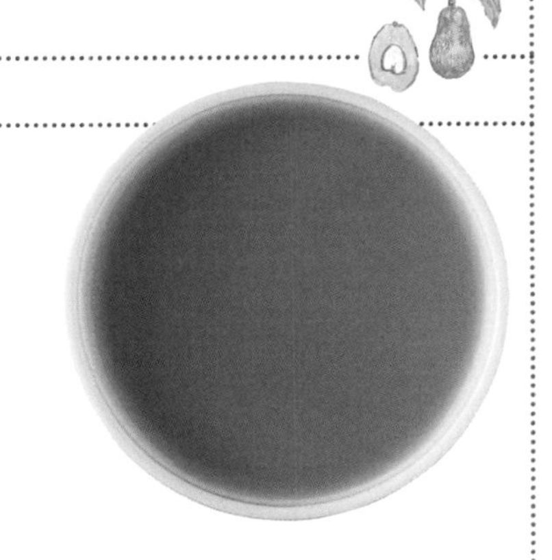

含有豐富油酸、維生素、卵磷脂等高營養的油脂，一般多被作為化妝品原料，主要用於美容保養上。雖然具有高度浸透力可單獨使用，但由於黏性太強之故，不容易在肌膚上推開，此基底油還具有強烈特殊香味，建議混合約10%的酪梨油與其他基底油一起調配使用。非常推薦使用在指甲保養上。

萃取植物●酪梨。中南美產。15世紀西班牙人發現酪梨並傳入歐洲。由於是營養價值很高的果實，可用於沙拉或開胃小菜上，深受歡迎。

學名	*Persea americana*
主產地	以色列、西班牙、南美洲
萃取部位・萃取法	果肉，壓榨法
香味	具有特殊芳香的略為強烈香氣

肌膚療效 >>>
1. 保濕度高，對乾燥肌膚及老化肌膚具有高度效用。
2. 比其他基底油有更高的浸透力，使用在皮膚表層，會使肌膚更加柔軟與年輕。

使用注意事項 >>>
容易在衣服上或毛巾上沾染此基底油的顏色，使用上要特別注意。

摩洛哥堅果油

Argan oil

營養價值豐富的「萬能」髮油、肌膚油

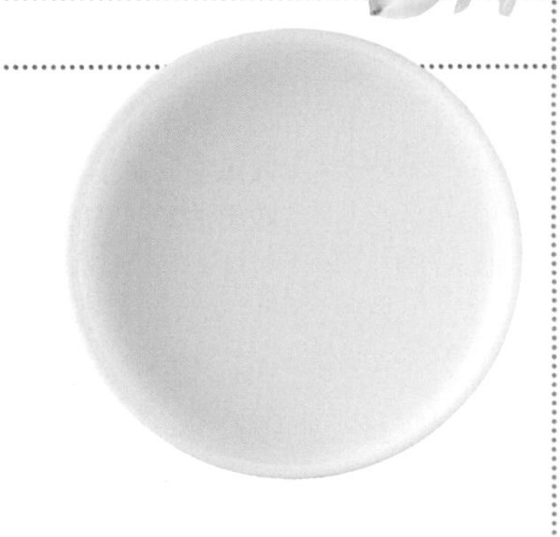

在乾燥嚴峻的北非也不會乾枯的樹木，從摩洛哥堅果樹的種子果仁中，萃取出的稀少油脂，就是摩洛哥堅果油。此植物油不但含有頭髮與肌膚所需的豐富油酸、亞麻油酸等，維生素E的含量更比橄欖油多兩倍，含有高度抗氧化作用。摩洛哥堅果油被稱為頭髮、肌膚的萬用油。

萃取植物●摩洛哥堅果樹，只生長在摩洛哥部分區域的樹木。

學名	*Argania spinosa*
主產地	摩洛哥
萃取部位・萃取法	種子（仁），壓榨法
香味	幾乎無味

肌膚療效 >>>

❶ 所有類型的肌膚都能使用，同時具有對付乾燥和控油雙重效用。

❷ 保持頭髮光澤、抑止頭髮毛燥。

使用注意事項 >>>

敏感肌膚者務必進行過敏測試後再使用。

山金車油

Arnica oil

將「草藥」精華，變身成針對瘀傷、挫傷的護膚基底油

將綻放在法國高原上的菊科山金車花，浸泡在向日葵油中的就是山金車油。在歐洲山金車油被當作為瘀傷與挫傷時使用的草藥，所以此植物油非常適合用於在運動後按摩肩膀、關節、腰部。具有防止肌膚乾燥、保持肌膚柔軟的效用。香味濃厚，推薦與其他植物油混合使用。

萃取植物●山金車花，生長在高山地帶的菊科植物。葉片柔軟，花瓣為黃色。是野生在日本高山地區的兔菊的同類。

學名	*Arnica montana*
主產地	法國
萃取部位・萃取法	花朵，浸泡法
香味	山金車花特有香味

肌膚療效 >>>

❶ 防止肌膚乾燥、保持肌膚柔軟。

使用注意事項 >>>

敏感肌膚者務必先進行過敏測試再使用。

橄欖油

Olive oil

營養價值高，也可用於美容效用上的植物油

相當受歡迎的一款料理用植物油，營養價值高，且經常使用在美容效用上。與酪梨油一樣，不是從種子而是從果肉萃取出油脂。作為橄欖油肥皂原料也相當受到喜愛。芳療上請不要購買食用等級的橄欖油，請在芳香精油店鋪或藥局選購保養用的橄欖油來使用。

萃取植物●橄欖，樹齡過15年後就會開始結果，之後會持續結果一百年以上。

學名	*Olea europaea*
主產地	義大利
萃取部位・萃取法	果肉，壓榨法
香味	果肉含有水果般獨特的香味

肌膚療效 >>>

❶ 抑止發炎及發癢感，預防妊娠紋的產生。
❷ 護髮效用，適合作為洗髮精原料。

使用注意事項 >>>

偶爾可能引發過敏反應。若接觸到眼睛時會非常疼痛，所以進行臉部按摩時務必非常小心。

橄欖角鯊烷油

Olive squalane oil

萃取自橄欖油的優秀保濕成分

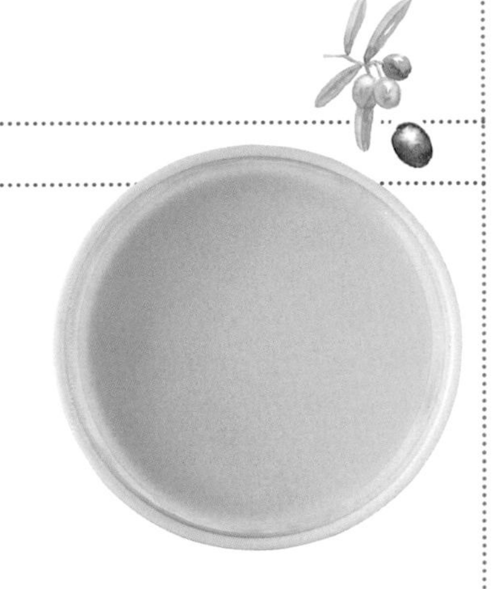

從橄欖油中稱為角鯊烷成分中萃取出的植物油。角鯊烷含有人類皮脂成分，可以補足因為年紀增長所流失的成分。補足角鯊烷成分就可以使肌膚保持水嫩光澤。具有出色的滲透力，雖然比橄欖油還要高價，但能使乾燥的肌膚保持滋潤，對於肌膚也不會造成刺激，敏感肌膚的人也適用。

萃取植物●橄欖，樹齡過15年後就會開始結果，之後則會持續結果100年以上。

學名	*Olea europaea*
主產地	西班牙
萃取部位・萃取法	將橄欖油蒸餾取得、氫氣添加法
香味	幾乎無味

肌膚療效 >>>

補足必要油脂，防止乾燥。

使用注意事項 >>>

敏感肌膚者請進行過敏測試後再使用。

可可脂
Cocoa butter

不容易氧化的天然塊狀油脂，甜美的香味深具魅力

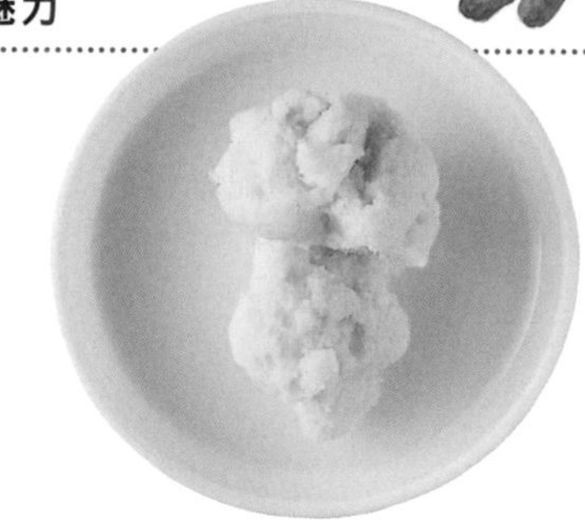

這是一款從可可豆萃取出的植物性天然油脂，可可亞的甜美香味及高保濕力是最大的魅力。可可脂經常用於化妝品及頭髮保養品的原料上。由於在常溫狀態會呈現固體，在手製肥皂及調製乳霜的硬度上都是非常重要的材料。可可脂可透過手掌熱度變軟（溶點約35℃至36℃），方便直接使用塗抹在肌膚使用。由於不容易氧化，適合長期保存。

萃取植物●可可豆，像橄欖球細長形狀的咖啡色大果實中，含有30多個長約3公分的種子。

學名	*Theobroma cacao*
主產地	非洲、印度、爪哇島、斯里蘭卡、中南美
萃取部位・萃取法	種子，壓榨法
香味	如同巧克力般的甘美香味。

肌膚療效 >>>

❶ 固體油脂容易透過體溫融化，可直接作為保濕乳霜軟膏使用。
❷ 軟化皮膚，使肌膚柔嫩有光澤。為護唇膏的主要原料，需求度很高。

使用注意事項 >>>

可能引發過敏反應。有某些商品含有動物、植物性脂肪或蜜蠟類等製品，購買時請注意標示。

蓖麻油
Castor oil

強化免疫力，具有除臭效果的植物油

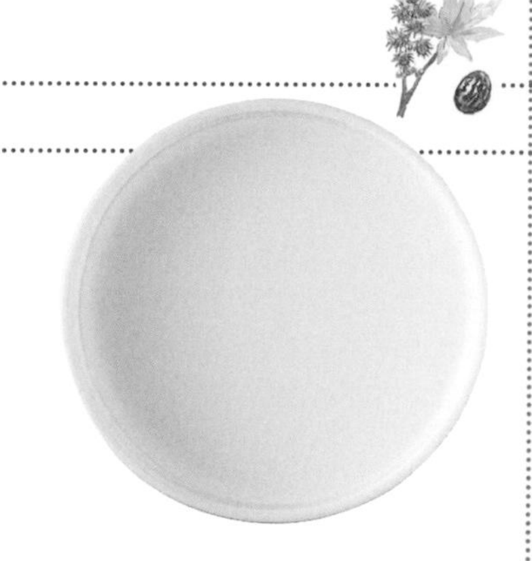

在日本與芝麻油擁有相同名氣，為一般人熟悉的就是這一款植物油。其中優良成分很多，可直接塗抹在身體或塗抹在貼布上使用，就能強化免疫力。排除堆積在身上的老廢物質與毒素效果佳，對於便祕及關節疼痛、身體疲倦等症狀有立即見效的即效性。

萃取植物●蓖麻（別名為唐胡麻），據說古埃及人用來作為燈火的燃料使用，種子的形狀與豆子形狀相同。

學名	*Ricinus communis*
主產地	美國
萃取部位・萃取法	種子，壓榨法
香味	帶有些許的獨特香味

肌膚療效 >>>

❶ 由於黏度很高，一般不使用在按摩上。保濕效果絕佳，是基礎保養化妝品及護唇膏、洗髮精等不可或缺的原料。
❷ 睡前塗抹在腳上有通便效果。

卡梅莉亞油（山茶花油）
Camellia oil

自古以來保持肌膚及頭髮美麗的人氣植物油

山茶花油是自古以來日本女性保養烏黑秀髮的重要植物油。有許多的紀錄皆載著山茶花油可用於飲用、照明及藥用使用。可防止紫外線的照射，所以可以保護頭髮遠離日曬的傷害。由於很容易被肌膚吸收，不會有黏膩感，在山茶花油中加入其他的植物油約20%左右，山茶花油會更容易使用。

萃取植物●山茶花，分布在日本本州以南的日本全土、台灣、朝鮮半島等地。這是一款從日本傳播到世界各地的園藝花。

學名	*Camellia japonica*
主產地	日本
萃取部位・萃取法	種子，壓榨法
香味	幾乎無味

肌膚療效 >>>

❶ 對於肌膚的滲透性佳，適合乾燥肌膚、老化肌膚的肌膚保養。
❷ 具有吸收紫外線ＵＶＢ波長的作用，可以使用在輕微的防曬作用上。
❸ 可以使用在頭髮上，讓頭髮遠離吹風機以及電捲棒的傷害，常保頭髮滋潤有光澤。
❹ 不容易氧化，可以長期保存。

金盞花油
Calendula oil

具有抗發炎症狀，能保養肌膚並解決肌膚問題的植物油

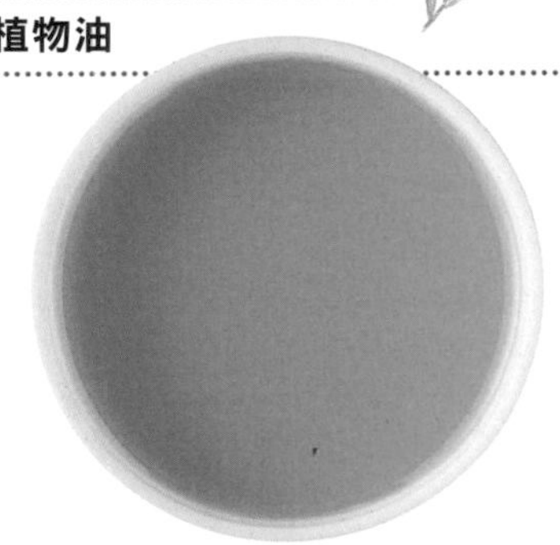

閃耀橘色色澤的金盞花油花朵本身無法直接萃取出油分，所以金盞花植物油是將花朵浸泡在其他植物油幾天至幾周後，浸泡出含有效成分的植物油浸泡法。浸泡的植物油一般使用向日葵油，這類浸泡的植物油稱作為Infused oil（浸泡油），也可以自己動手作。

萃取植物●金盞花，別名：橘色的花朵營養價值高，用於食用及作為著色顏料使用。

學名	*Calendula officinalis*
主產地	英國、美國、澳洲、加拿大
萃取部位・萃取法	花，浸泡法
香味	具有深度略微強烈的香味

肌膚療效 >>>

❶ 可抗發炎，適合有肌膚問題及乾燥肌膚的保養。
❷ 由於比較溫和，可用於寶寶的保養品上。

胡蘿蔔浸泡油
Carrot oil

萃取出胡蘿蔔的抗氧化作用

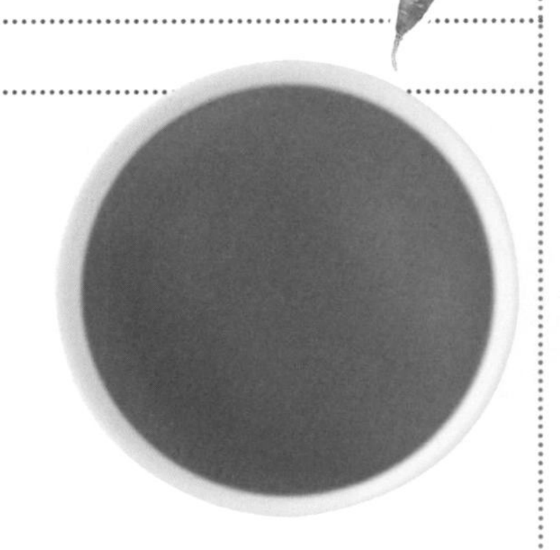

胡蘿蔔植物油是將野生胡蘿蔔或食用胡蘿蔔的根部浸泡在植物油裡面2至3週將成分浸出，接著將浸泡出的成分濾過後製作出植物油。其特徵就是具有鮮亮的橘色及具有淡淡的胡蘿蔔味。含有出色的抗氧化作用的胡蘿蔔素Ｂ及維生素Ｅ，對於老化的肌膚及日曬後的肌膚皆有效用。經常被用於按摩油或乳液製作的基底材料上。

萃取植物●野生胡蘿蔔及食用胡蘿蔔的根部，食用胡蘿蔔是野生胡蘿蔔的改良種，野生胡蘿蔔不適合食用。

學名	*Daucas carota*
主產地	加拿大
萃取部位・萃取法	根部，浸泡法
香味	略帶一絲胡蘿蔔的香味

肌膚療效 >>>

❶ 胡蘿蔔素β-以及維他命E可以防止細胞氧化，預防並改善肌膚老化。

❷ 若是使用高濃度，請注意皮膚和衣服都有可能會沾上顏色。

夏威夷核仁果油
Kukui nut oil

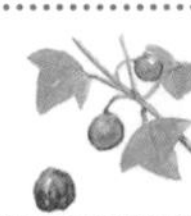

帶來滋潤防止乾燥，連寶寶都可以使用的植物油

清爽不黏膩，可以輕易被肌膚吸收，滲透力強，是最適合肌膚保養的植物油。因為安全性很高，在非常乾燥的肌膚上直接塗抹按摩後，也可以馬上恢復肌膚原有的水嫩感。夏天可以當作助曬用的助曬油，日曬後可以當作保養油來使用。也曾被使用在燒燙傷的治療上，別名為石栗（Candle nuts）。

萃取植物●夏威夷核，夏威夷自生的落葉高樹，可以長至20至30公尺的夏威夷州州樹，擁有堅硬外皮覆蓋的果仁中的種子，就是夏威夷核仁果油原料。

學名	*Aleurites moluccana*
主產地	夏威夷
萃取部位・萃取法	種子，壓榨法
香味	淡淡的夏威夷核仁果香味

肌膚療效 >>>

❶ 含有豐富的維生素滲透性高，所以可以快速改善乾燥肌及肌膚乾燥問題6。

❷ 因為低刺激性 所以可以使用在敏感肌膚或嬰幼兒及老年人身上。

葡萄籽油
Grape seed oil

接近無味，能活化調配精油的香氣

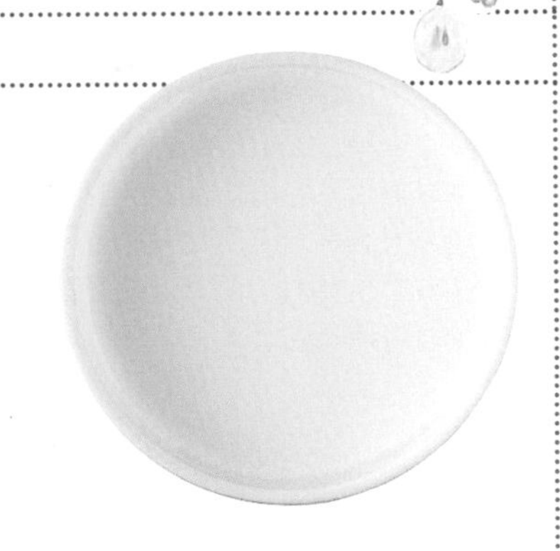

紅酒製作完成後所留下來的葡萄種子就是葡萄籽油的原料，所以葡萄籽油可以說是紅酒的副產品。由於世界上有大量生產且較便宜的紅酒，這些紅酒製作完成後的原料眾多，所以葡萄籽油要比一般的植物油更為便宜，這是葡萄籽油最具魅力之處。幾乎無味，若希望享受精油香氣所帶來的樂趣時，特別推薦與葡萄籽油搭配使用。非常清爽且不黏膩的特性非常適合製作身體按摩油。

萃取植物●葡萄，紅酒原料用栽培的葡萄，紅酒釀造後留下來的種子就是葡萄籽油的原料。

學名	*Vitis vinifera*
主產地	義大利、智利、法國
萃取部位・萃取法	種子，壓榨法
香味	幾乎無味

肌膚療效 >>>

1. 輕盈清爽的質地可很容易推開來，非常適合用於大部位按摩時使用。
2. 低刺激性且保濕力強，對於敏感肌膚及乾燥肌膚有效用。
3. 有油脂清潔作用，適合油性肌膚使用。
4. 含有豐富維生素E，不容易氧化。

椰子油
Coconut oil

植物油中特別輕盈的油

椰子油中作為保養品出售的，就是這種精製（分餾）後無色透明的植物油。一般被認為是植物油中最輕盈的一種，使用感覺幾乎與水相同。一般椰子油是將混和物去除前的油脂，常溫後會變白變硬（溶點約為25°C），主要作為肥皂原料使用。

萃取植物●椰子，有些結較多果實的椰子樹，一年間可結成至少200個果實。由於生產量多又好，在各地區都有栽種。

學名	*Cocos nucifera*
主產地	非洲、印尼、菲律賓、大溪地
萃取部位・萃取法	果肉，壓榨法
香味	椰子的甘甜香味

肌膚療效 >>>

1. 對於肌膚比較刺激，使用上要小心。
2. 保存期間長可與其他容易氧化的油類混合，作為抗氧化劑使用。
3. 能保養乾燥頭髮，適合作為護髮油。

使用注意事項 >>>

敏感肌膚者請務必進行過敏測試（P.15）後再使用。

小麥胚芽油

Wheat germ oil

含有豐富抗氧化作用的維生素E，黏度很高

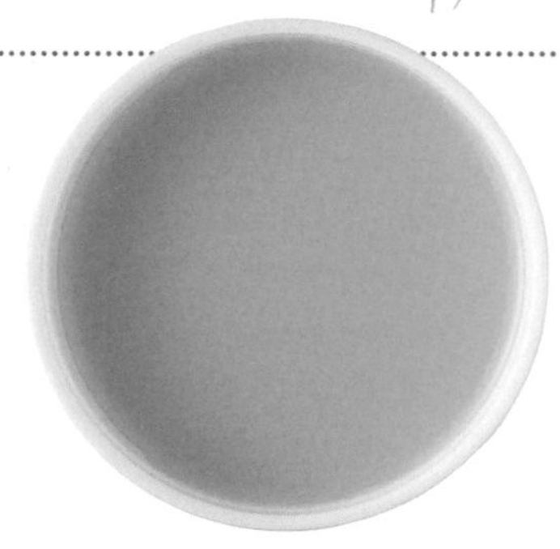

小麥胚芽油是含有豐富維生素E的有名植物油。只是黏度很強且使用感很沉重，幾乎不會單獨使用在按摩油，大多與其他植物油混合，約加入1至5%小麥胚芽油調配後使用。由於維生素E有抗氧化作用，若與其他植物油調配，也能延長其他植物油的使用時間。

萃取植物●小麥，從小麥顆粒到製作小麥粉過程中，小麥油原料來自於分離的小麥胚芽。

學名	*Triticum vulgare*
主產地	美國、澳洲、加拿大
萃取部位・萃取法	小麥胚芽，壓榨法
香味	略帶強烈的穀類香味

肌膚療效 >>>

❶ 豐富的維生素E可促進血液循環，防止肌膚乾燥，並能對抗肌膚老化。
❷ 使用小麥胚芽油按摩，能緩和手腳冰冷及運動後的肌肉痠痛。

使用注意事項 >>>

對小麥會過敏者，請避免使用。

乳木果油

Shea Butter

能利用體溫融化，可以單獨作為乳霜使用

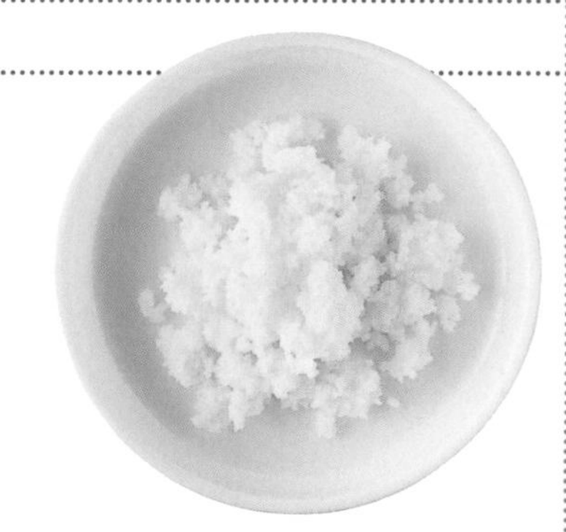

從分布在熱帶草原上乳木果的種子中所萃取出來的就是乳木果油脂塊，也稱為牛油果油。在常溫下為固體，可單獨作為乳霜使用。直接使用在肌膚上時，請先放在手掌上，利用手掌的溫度來溶解油脂，逐漸融化時就可以拿來塗抹。由於能保護肌膚不受紫外線傷害，讓老化肌膚恢復元氣等效用，所以能延緩皺紋。在產地大多作為食用油。精製後無色無臭的乳木果油就作為化妝保養品使用。

萃取植物●乳木果，原生在熱帶稀樹草原，具有像梅子般的果實，其中的種子仁就是乳木果油原料。

學名	*Butyrospermum parkii*
主產地	加納、奈及利亞、布吉基納法索
萃取部位・萃取法	種子（仁），壓榨法
香味	略帶甘甜且個性的香味

肌膚療效 >>>

❶ 敷在頭髮上有生髮效果。
❷ 由於具有抗氧化作用，能改善皺紋並柔軟肌膚，使肌膚維持長時間的保濕狀態。
❸ 促進傷口及發炎症狀的改善，提高肌膚力量，所以最適合用在製作護手霜及護腳霜上。
❹ 用來製作手工皂可滋潤肌膚。

甜杏仁油

Sweet almond oil

具有堅果特有的香味，使用感十分清爽

這是一款萃取自甜杏仁種子的植物油。含有80%的油酸，營養價值非常高；由於甜杏仁油本身的清爽感，是一般SPA沙龍最頻繁使用的植物油。新鮮的甜杏仁油帶有堅果的芳香味，與精油調配後，就會更加感受到，精油與杏仁香綜合後所散發出來的獨特香味。由於低價就可以購入，也是甜杏仁油的魅力之一。

萃取植物●甜杏仁，春天會開粉紅色的花朵，綠色果實中的種子是甜杏仁油的原料。

學名	*Prunus amygdalus var.dulcis*
主產地	美國、義大利、希臘、法國
萃取部位・萃取法	種子（仁），壓榨法
香味	帶有微微杏仁芳香的香氣

肌膚療效 >>>

❶ 含有豐富的油酸及維生素等營養素，使讓肌膚彈性柔軟。
❷ 具有高度保濕效果，最適合用於改善乾燥肌膚，以及因乾燥所引起的搔癢和發炎症狀。
❸ 由於非常滑嫩，非常適合運用在按摩上，能提高放鬆感。

芝麻油

Sesame oil

自擁有4000年驕傲歷史的長壽果實中萃取而出的植物油

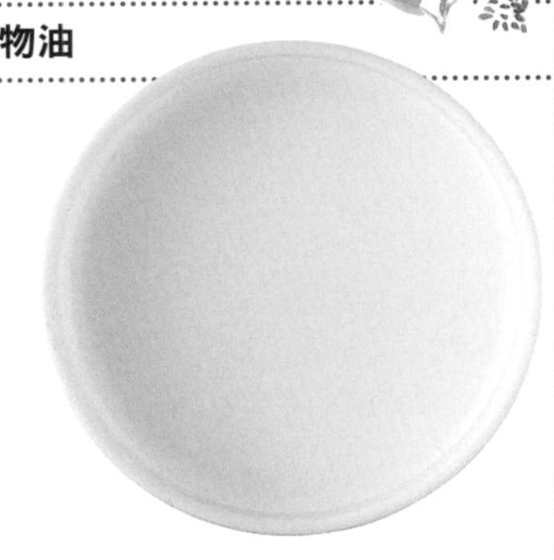

印度阿育吠陀醫學上使用的植物油，對於日本人來說也是非常熟悉且經常使用的植物油。一般用於料理上使用的濃厚芝麻油，是將芝麻烘培過後壓榨出來，所以香味非常強烈，並不適合芳香療法使用。請購買芳香療法店鋪中所販售的專用芝麻油，或選擇香味較弱顏色較淡的純正芝麻油來使用。

萃取植物●芝麻，原產東印度熱帶地區，豆莢中的種子是芝麻油的原料，從白芝麻萃取出來的植物油為最高級的芝麻油。

學名	*Sesamum indicum*
主產地	非洲、義大利、印度、中國、南美
萃取部位・萃取法	種子，壓榨法
香味	幾乎無味

肌膚療效 >>>

❶ 含有豐富的維生素E及礦物質，對於老化肌膚特別有效。
❷ 可以溫暖身體、緩和手腳冰冷及腰痛、肩膀僵硬等症狀。
❸ 由於容易酸化，請混合其他可防止氧化的油類一起調配使用。

聖約翰草浸泡油

St. John's wort oil

將花朵擁有的有效成分，浸泡在其他油裡萃取而來

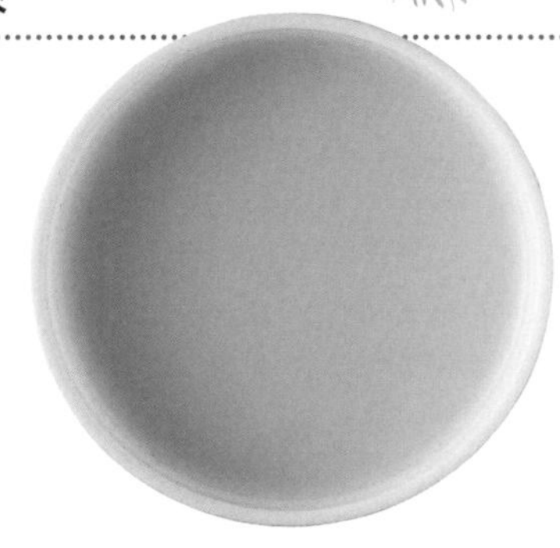

與金盞花油相同，都是將花朵浸泡在其他油類中，萃取出來的浸泡油。浸泡聖約翰草花朵的植物油主要使用初榨橄欖油。浸泡後會從黃色花朵逐漸滲出有效成分。一般來說聖約翰草油也可以單獨使用，但由於是比較高價的植物油，所以通常取用10%至20%左右與其他的油類調配使用。

萃取植物●聖約翰草，日本漢名為西洋金絲桃，自古以來就被當作藥草且廣泛使用。

學名	*Hypericum perforatum*
主產地	美國、英國、法國
萃取部位・萃取法	花，浸泡法
香味	香草調沉穩香氣

肌膚療效 >>>

❶ 可使用在所有類型的肌膚上。對於油性肌膚、敏感肌膚改善特別有效果。

❷ 緩和肌肉痛及關節炎、神經痛與喉嚨疼痛，促進切割傷、燒燙傷、挫傷之恢復。

大豆油

Soya oil

含有豐富守護肌膚必要的脂肪酸

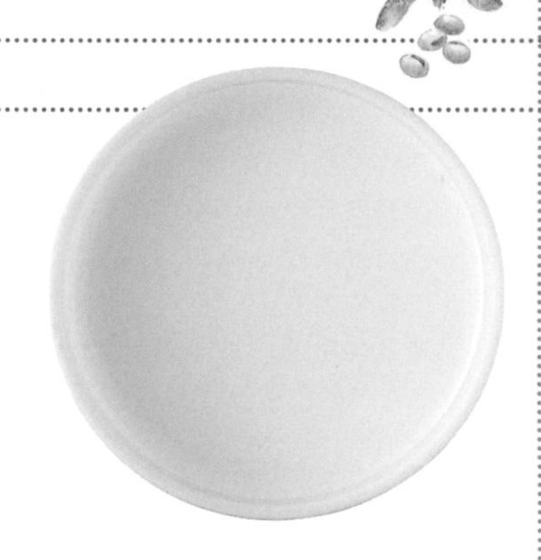

這是從大豆萃取出來的油脂。含有豐富大豆皂苷及維生素，抗氧化效果絕佳。由於含有亞麻油酸及大豆卵磷脂、大豆異黃酮等成分，可防止肌膚老化，對於肌膚保濕相當助益。由於大豆油也有食用等級，請在一般芳療店鋪裡選購作為化妝保養品販賣的大豆油。

萃取植物●大豆 在豆莢中有3至4個種子）豆子，大豆油是由種子萃取出來的。

學名	*Glycine max*
主產地	美國、巴西
萃取部位・萃取法	種子，壓榨法
香味	中性香味

肌膚療效 >>>

❶ 軟化肌膚，使肌膚濕潤。可防止因為乾燥而引起的肌膚問題。

❷ 可緩和發炎症狀，促使肌膚再生。

使用注意事項 >>>

由於非常容易氧化，使用時請特別注意。有時會引起過敏反應，使用前請進行過敏測驗（請見P.15）。

月見草油
Evening primrose oil

具有高度防老化效果，也可以作為「美容液」使用

月見草油具有高度防止老化的效果，目前人氣非常高。若單獨使用，可以每天當作是美容液塗抹在臉上，就可以預防皺紋及鬆弛，維持年輕肌膚。
另外，有著「王者萬能藥」的稱號，北美的原住民用於治療外傷傷口。

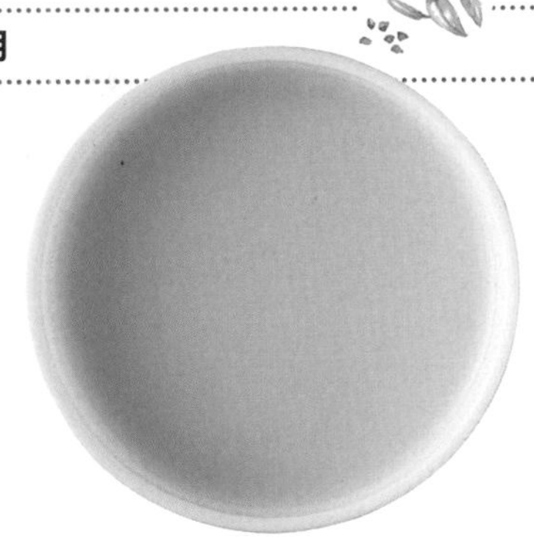

萃取植物●月見草，北美原產的香草植物，生命力強，即使在乾燥地方也可以強力繁殖，植物油的原料為種子。

學名	*Oenothera biennis*
主產地	美國、地中海沿岸、中國
萃取部位・萃取法	種子，壓榨法
香味	穩重且獨特的香味

肌膚療效 >>>
❶ 預防皺紋使肌膚保持光澤彈性。
❷ 保濕效果佳，可改善乾燥肌膚因為乾燥所帶來的搔癢及發炎症狀。

使用注意事項 >>>
由於非常容易氧化，所以請盡量少量購入與防止氧化效果的油類（荷荷芭油等）調配使用。

棕櫚油
Palm oil

含有豐富維生素E與胡蘿蔔素，具有絕佳美肌效果

從棕櫚（油棕）的紅色果肉中，萃取出來的植物油。主要為植物性肥皂的原料，也經常被使用在手工皂的製作上。能使肥皂變得堅固且能保存較久，也含有豐富維生素E與胡蘿蔔素，可以使肌膚漂亮。可分為精煉的白色與未精練的紅色（紅棕櫚油）。

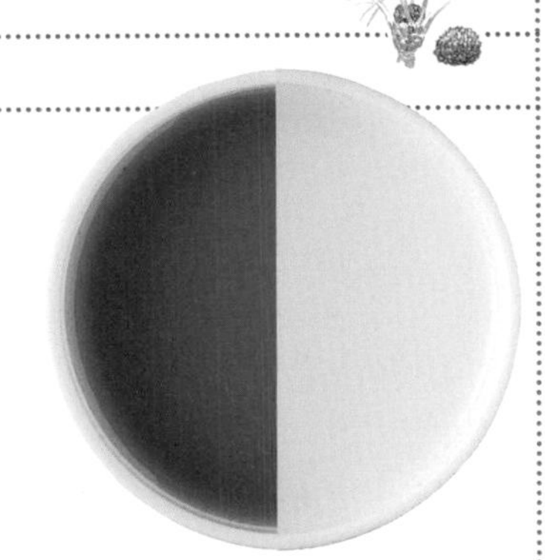
未精煉　精煉

萃取植物●油棕，自生在熱帶地區，會結約直徑5公分的果實，除了果肉之外，從種子等萃取出油脂（棕櫚仁油）。

學名	*Elaeis guineensis*
主產地	印尼、奈及利亞、馬來西亞
萃取部位・萃取法	果肉，壓榨法
香味	略為強烈的油臭味

肌膚療效 >>>
主要作為肥皂原料使用，幾乎不會使用在按摩油或手工化粧保養品上，因為不容易融化，所以可製作出肥皂。

水蜜桃仁油
Peach kernel oil

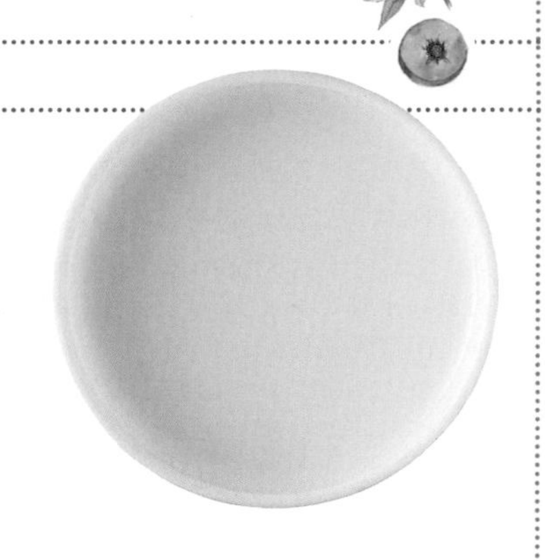

刺激性少且輕盈感，適合用於芳香精油按摩上

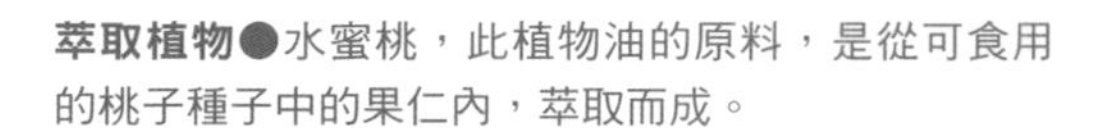

自水蜜桃的種子仁所萃取出來的油脂。清爽且對於肌膚刺激性低，特別推薦使用在臉部按摩上。含有高保濕力的油酸成分，能滲透入肌膚底部，對於乾燥肌膚的保養非常適合。此植物油還含有細胞膜再生原料的亞油酸及防止細胞氧化的維生素等成分。

萃取植物●水蜜桃，此植物油的原料，是從可食用的桃子種子中的果仁內，萃取而成。

學名	*Prunus persica*
主產地	美國
萃取部位・萃取法	種子，壓榨法
香味	沒有特別腥味的香味

肌膚療效 >>>

❶ 防止肌膚乾燥，保持肌膚水嫩。
❷ 低刺激性，適合使用在臉部按摩上。
❸ 適用各種類型肌膚，特別適合用於乾燥肌、老化肌及敏感肌膚。
❹ 可深度浸透入肌膚，給予肌膚營養，改善乾燥肌膚問題。

花生油
Peanut oil

營養價值高，使用感較為厚重，適合作為乳液的基材

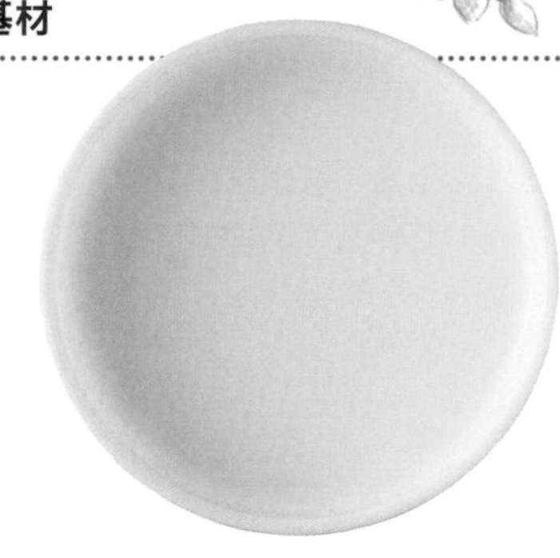

從花生提煉出來，營養價值非常高的植物油。因為含有豐富的維生素及蛋白質，所以不僅只是對肌膚，對於毛髮的健康也有所助益。可用於肌膚保養、手工肥皂、食用等，使用感略為沉重，若要用於按摩上，建議加入比較輕盈的基底油調配。若需要用於肥皂及乳霜的製作上，能帶來潤滑柔順感。

萃取植物●花生，種子在土地中成熟的植物，植物油的原料是種子，榨油後的植物渣可以作為動物飼料。

學名	*Arachis hypogaea*
主產地	非洲、美國、印度、中國
萃取部位・萃取法	種子，壓榨法
香味	具有淡淡的花生香味

肌膚療效 >>>

❶ 對各類膚質皆有效用，可以促進血液循環，調整肌膚狀況。
❷ 可有效治療關節炎及風濕症。

使用注意事項 >>>

有時會引起過敏反應，請特別注意。

沙棘籽油

Sea-buckthorn oil

具有保護肌膚，平衡肌膚油脂效用

從沙棘籽中萃取的油脂，果肉顏色濃厚，一般與其他植物油調配使用較多。中文名稱為「沙棘」，英文名為Sea Buckthorn Oil。含有各種豐富維生素，也蘊藏大量亞麻油酸及α-次亞麻油酸，對於平衡肌膚油脂非常有效。

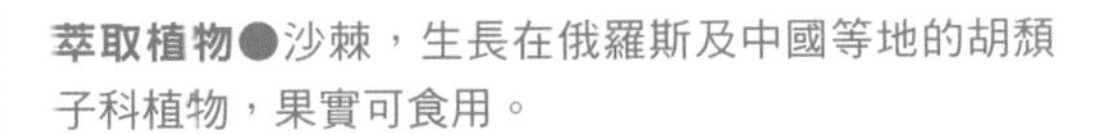

萃取植物●沙棘，生長在俄羅斯及中國等地的胡頹子科植物，果實可食用。

學名	*Hippophae rhamnoides*
主產地	中國
萃取部位・萃取法	果實，壓榨法
香味	水果香味

肌膚療效 >>>

含有著豐富維生素A、C、E，非常適合臉部按摩使用，加入10%與荷荷芭油等略為調配最為適合。

使用注意事項 >>>

若高濃度使用，皮膚及衣服上有可能沾染上顏色，請注意。

榛果油

Hazelnut oil

使用在油性肌膚的保養上，不黏膩的舒爽植物油

從榛果果實中萃取出來的植物油，使用感較為溫和且具有優異的肌膚滲透力。沒有任何黏膩感，相當適合使用在全身按摩上。此植物油非常安全，也可以使用在寶寶按摩上。雖然為油脂卻具有輕微收斂的效果，也很適合運用在油性肌膚的保養上。使用在肥皂製作時，可使完成品具有高度保濕力。

萃取植物●榛果樹，北歐原產的落葉樹，一棵樹擁有雌雄雙性的花，此植物油的原料是果實。

學名	*Corylus avellana*
主產地	法國、土耳其
萃取部位・萃取法	種子，壓榨法
香味	帶有著淡淡的榛果香味

肌膚療效 >>>

❶ 含有豐富營養素，對所有肌膚問題都能有效改善，能修復受傷的肌膚，並改善老化肌膚。

❷ 具有收斂效果，對於青春痘肌膚及油性肌膚都有改善效果。

使用注意事項 >>>

有可能會有引起過敏反應，請注意。

大麻籽油
Hemp seed oil

含有必需脂肪酸，清爽且易被肌膚吸收

從中亞洲原產的大麻中萃取出來的油脂。清爽且易被吸收，加上優異的滲透力是此植物油的特徵。非常均衡且含有細胞膜生成所需的必需脂肪酸、亞麻油酸（ω6）、α-次亞麻油酸（ω3），也含有對抗氧化效果奇佳的維生素E，所以能促進肌膚的新陳代謝，且保持肌膚水嫩感。

萃取植物●麻，從裡海沿岸到北印度，生長範圍非常廣闊。此植物油是利用葉片及根莖的纖維作為原料。

學名	*Cannabis sativa*
主產地	澳洲、中亞
萃取部位・萃取法	種子，壓榨法
香味	略為辛辣且帶有著草藥的香味

肌膚療效 >>>

❶ 滲透力及保濕力絕佳，能防止肌膚乾燥，保持水嫩感。
❷ 使頭皮舒爽健康，給予頭髮光澤滋潤。

荷荷芭油
Jojoba oil

屬液態蠟具有高度抗氧化作用，手工化妝品材料首選

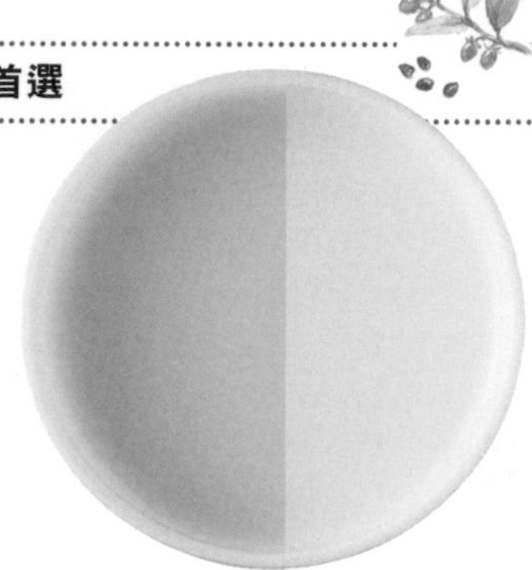

未精煉　精煉

荷荷芭油，一般歸類在油脂類，但是成分中含有植物性的液體蠟，就是所謂的WAX。低溫會凝固，一旦溫熱後就會變成液體，即便隔水加熱也不會傷害此油脂。具有高度抗氧化作用，是手工化妝品基底材料的首選。有未精製與精製兩種，未精製的荷荷芭油帶有著令人舒適的淡淡香味。

萃取植物●荷荷芭樹，生長在沙漠地帶的低木，灰綠色的肉厚是為了要防止水分流失。此植物油的原料是堅果。

學名	*Simmondsia chinensis*
主產地	美國、伊斯蘭、墨西哥
萃取部位・萃取法	種子，壓榨法
香味	（精製）幾乎無味；（未精製）獨有的淡淡香草香味

肌膚療效 >>>

❶ 適合各種類型肌膚且滲透性佳，能柔軟肌膚且具有保濕力。
❷ 具有保護力，可抵抗紫外線的傷害 。

琉璃苣油
Borage oil

維生素、礦物質的完美組合，可帶來絕佳的美容效果

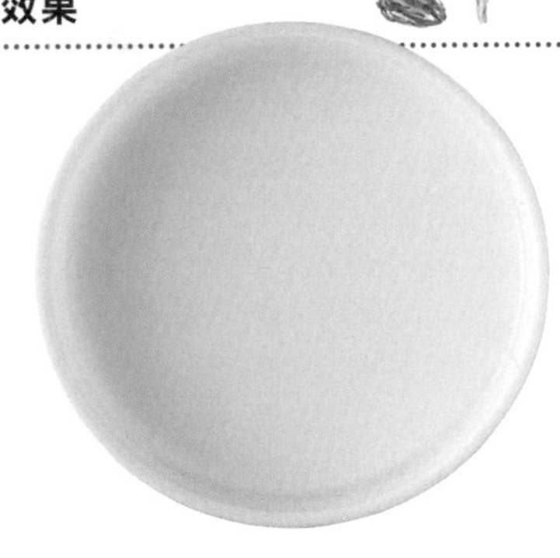

此植物油富含對肌膚具有高度的保護作用的γ-次亞麻油酸。藉由維生素與礦物質的兩者相乘效果，使此植物油具有與一般美容液相同之美容效果，因此可以活用於手工保濕美容乳液的基底材料上。因為價格比較低廉且容易購得，可替代較貴的月見草油等植物油。

萃取植物●琉璃苣，在葉片與根莖上有生長絨毛，花葉一般用於食用，此植物油的原料為種子。

學名	*Borago officinalis*
主產地	澳洲、加拿大、中國、法國
萃取部位・萃取法	種子，萃取法
香味	幾乎無味

肌膚療效 >>>

❶ 在睡前可當作晚安油來塗抹在肌膚上，隔天醒來就會有彈性且柔潤的膚質。

澳洲堅果油
Macadamia nut oil

蘊含使肌膚返回青春效用的棕櫚油烯酸

澳洲堅果油最主要的特徵，就是含有豐富的棕櫚油酸。因為棕櫚油酸與人類皮脂的生成，有著相同的成分，所以對於肌膚有著出色的滲透力。因此，一旦塗抹到皮膚上，就會感覺到像是被皮膚吸進般，快速地被吸收，質地清爽使用起來相當舒服，非常適合乾燥肌膚保養使用。它同時也是一款擁有可保護肌膚不受紫外線傷害的基底油。

萃取植物●澳洲堅果，澳洲原住民作為主食食用的堅果是此植物油的原料。

學名	*Macadamia ternifolia*
主產地	澳洲、美國、肯亞
萃取部位・萃取法	種子，壓榨法
香味	帶有淡淡的澳洲堅果香味

肌膚療效 >>>

❶ 有效補充因為年齡增長所流失的棕櫚油烯酸，讓肌膚回復彈性。
❷ 滲透力及保濕力絕佳，可以減輕乾燥肌膚問題。
❸ 保護肌膚遠離紫外線的傷害。

芒果塊狀油脂

Mango butter

具有保濕效果，可抵擋紫外線傷害並守護肌膚

芒果塊狀油脂是萃取自芒果果實種子的植物性油脂，帶有淡淡的甘甜香味。保濕效果極高，同時有軟化肌膚的作用。對於肌膚乾燥的人而言，是一個強而有力的保養素材。也可抵擋紫外線傷害並守護肌膚，且具有抗老化的作用。芒果塊狀油脂普遍被運用在許多化妝品或肥皂上。

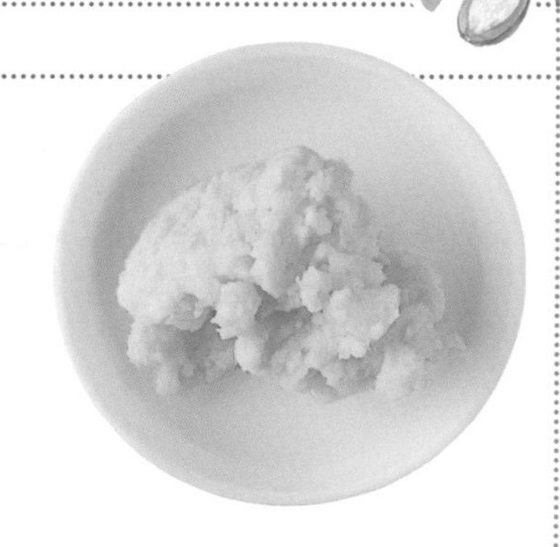

萃取植物●芒果，果子、花朵、樹皮皆有藥效，油脂的原料是果實中扁平的種子。

學名	*Mangifera indica*
主產地	印度、菲律賓、馬來西亞、墨西哥
萃取部位・萃取法	種子，壓榨法
香味	略帶有甘甜香味

肌膚療效 >>>

❶ 柔軟肌膚，具有保濕力，適合作為護唇膏的基礎材料。

❷ 保護肌膚遠離紫外線傷害，如果事先塗抹在肌膚上，能使皮膚得到日曬效果且均衡漂亮。

使用注意事項 >>>

非常稀少且仍舊有可能引起過敏現象，為慎重起見，請務必進行過敏測試後再行使用。

蜜蠟

Beeswax

利用蜜蜂分泌出的蠟來保持肌膚水嫩柔軟

蜜蠟，是從蜜蜂腹部上的蠟腺體分泌出來。被廣泛使用在化妝品、肥皂、蠟燭、繪圖料、建材等處的基礎材料上。蜜蠟能使肌膚濕潤且柔軟，也能有效保護皮膚。蜜蠟有分成留有原本的顏色的未精製蜜蠟，以及將香味與顏色萃取出的精製型蜜蠟兩種，可依用途分開使用。

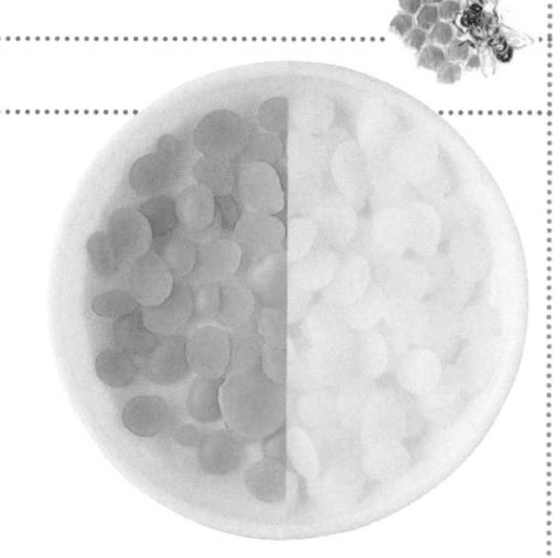

未精煉　精煉

萃取植物●蜜蜂巢穴，蜜蠟是採取自蜜蜂製作巢穴時，分泌出所需的蠟來使用。

學名	*Apis mellifera*
主產地	美國
萃取部位・萃取法	將蜜蜂分泌腺體製作出的蠟與巢穴切離，精製後加工。※未精製的蜜蠟會含有花粉及蜂膠。
香味	帶有獨特的甜味

肌膚療效 >>>

具有保濕、柔軟、殺菌、抗發炎，具有治療作用，非常適合作為膏狀乳液或塗抹式軟膏的基底材料。

薔薇果油（野玫瑰籽油）

Rose hip oil

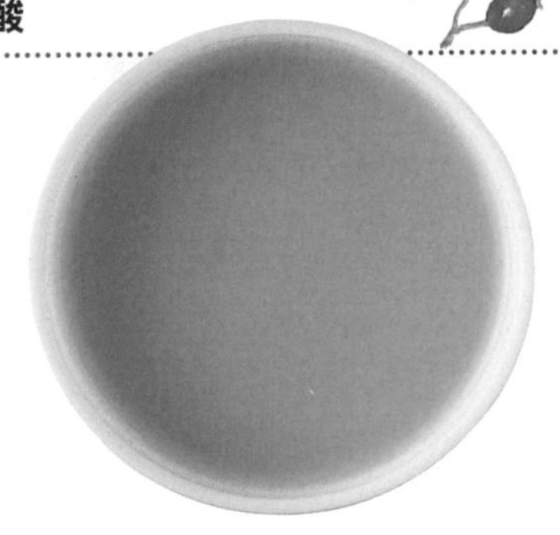

含有對於美容效果極佳的亞麻油酸及 α-次亞麻油酸

這個是從一種名為大薔薇（dog rose）的野玫瑰果實，採取出來的基底油。因為含有大量的亞麻油酸及 α-次亞麻油酸所以非常知名，是具有可以改善皺紋及美白效果的美容油。與其他的油類調和並用於臉部按摩，效果也非常好。

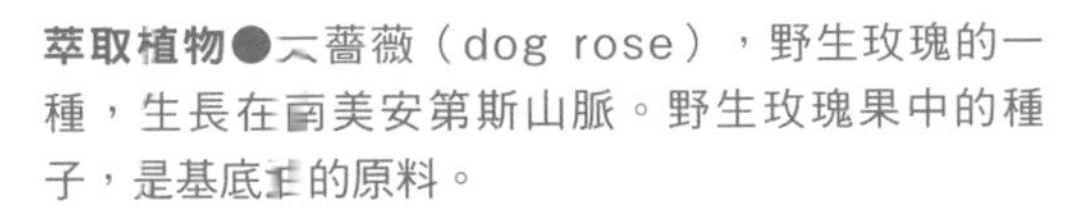

萃取植物●大薔薇（dog rose），野生玫瑰的一種，生長在南美安第斯山脈。野生玫瑰果中的種子，是基底油的原料。

學名	*Rosa canina　Rosa rubiginosa*
主產地	美國、智利
萃取部位・萃取法	種子，壓榨法
香味	水果香味

肌膚療效 >>>
改善皺紋、斑紋、暗沉、痘疤、鬆弛等，因為年紀增長與生活環境影響，所造成的肌膚老化現象。

使用注意事項 >>>
非常容易氧化，請酌量購買，開封後請放入冰箱內保存。

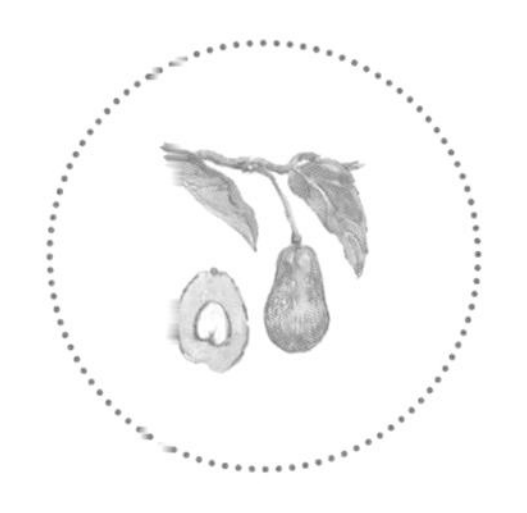

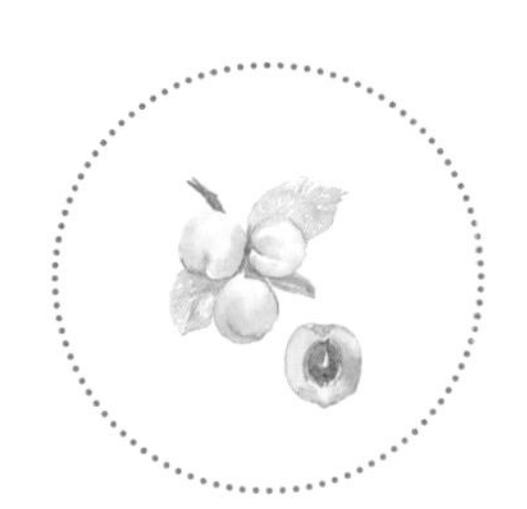

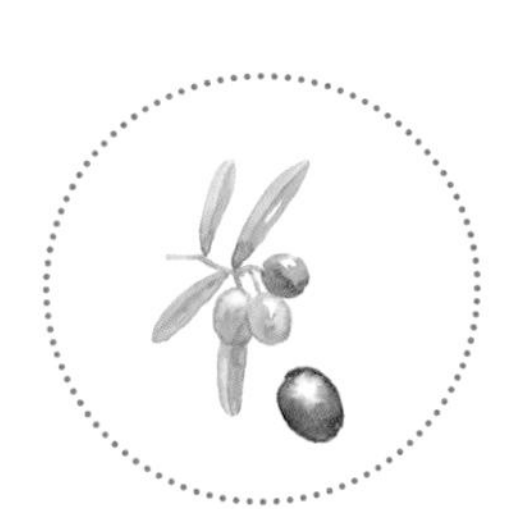

如何在公共場合使用芳香療法

芳香療法除了能個人享受之外，也開始活用於各種公共場合上。
正因為公共場合是人與人會面的場所，所以更需要使人放鬆與清爽的空氣，
來使作業或工作更順暢進行，芳香療法可以在上述場合中發揮效用。
可以運用在哪些場所？發揮如何的效用？就讓我逐一來介紹吧！

在學校

在教室內，可使用提高集中力的精油；
在休息場所可使用轉換心情，使人放鬆的精油。

在圖書館

讓到訪圖書館的人們，能更加安定的閱讀書物，
可使用鎮定作用高的精油來提供芳香浴的吸收。

在幼稚園

在容易感冒的季節裡，在小朋友來幼稚園上學前，
在幼稚園內噴灑一些具有抗菌效果的精油芳香噴霧。

在公司櫃台

在人來人往的櫃台上，滿溢花朵系列或柑橘系列的香味，
會使得人們對於公司的好感度增加。
若使用消臭效果的精油，能去除惱人的煙味，使空氣煥然一新。

在美容院或SPA美體沙龍

在這些地點使用的毛巾、美容長袍、拖鞋等上增添香味，
能使人心情愉悅且更加放鬆，可以提高療癒效果。

在醫療診所等地

心理諮詢時，可使用使人心情沉穩的精油芳香浴，
或對於住院的病人提供精油按摩，也可以在醫院的室內提供精油芳香浴。
在婦產科，也可以為新生寶寶提供精油按摩或精油芳香浴。

年長者或病人之居家照護

使用清淨空氣的精油、空間芳香噴霧來進行芳香浴，
或可活用在需要被照顧的年長者身上，
為他們進行足浴、手浴等精油按摩。

Part 3

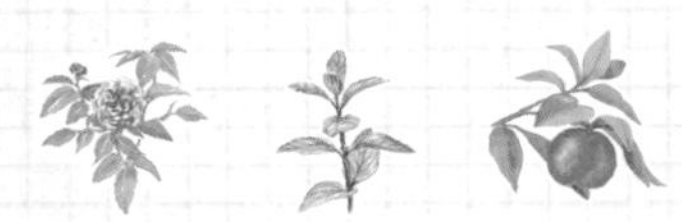

享受芳香療法的日常生活

在這個章節，我們要介紹將芳香療法應用於日常生活的使用方法。從最基本的芳香浴，到洗澡時享受的沐浴，及使用精油調配出按摩油等方法。每個方法都非常簡單，只要記住注意的事項，就能將芳香療法輕鬆使用在日常生活中！

享受芳療的樂趣

芳香浴

享受芳香療法最基本的方法，就是芳香浴。可以輕鬆的實行，而且不需要特別道具。
在空氣中擴散精油，由鼻子吸進芳香成分的芳香浴，
不僅在自己的房間，在旅行的下榻飯店也可以享受相同的芳香浴喔！

使用手帕

使用最貼近身邊的工具，最輕鬆的方法就是使用手帕。因為能直接嗅聞到香味，可直接感受到香味的效用，精油的選擇就必須要慎重小心。在手帕上滴下1至2滴精油後，讓鼻子接近手帕，接著進行深呼吸。

由於精油也含有染色的成分，請選擇即便沾到精油也不介意的手帕喔！手帕的材料選擇可選擇木棉製，油類浸透性佳，適合用於芳香浴中。也可以使用面紙或餐巾紙、化妝棉等使用完畢就丟棄的物品來替代手帕。

使用馬克杯等具有深度的容器

在容器內倒入約八分滿的溫熱水，滴入1至2滴精油，將杯子放在桌子上，待蒸氣蒸發出香氣時，將鼻子靠近香味並進行深呼吸。這時候若閉上眼睛深呼吸，就能更深度吸入香味。容器請使用陶器或玻璃製品。即使是使用一次，經過清洗過後還是容易留下氣味，所以請選擇芳香療法專用的容器，將此容器與飲食用的容器分開來使用。

芳香浴的注意事項

- 香味大約可維持10至20分鐘，請避免長時間連續使用。
- 請遵守精油的使用量。
- 以蠟燭薰香精油時請特別注意火燭管理。
- 精油請避免日曬，並置放在通風較好的陰暗處。

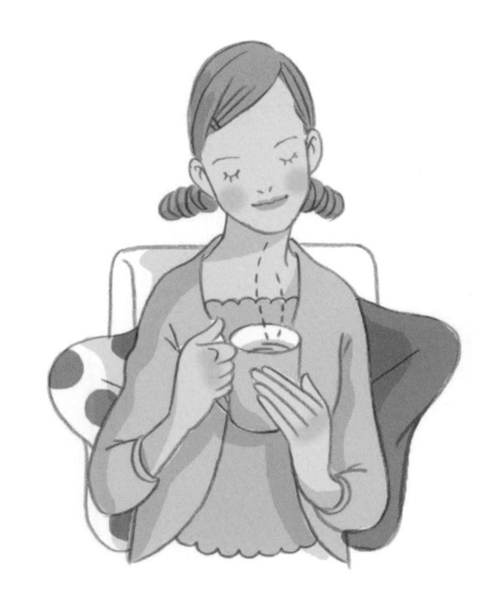

蠟燭精油燈

使用蠟燭的熱度來溫熱精油，讓精油香氣擴散到空氣中的方法。蠟燭精油燈下方有放置蠟燭之處，上部有一可以放精油的皿器。在皿器上加入水（或溫水），滴入1至5滴精油後將蠟燭點火，水與精油會一起蒸發飄溢出芬芳成分。蠟燭的溫暖光線 在視覺上也有療癒作用。點火時蠟燭精油燈會變熱，請避免接近可燃物，也請在安全的地方使用。盡量避免放置在不耐熱的電視等家電及漆器皿器附近，請確認皿器中的水變少時，要記得加水，保持一定的水分。若不加水時，請記得將火源熄滅。點火使用中請勿離開，以確保安全。

電熱精油燈

這是利用電燈泡的熱度溫暖精油，享受精油芳香浴的專用器具。

由於不需要使用到火，在有小孩子的場所也可以輕鬆使用。在精油燈上面部分有一個精油皿，精油皿中滴入1至5滴精油，然後插電使用。大約15瓦的亮度就能慢慢加熱精油，精油被加熱後會慢慢散發出精油芳香成分。也可使用溫水及一般溫度清水的器具，請務必在使用前仔細確認使用說明書。

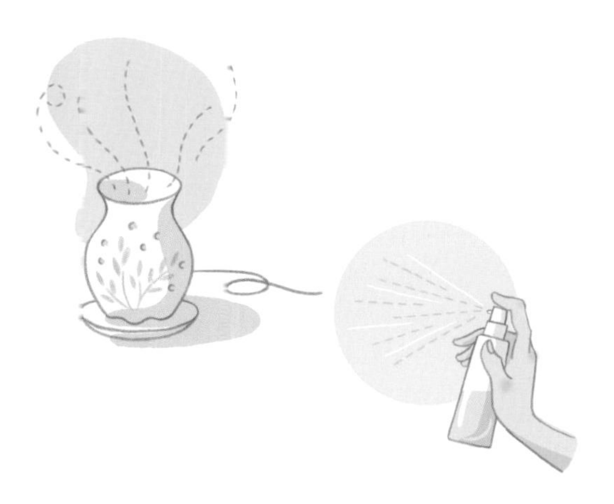

電動精油擴散器

電動精油擴散器就是利用電動式空氣幫浦馬達，將空氣及超音波將精油的芳香成分以微粒子的形式擴散到空氣中。由於不使用熱度就能將精油芳香成分擴散到空氣中，可以不損害精油的芳香成分，就能享受精油香味。由於擴散香味的機能性高，可長時間維持香味，非常適合在寬廣的場所使用電動精油擴散器。使用方法及精油量，請詳閱器具的使用說明書。

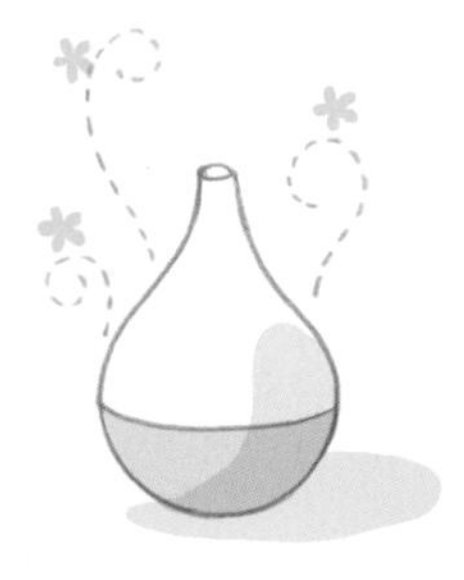

精油蠟燭

使用含有精油成分的蠟燭，請將精油蠟燭放置在附近沒有可燃物的安全處，點火使用蠟燭時，請勿離開點蠟燭的場所。

精油噴霧

想要輕鬆方便的享受芳香浴時，推薦使用精油噴霧，可快速將精油擴散到空氣中，並迅速享受精油的芳香。非常適合消除玄關及廁所的臭味，重新恢復空氣清新。可以帶著走，旅行或兜風時也可以攜帶使用。方法就是將喜歡的精油混合無水酒精，加入純水稀釋即可，詳細作法請參照P.181。在容易感冒的季節可選擇尤加利精油；有客人來訪時可使用讓心情開朗的依蘭依蘭精油；就寢前可使用薰衣草精油；戶外除蟲可使用檸檬香茅……依照目的及喜好選擇精油，是一種輕鬆享受精油的快速方法喔！

沐浴

讓溫水與精油發揮相乘效果，進而享受芳香療法的最佳方法。
從鼻子與皮膚吸進芳香成分，藉由入浴來促進血液循環，
讓更多的芳香成分及功用可以傳遞到身體各部位。

全身浴

將混合植物油的精油，滴入浴缸裡的溫熱水中拌勻。精油量可從1滴開始，習慣後使用3滴，最多也請維持在5滴以內。或許你會認為這樣是不是有點少，但其實這樣的量就已經非常足夠，可以讓我們充分吸收精油的芳香成分。精油的揮發性很高，所以如果滴入後大約能持續約30分鐘。可以再加入其他不同的精油也沒有關係，只是總精油量合計不要超過10滴。

精油盡量不要直接加入水中，請將精油混合其他植物油或天然鹽後再加入熱水中。將精油混入天然鹽的入浴劑作法簡單，特別推薦使用在全身浴上（P.183）。另外，浴缸熱水的溫度也很重要，想要放鬆時請放入微溫的熱水（約38℃）。想要振奮精神並提起元氣時請加入稍微熱的熱水（約40℃至42℃）。

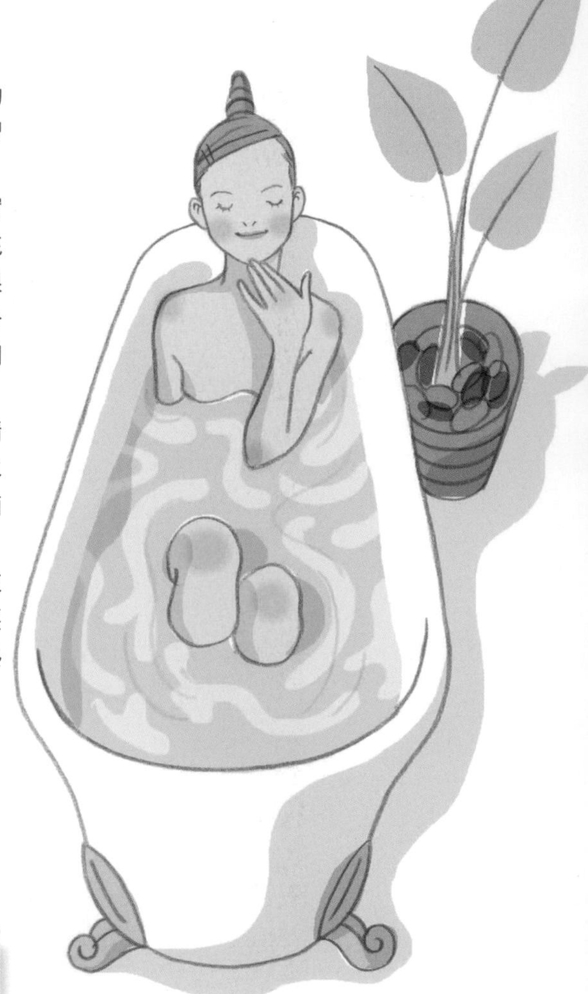

短時間的入浴&沐浴注意事項

- ●對於肌膚刺激性強的精油，不適合用於精油泡浴上，請避免使用。
- ●請遵守精油用量。
- ●請進行皮膚過敏測試（P.15）。

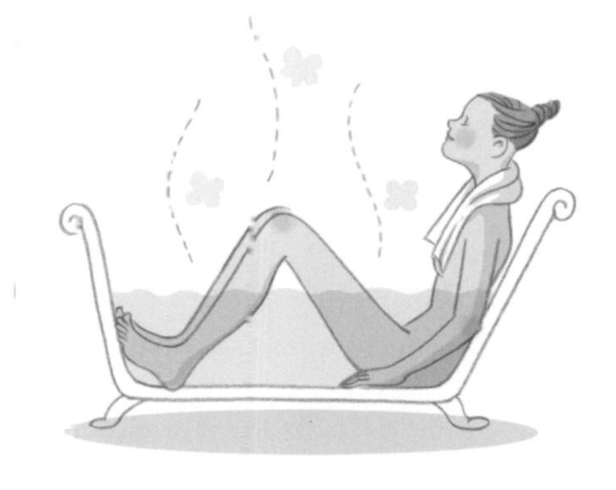

半身浴

將浴槽放入一半熱水，即可進行半身浴。精油的使用方法請參考全身浴，但因為加入的熱水較少，因此精油的使用量最多請控制在3滴以內。

熱水不要太熱，在微溫的狀態下約浸泡20至30分鐘。注意不要讓上半身受冷，請在肩膀上蓋上毛巾來保護身體。與水位較高的全身浴相比，半身浴的水位不會蓋過心臟，對於心臟的負擔比較小，所以很適合花一點時間慢慢浸泡享受熱水感。另外，由於熱水集中在下半身有水壓加壓之故，特別推薦使用促進血液循環，能改善手腳冰冷等症狀的精油來使用。

足浴

使用較大的臉盆或足浴專用的水桶，放入較熱的熱水（42℃至43℃）。浸泡至腳踝處，再加入2至3滴即可，接著將雙腳浸泡在熱水裡約5至20分鐘。

由於雙腳溫熱之故，會促使全身的血液循環變好，特別推薦給手腳冰冷及容易腳部水腫的人使用。因感冒不想要進行全身浴或半身浴時，建議可使用足浴來溫暖身體。

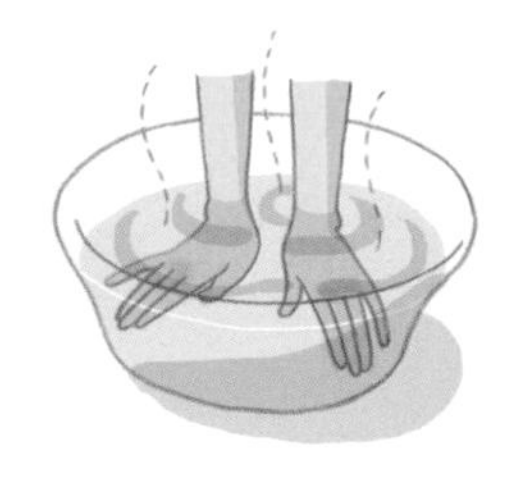

手浴

在臉盆內放入些許溫熱水後滴入2至3滴精油，仔細混合後將雙手浸入水中至手腕處浸泡約5至10分鐘。手浴不僅會溫熱雙手，連身體上半身也會溫熱，能改善身體怕冷症狀，從手腕到肩膀的血液循環都會改善。可以緩和肩膀僵硬及頭痛。也特別推薦可以將雙邊手肘浸泡入熱水中，進行手肘的泡浴，也是很不錯的保養選擇喔！

坐浴

較大的臉盆上放入些許溫熱水，滴入2至3滴精油，混合攪拌後，將臀部部位坐入臉盆內，溫熱臀部約5至10分鐘左右 如此能促進血液循環，緩和痔瘡便秘及外陰器官的發炎症狀。

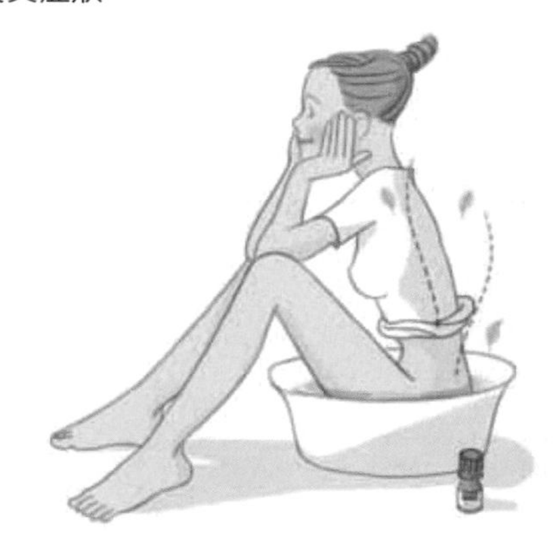

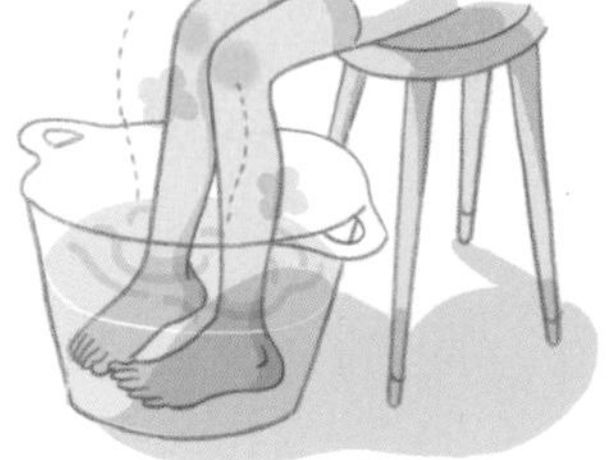

精油蒸汽吸入&精油濕布

鼻子及肌膚這兩個器官，都可以將精油的芳香成分攝取進身體，
與芳香精油浴有些許不同，此處要介紹的是利用水蒸氣等水分蒸發的力量，
來進行芳香療法。

蒸氣吸入

臉用蒸氣蒸熏藉以吸入蒸氣的動作在本書上就叫做「蒸氣吸入」。有喉嚨痛或流鼻水、鼻塞等症狀發生時，因為具有緩和效果所以特別推薦。蒸氣吸入，也有排出肌膚老廢物質之效用。在卸妝、洗臉後，將肌膚清洗乾淨後可以進行這個療法。

在洗臉槽裡倒入約80℃的熱水。滴入1至3滴薰衣草或天竺葵等具有肌膚保養效果的精油。用乾的毛巾舒適的蓋在頭上，將臉放在距離洗臉槽約20至30公分左右的位置，讓蒸氣不斷的升到臉部。閉上眼睛吸入蒸氣，然後放鬆心情。時間大概約3至5分鐘，到自己覺得舒服的程度就可以。結束之後拍上冷水或化妝水來緊緻肌膚。

P.158介紹的馬克杯芳香浴的方法也是相同的，只是因為更進一步的深呼吸將更多的精油香氣吸入到身體中，在此就叫做「吸入」。芳香成分經由鼻子傳達至肺、呼吸器官，可藉由緩和呼吸器官不適等症狀。

※氣喘者或咳嗽嚴重的人，請避免使用！

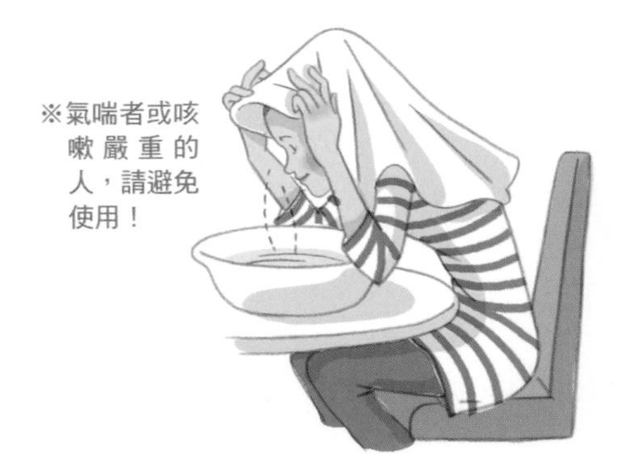

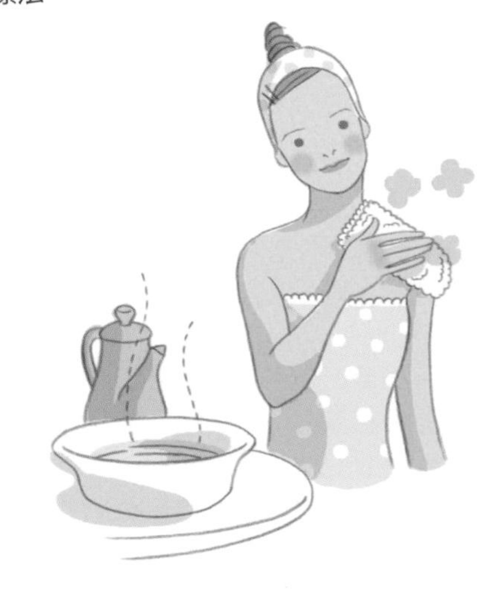

溫濕布

在洗臉槽中注入熱水，滴入1至2滴精油，將毛巾摺疊好後放入熱水中，浸濕後擰乾。因為使用熱水，所以請注意不要燙傷。再將這個溫濕布放在感覺疼痛或僵硬的部位。濕布毛巾可以使用到冷掉為止，但如果溫度太低也有可能會凍傷。沾上精油的那一面，請不要直接接觸到肌膚，也請避免長時間的使用。

冷濕布

在冷水（10℃至15℃）裡，加入1至2滴的精油。將毛巾浸濕，讓毛巾充分吸收精油後，扭轉擰乾，在將毛巾放在身體發熱部位。如果想要將熱氣發散出去，可以將毛巾放在腋下、脖子等淋巴集中處。這個時候請不要讓直接接觸到精油的毛巾部位直接接觸肌膚，也不要長時間使用。

精油按摩

選擇自己喜歡或配合所需用途的精油，製作成按摩精油（P.184），接著試著動手進行按摩吧！
利用精油的香味及其效用，花點時間好好來療癒身體吧！

準備

讓身體放鬆

在按摩之前，請先將身體溫熱，放鬆身體筋骨。若能再入浴洗澡後進行按摩會更加有效果。如果沒有入浴洗澡的打算，身體在抹上精油前，請先稍微拉拉筋，或在準備進行按摩的部位搓揉放鬆，也可以使用毛刷輕輕刷過身體，都可以在按摩前先行放鬆。使用熱毛巾預先溫熱要按摩的部位，也是一個很好的放鬆方法喔！

溫熱雙手

若是身體已經溫熱，但是手卻很難溫熱時，可以進行手浴或磨擦雙手，使雙手發熱。手的溫熱程度也會影響精油在手上的效果，在進行按摩前，請先讓雙手保持溫熱的狀態。

精油的取量方法

不要一開始就塗抹上太多的精油。若是一次塗抹太多，有時會導致按摩不容易進行。手上倒入精油按摩油後，不要直接就塗抹在想要按摩之處，請先藉由手掌的溫度，讓按摩油溫度與手掌溫度相融合後，再進行按摩會更加有效果。

按摩的基本方法

揉捏

以拇指或中指畫小圓圈的方式，輕輕按壓肌膚。至於按壓的強度就以自己舒服的程度為準，眼皮及肚子部分因為比較脆弱敏感，請以中指來進行按摩。

摩擦

以手掌或拇指虎口，或食指到小指的四根手指，合併起來摩擦身體。順著淋巴方向滑下般地摩擦身體，摩擦身體可讓肌膚保暖發熱效果。

按壓

以拇指或中指來按壓身體部位，或將食指到無名指三根手指頭合併，盡量張大虎口，以較大面積來按壓身體。

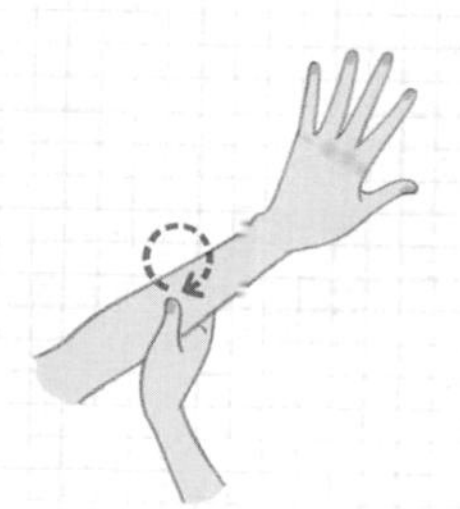

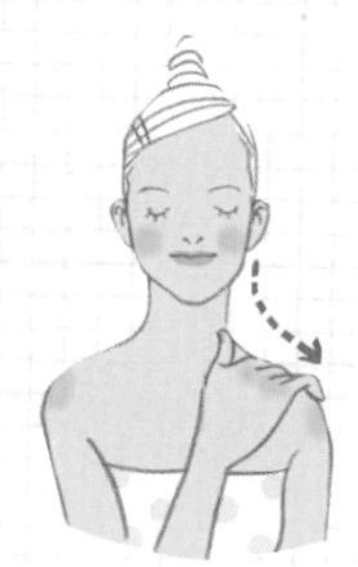

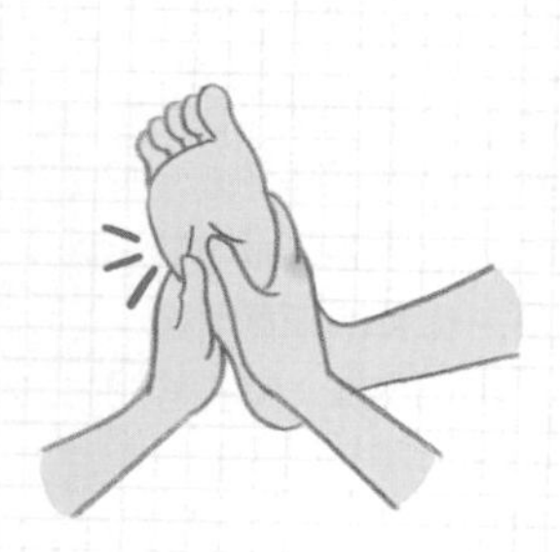

頭部按摩

讓油分充分浸透到疲勞的頭皮中。就寢前的頭部按摩，對於消除當天的壓力很有助益。

01 額頭

手取按摩油，按摩額頭與前額頭髮髮際處，再從額頭往頭頂位置按壓，約按壓5次。

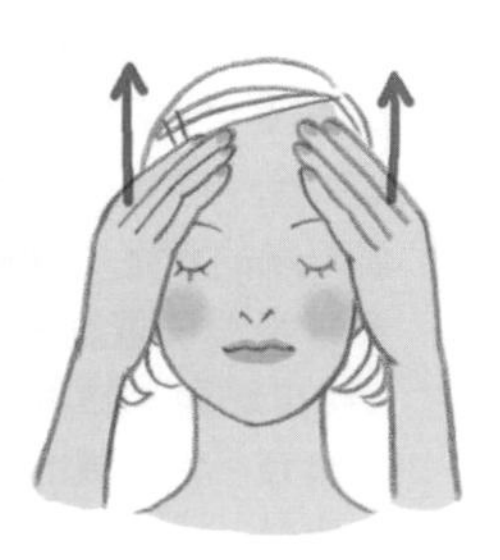

02 頭部

於頭部兩側，從耳朵上方位置往頭頂部位來回按壓5次。

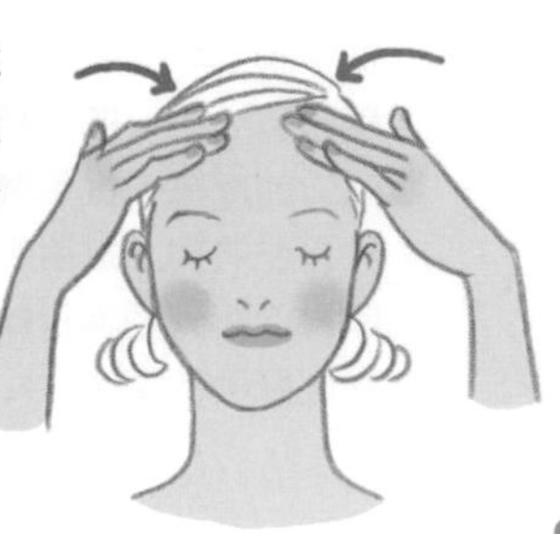

03 頭部整體

以所有手指頭敲拍頭部約5次。

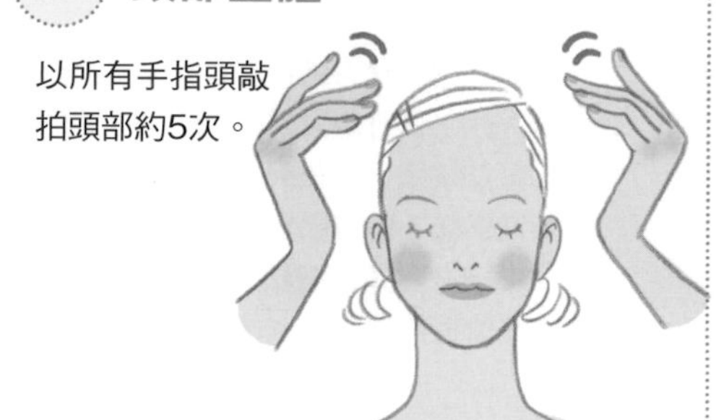

頸肩按摩

可以消除肩膀僵硬及脖子的疲勞。如果感覺到僵硬太過嚴重，請不要用撫摸式的按壓，而改以將僵硬處推開的方式按摩。

01 鎖骨

手取按摩油，以食指中指無名指三根手指頭從鎖骨下方，由中間往兩側到肩膀處輕壓，5次。

02 淋巴

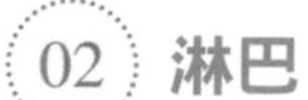

以使用食指、中指、無名指三根手指頭，由耳朵下方往肩膀方向撫摸般到按摩。另一邊也是相同按摩方法，各5次。

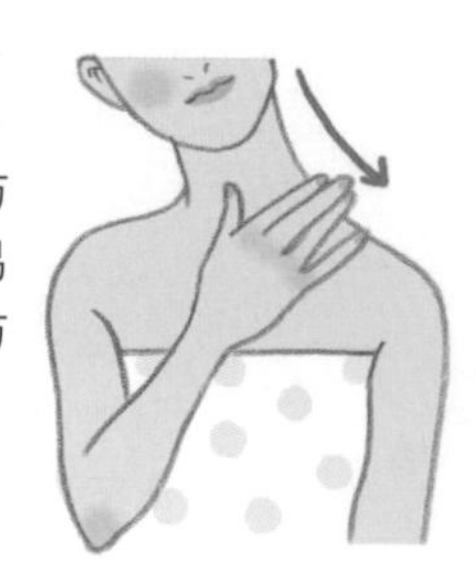

03 脖子整體

首先先按摩整個脖子，從頭髮髮際位置，往脖子與肩膀連接位置往下按壓，但力氣勿過大。

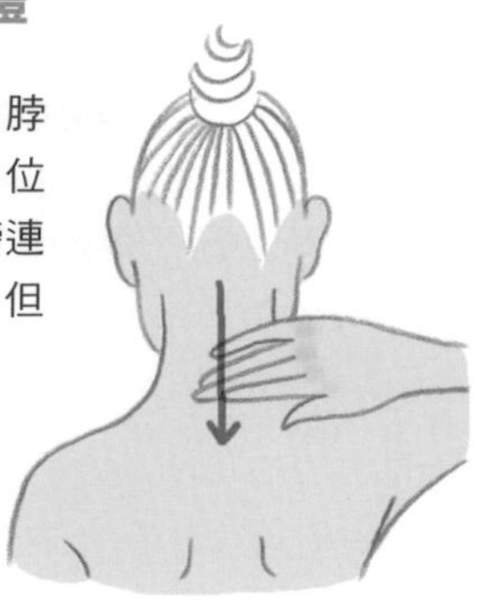

04 脖子肩膀筋

在頭髮生長的髮際位置，到與肩膀相接的脖子與肩膀的中央位置，以食指與中指的指腹按壓。強力壓3秒後再放開3秒，共作5次。如果僵硬狀況很嚴重，請以手指頭先進行按壓的推揉方式把僵硬部分推鬆。

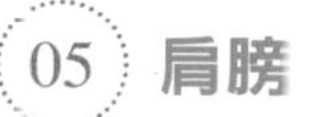

從脖子到肩膀，以手掌進行撫摸般的按摩，一邊各5次。

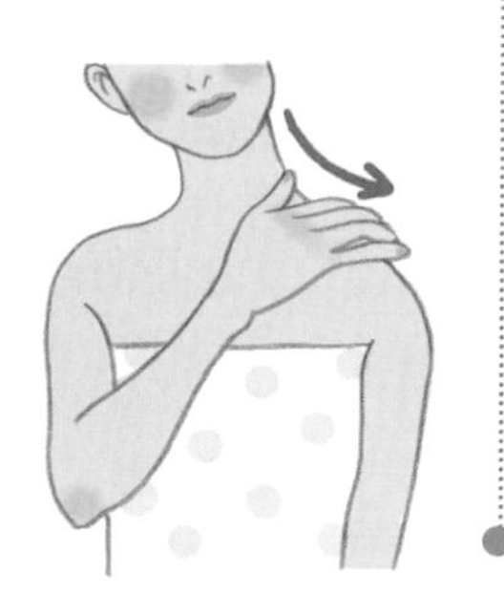

06 背中上部

在手可以摸到的範圍內，將手放在背部，往著脖子的方向按摩，一邊各5次。

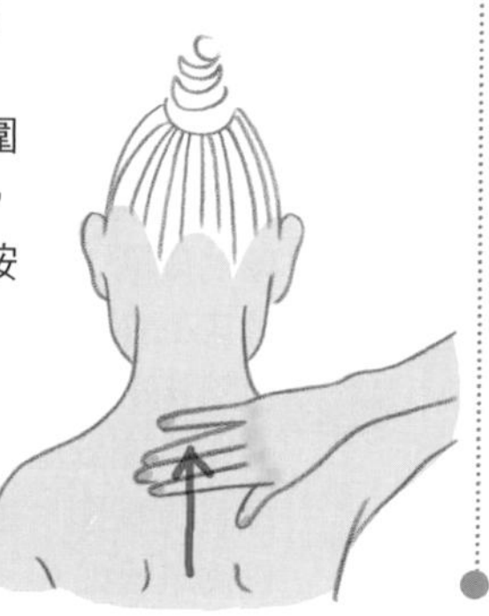

臀部按摩

在覺得鬆弛的部分進行按摩，可讓塞住的淋巴活動，只要血液循環變好，細胞就會活化，對於改善臀部鬆弛部位非常有助益。

01 外側

手塗按摩油，以整個手掌從臀部的三角形骨頭（仙骨）往下通過臀部外側，再往上畫一個大圓般地按摩，各5次。

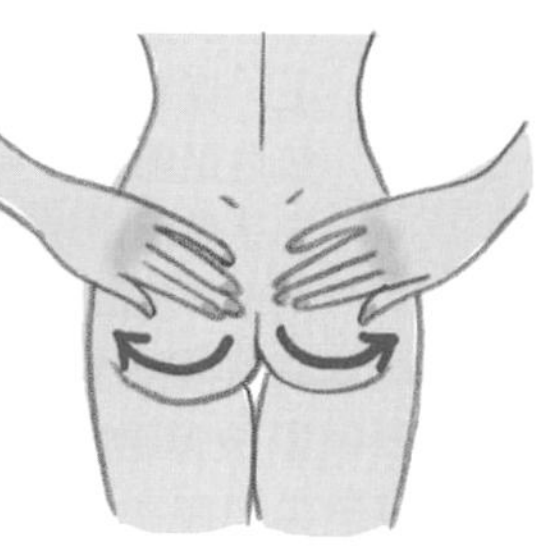

02 臀部整體

將手像屁股包起來一樣的放在臀部上，從大腿與屁股的連接處，往屁股方向提拉式的摩擦按摩，進行5次。

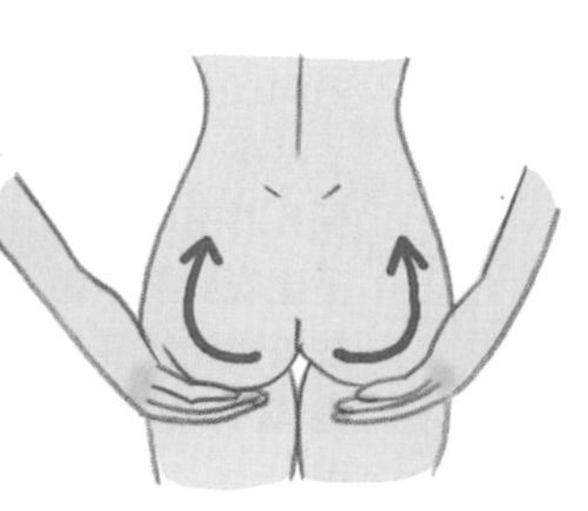

03 大腿至屁股

身體稍微往前傾，將手掌放在身後大腿的位置，從大腿位置溫柔仔細地往臀部最上面位置撫摸按摩。最後在屁股底部，微笑線容易鬆弛部分重點式按摩，進行5次。

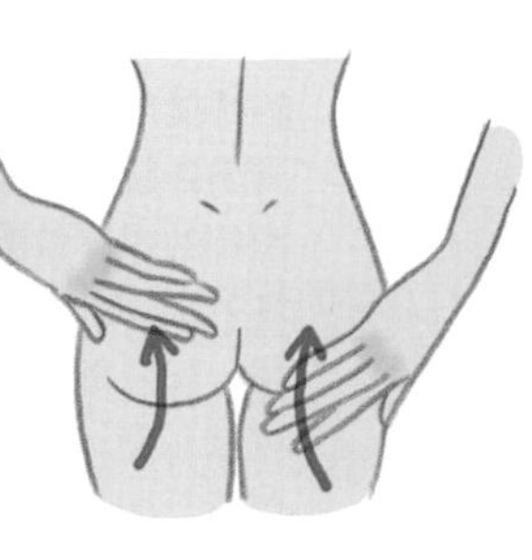

考取芳香療法證照
讓芳香療法對生活和工作發揮更大助益

取得芳香療法的檢定資格，就能夠對於芳香療法的知識和實踐方法，
具有更完整的理解，在各個方面都能有所助益。
芳香療法的認證無須特殊資格，不管是誰都能夠參加考試，並獲得資格證照。
你要不要也挑戰看看呢?

※所有的資訊為2014年1月所發佈，隨時皆有可能調整或異動。

何謂芳香療法檢定

由日本芳療環境協會所舉辦檢定考試，對於芳香療法具有興趣者，或想要進修相關盡階知識者，都可以參加此檢定考試。芳療師檢定分成1級與2級。若取得2級資格，可學習到讓安全使用芳香法的相關基本知識。取得1級檢定者，可學習到讓自己與周圍的人安心使用精油的正確知識。若1級合格，可成為精油指導師，甚至可再往更高階層研修芳香療法，以取得更高級的檢定資格。

考試方法

每年的5月和11月共兩次檢定時間，在日本全國34個都市皆有舉行此檢定考試。只需填好考試申請書，再進行申請即可。相關考試申請書，可自日本全國精油芳香療法店舖、精油相關學校來索取。也可以在協會的網站上直接報名。考試內容由（社）日本芳療環境協會所出版的教科書中出題。

※考試內容有變更之可能，最新情報請上網查詢。

芳香療法檢定概要

〔檢定種類〕
●2級：檢定費用6300日幣（含稅）；1級：檢定費用 6300日幣（含稅）。
●可以在同一天同時報名2級與1級，同時報名檢定費用為12600日幣（含稅）。

〔檢定資格〕
無特別要求，且沒有年齡、資格上的限制，從哪一級開始考皆可。

〔檢定日〕
5月／11月（一年兩次）

〔會場〕
札幌・釧路・青森・仙台・福島・筑波・宇都宮・前橋・埼玉・千葉・東京・神奈川・新潟・金沢・甲府・松本・岐阜・静岡・名古屋・四日市・京都・大阪・神戸・奈良・松江・岡山・廣島・高松・松山・福岡・長崎・熊本・鹿兒島・沖縄（檢定考會場預定在各都市的市中心）
※內容以及檢定考試方法，請務必自行確認最新資訊。考試要項的最新資訊確認處，為（社）日本芳療環境協會。
➡日本芳療環境協會　http://www.aromakankyo.or.jp

檢定考內容

考試內容分成筆試（填入標記方法）及聞香測驗兩種。2級與1級的考試時間不同，所以可以同時報名兩個級次，也可以只選擇報考1級檢定考試。2級出題範圍約為10種精油的基本資料及辨別香味之聞香測驗，芳香療法的使用方式及精油使用安全等相關注意等；1級出題範圍以合計31種精油（2級10種，再加上21種精油）左右的精油為範圍，相關精油的健康學理及芳香療法相關的法律都列考試內容。

芳香療法2級

這是獲得安全使用精油方法與理論的認證資格。取得2級後，不但自身能充分享受芳香療法帶來的樂趣，也能獲得芳香療法在健康助益的相關知識。指定10款精油的基礎知識、香味辨別、芳香療法的使用方法、安全進行芳香療法等都在出題範圍之內，若想更深入了解芳香療法，不妨帶著輕鬆的心情來挑戰一下。

芳香療法1級

這是可獲得更高階芳香療法知識，並幫助身邊的人也能享受芳香療法的樂趣，同時運用芳香療法來助益健康的檢定證照。取得1級芳香療法證書後，可幫助自己與周圍人們正確安全使用芳香療法的知識，讓大家都能享受芳香療法帶來的樂趣。要考取1級資格，必須熟稔除了2級的10種精油再加上21種不同精油，合計共31種精油，也必須對31種精油相關的健康學、芳香療法有更深入的知識。

●精油名	檢定2級		檢定1級	
	香味	筆記	香味	筆記
依蘭依蘭	○	○	○	○
甜橙	○	○	○	○
德國洋甘菊				○
羅馬洋甘菊			○	○
快樂鼠尾草			○	○
葡萄柚			○	○
絲柏				○
檀香				○
西印度檀香				○
茉莉花				○
聖約翰草	○	○	○	○
甜馬鬱蘭			○	○
天竺葵	○	○	○	○
茶樹	○	○	○	○
橙花				○
廣藿香				○
黑胡椒				○
乳香			○	○
檸檬草				○
胡椒薄荷	○	○	○	○
佛手柑			○	○
安息香				○
沒藥				○
香蜂草				○
尤加利	○	○	○	○
薰衣草	○	○	○	○
檸檬	○	○	○	○
岩蘭草			○	○
Rose Absolute玫瑰純油				○
大馬士革玫瑰				○
迷迭香	○	○	○	○

何謂日本芳療環境協會（AEAJ）？

AEAJ在1996年設立，主要為推廣芳香療法，為日本芳香療法協會的指導機構。2005年為法人社團，2012年成為公益法人社團。社團主要職責為推廣芳香療法的正確知識、調查與相關研究，並主辦與芳香療法相關的資格認識考試等，積極推廣並創造充滿天然宜人的芳療環境。

活用芳療法資格
讓芳香療法成為自己喜愛的工作

這幾年，芳香療法被充分運用在各種不同領域上，
活用在各種公共場合的狀況，也有越來越增加的趨勢。
在取得檢定1級資格後，若希望更進一步從事芳香療法工作，
可往下一個階段取得下列的資格認證。
芳療指導師須要先加入（社）日本芳療環境協會，
參加該協會舉辦的資格認定講習會，就可以取得相關資格。
要取得芳療講師、芳療師的資格，必須要參加考試才能取得相關認證。

芳療指導講師

對於精油或精油調配品上使用的材料、利用芳療舒緩身心、或是提振身心靈朝氣等效用具有相關知識，在安全性及法律面上能夠正確傳遞芳香療法，擁有上述能力的資格認證就是芳療指導講師。適合從事芳療事業相關工作，或為大眾講述芳香療法等相關知識等工作。加入（社）日本芳療環境協會後，修習完成相關認證課程後，就可以登錄協會的芳療指導師名單中。

●能夠從事的工作
能夠販售精油或利用芳療舒緩身心等商品，或成為相關芳香療法商店的職員。

●芳療店鋪工作人員
即販售精油或芳療舒緩身心等相關商品，或在芳香商店工作的職員。對於身心不適的來店顧客，提供選購商品的建議，若想要擁有這一類相關知識者，芳香指導講師認證是一個很不錯的資格！

芳療講師

具有在家庭或是在自己居住的地區中，指導大眾實施正確且安全的芳香療法知識等能力的認證考試，是一個適合從事教育相關專家的認證。加入（社）日本芳療環境協會後，先取得芳療指導師資格認證，再通過芳療講師考試就可以取得此認證。

●能夠從事的工作
擔任文化中心或專門學校的講師，或透過義工活動等從事相關教育活動等工作。

●專業芳療講師
是在文化中心或專門學校，教導芳香療法的講師。對於芳香療法的世界有興趣的民眾，需要相關專門知識的老師，想從事這樣工作的你，努力來考取這個認證吧！

芳療師

芳療按摩治療和芳療諮詢的芳療師，是一般人也可以考取的資格認證。要成為專業的芳療師，必須先有義工的身分對於第三者施行芳香療法之實際經驗。在取得芳療指導師資格後，須通過芳療師學科考試及身體芳療按摩的術科考試、諮詢者相關病歷審核等相關認定後，才能獲得此認證。這是一個在專業領域上能使人獲得更大發揮的專業級認證。

●能夠從事的工作
可以在沙龍及SPA等處工作，可從事美體芳療按摩，也可以進行芳香療法。

●芳療師
可以幫助身心不適的人們，使他人擁有美好的人生，為人們提供芳香療法的服務，就是專業芳療師的工作。沙龍及SPA等處的芳療按摩也包括在內，對於從事芳香療法工作是不可或缺的認證資格。

Part
4

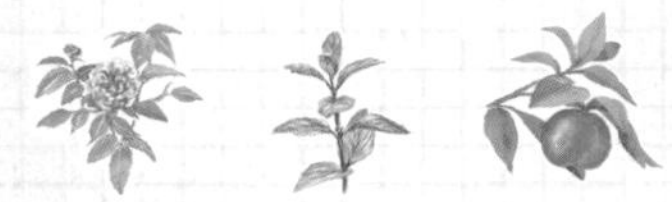

芳香療法手製保養品

在精油裡加入純水或無水酒精所調製出的化妝品或肥皂、精油噴霧、入浴劑等，稱為「芳療手製保養品」。讓我們利用身邊簡單的材料輕鬆製作出能運用在生活中的實用精油小物吧！本章節將為大家介紹15種調製工具及基本作法。

調配工具：
請準備製作手製保養品所需的專用道具

「芳療手製保養品」是為了享受芳香療法，使用精油及基底油來製作出各種手製肥皂與保養品等，讓芳香療法更進一步貼近生活。不僅對於日常生活有所助益，也可以藉由製作過程中的精油芳香氣味，使心情舒緩。

在處理精油時，請不要直接接觸肌膚或放入口中誤食。製作芳療手工品的器具也請與一般食用或料理器具區別開來，並分開保管貯存。請務必在使用前要消毒器具，使用後也務必清洗乾淨。

有關嬰兒或孕婦可以使用的物品，請務必詳讀P.16相關規則，並小心處理。芳療手製保養品不僅能自己享受，也可以當作禮物送給親朋好友喔！

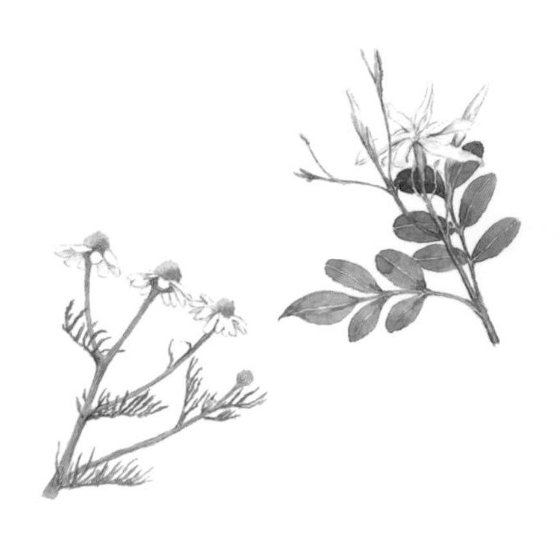

關於道具

製作芳療手製品的專用道具

燒杯與玻璃棒

使用於精油或植物油的計算與調配，請選擇不會轉移香味，能清洗乾淨的玻璃製品。5公克單位為基準，並選擇耐熱性的器皿。

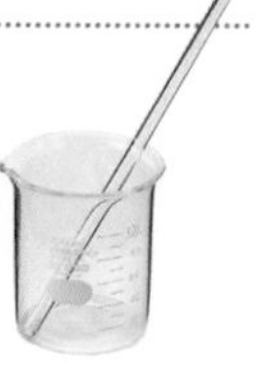

研磨臼，研磨杵

將天然香草及天然鹽磨碎，用於攪拌時使用。只要均勻攪拌粉末就不會飄散開來，也很適合用於混合黏土使用。

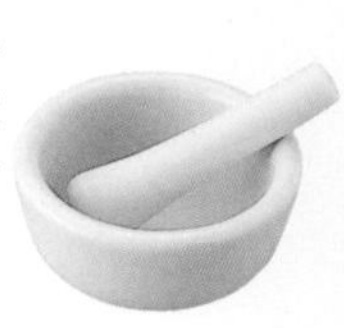

量筒

精油與植物油需要以1公克的單位，精準測量所需的量筒，具有最小的單位為0.2公克者是最適合的量筒。

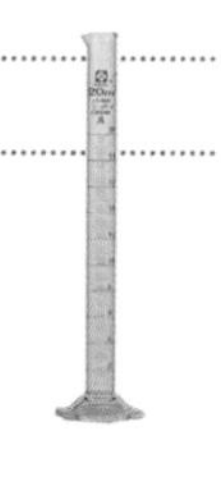

湯匙與竹籤

請選擇耐熱不銹鋼製湯匙。請使用完一次性竹籤，每次使用時取用新的竹籤。無論湯匙或竹籤，都要與料理用的器具分開來使用。

精油燈

以燭火融化蜜蠟時所需要的器皿，在點火期間請勿離開精油燈。加入水和精油溫熱，希望享受室內芳香氣息時也可以使用。

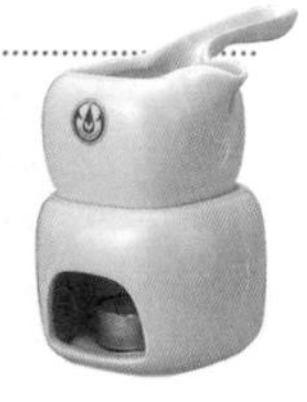

皂模

市面上有販賣各種不同的皂模，能輕易將凝固的肥皂取出。具有耐熱的塑膠製品也可以使用。如果沒有皂模，布丁盒、空瓶、牛奶紙盒也可以替代。

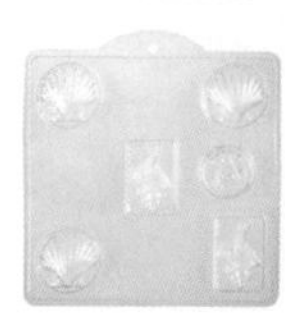

基底材料　稀釋精油用的各種基底材料，擁有這些材料就能方便製作芳療品。

乾燥香草

迷迭香或洋甘菊等乾燥香草，可以加入精油皂中，不僅使皂更具療效與香氣，也更添色彩。香草也可以作為入浴劑，在手浴或足浴時皆可使用。

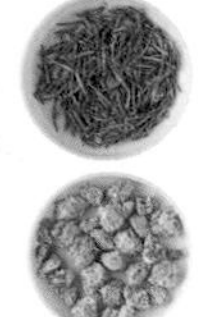

香草粉

將鼠尾草或玫瑰等乾燥的香草花朵，研磨而成香草粉。可與其他基底材料混合，也可加入面膜或乳霜中。加入香草粉不但可增加療效，還能使手製品的讓顏色更添鮮豔。

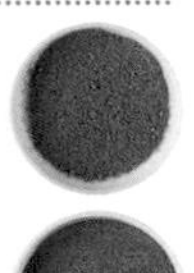

花水

以水蒸氣蒸餾法蒸餾精油時，會產出芳香蒸餾水，這些蒸餾水經常被作為化妝水。詳細說明請見P.133。

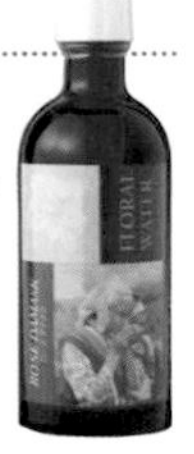

純水（精製水）

礦泉水或除去氯氣等不純物的精製水。可用於化妝水，一般用於清洗隱形眼鏡，可以在藥局購入。

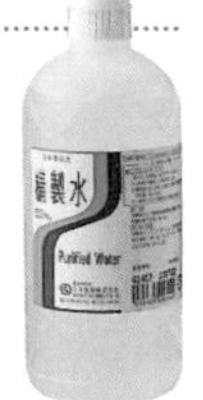

無水酒精

可使精油溶解混合的高純度酒精。除了作為芳療手製品的基底材料之外，一般也用於容器及器具的殺毒，可在化工專門店或藥局購買。

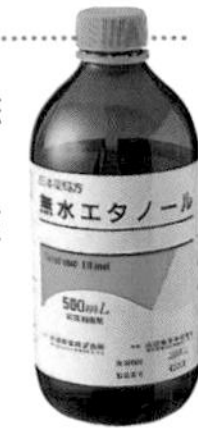

天然鹽

含有豐富海水礦物質的天然鹽，具有排汗作用，可使肌膚變得乾淨。天然鹽也能排出體內老化物質，具有活化身體機能效用。可作為沐浴鹽及精油去角質鹽的基底材料，與精油相加能提高效用。

蜂蜜

蜂蜜具有殺菌效果與鎮定發炎症狀的效用，特別推薦敏感肌膚者使用。蜂蜜能使肌膚濕潤有光澤，可加入精油製作入浴劑或面膜。

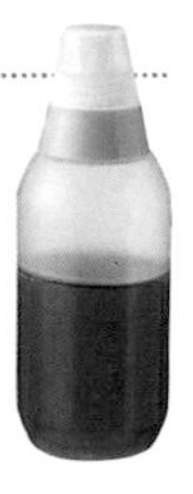

高嶺土（黏土粉）

肌膚保養常見的的黏土（粉末黏土）。可以促進血液循環，排出毛孔與皮膚的老廢物質。可改善疲倦暗沉的肌膚，達到美白效果。

澎潤土（黏土粉）

黏土面膜的原料，可去除老化角質。具有出色的髒污吸除力，非常適合敏感肌膚及乾燥肌膚者使用。殺菌力也很強，青春痘痘患者也可以使用。

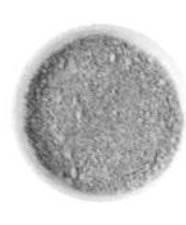

皂基

是一種無香料無顏色的肥皂，含有對肌膚很溫和的甘油成分。以微波爐或隔水加熱溶解，再加入精油混合放入皂模中，冷卻凝固後就成為手工原創的肥皂。也可以加入乾燥香草或香草粉，以添加效用並增加色彩。

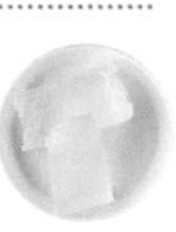

製作芳療手製保養品
請注意精油使用方法&盡情享受精油帶來的樂趣吧！

為充分享受精油而製作的各種芳療手製保養品，由於接觸肌膚的機會很多，務必遵守規定，將精油稀釋後使用。請遵照肌膚的基本知識，並記住應注意的事項。

手製保養品的精油選擇

依照放鬆心情、使空氣清新等目的來選擇合適精油。若要製作接觸肌膚的保養品，可選擇保濕度高的精油，再加上能鎮定心情的精油，將精油組合使用。請參考Part5中的「不同目的精油配方」。由於某些精油直接接觸肌膚時會傷害肌膚，若作為肌膚保養或入浴使用，要格外留意選擇精油。

精油的低親水性

在調製化妝水這類需要使用純水的芳療保養品時，請先將精油與少量基底油進行稀釋後，再加入純水來製作。這是因為精油具有不親水的特性。即便如此，仍舊有部分基底材料不易與精油相混合，所以製作完成的芳療手製品，在使用前最好先將瓶子充分搖晃，充分混合精油與基底材料，使整體濃度均勻再行使用。

具有光敏性的精油

- 歐白芷根
- 葡萄柚
- 佛手柑
- 萊姆
- 小茴香
- 龍艾
- 紅桔
- 檸檬

保存芳療手製保養品

盡量製作一次就能全部用畢的芳療品，畢竟精油接觸空氣時就會變質，香味也會揮發，成分也會改變。如果使用不易氧化的基底材料，則能保存較久時間。請在每種材料上標註保存期限，若發現香味有所變化，請立即停止使用。

注意精油的光敏性

所謂的光敏性，是指某些精油具有特定成分，只要接觸肌膚，肌膚在與紫外線接觸後就會引起過敏反應，會造成皮膚紅腫或雀斑產生的狀況。以柑橘調精油為最常見，佛手柑裡的佛手柑內酯為光敏性最具代表性的成分。具有光敏性的精油，即便是將精油稀釋，只要接觸到肌膚，也請避免讓肌膚接觸到紫外線。若以具有光敏性的精油製作按摩油、化妝保養品、入浴劑、濕布等手製品時請務必小心。不會接觸到肌膚的芳香浴，則不會有光敏性的問題，若一旦接觸到肌膚時，請立即清洗乾淨。並非所有柑橘調精油都具有光敏性，例如甜橙精油，就幾乎是完全沒有光敏性的精油。

請先記住關於肌膚的基礎常識

肌膚是守護身體免除外界傷害的防護

肌膚具有保護身體遠離塵埃和過敏原、細菌及病毒等外部刺激的作用，是守護身體的防護線。最表面的肌膚表皮、角質層是第一道防線，若表皮層及角質層水份過少，肌膚就會顯得乾燥並產生縫隙，細菌病菌等就有可能會侵入縫隙。使用化妝水及油類等來保濕肌膚，使水分不會從皮膚流失，是肌膚保養用品的效用。精油不僅只能防止水分流失，還有促進殺菌及保濕，使肌膚緊緻（收斂）等效用。精油的香味不僅能療癒身心，對於肌膚也有一定的保養效果。植物油及油脂類中的植物成分也具有對肌膚助益的效用，混合使用能保護皮膚，使皮膚達到更好的效果。

※請務必小心使用，以避免精油成分接觸口及眼睛，或沾染在嘴唇上。

精油對於肌膚的作用

〔收斂作用〕

有緊緻肌膚作用，可提拉肌膚細胞，增加肌膚彈性。

〔保濕作用〕

給予肌膚滋潤，防止肌膚乾燥。肌膚細胞的水分若蒸發，細胞蒸發處會產生裂縫，外界刺激物就容易進入裂縫中，將會損害肌膚。

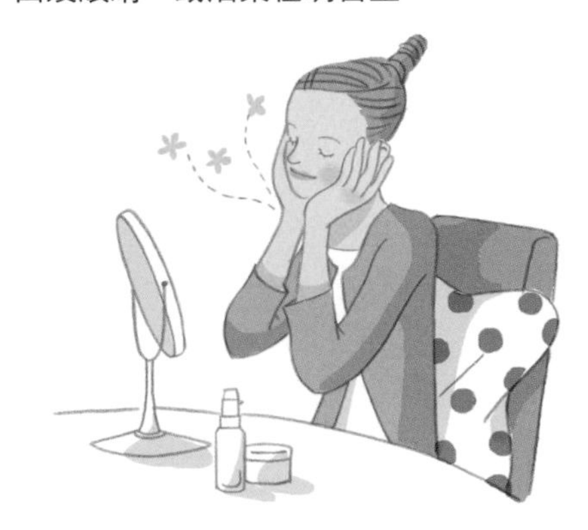

〔具有肌膚保養效用的精油〕

〔普通肌膚〕

- 天竺葵
- 乳香
- 薰衣草
- 羅馬洋甘菊

〔敏感肌膚〕

- 橙花
- 薰衣草

〔油性肌膚〕

- 依蘭
- 絲柏
- 迷迭香
- 廣藿香

〔乾燥肌膚〕

- 羅馬洋甘菊
- 橙花
- 大馬士革玫瑰

〔抗老化〕

- 乳香
- 橙花
- 大馬士革玫瑰
- 沒藥

塗抹在肌膚上的芳療手製保養品

肌膚用化妝水的大部分成分都是水，在純水中加入少量精油、植物油成分能增加肌膚的保濕力。
推薦對於美肌相當知名的月桃和調整皮脂的天竺葵等，
請配合肌膚的狀況選擇適合的精油吧！

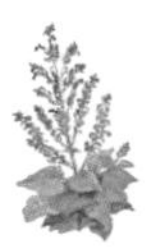
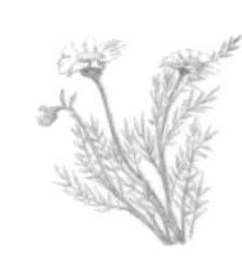
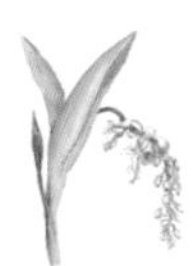

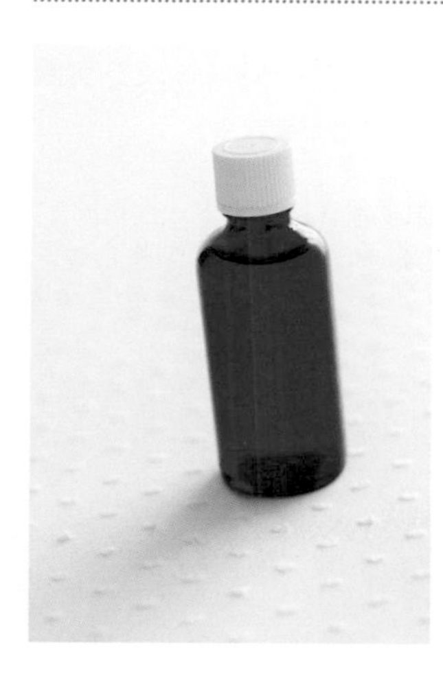

〔化妝水〕

肌膚用的化妝水，大都是在純水中加入少量精油、植物油等成分，以增加肌膚的保濕力。建議使用對於美肌相當有幫助的精油或植物油，一起來選擇並調配適合自己肌膚的狀況的精油化妝水吧！

基本配方

❶在燒杯中加入1公克植物油，或無水酒精5公克，滴入精油2滴，以玻璃棒攪拌。
❷加入純水45公克或49公克，再繼續混合攪拌，最後倒入遮光瓶中。

用法

將瓶子搖晃使內容物充分混合後，倒在化妝棉上，讓化妝棉吸滿化妝水，直接拍打在臉上。

保存●可保存在冰箱中，請在2週內使用完畢。

〔乳霜〕

天然的蜜蠟與植物油一起加熱融化，再加入精油冷卻製作出的就是乳霜。具有封住肌膚水分，具有出色的保濕能力，可以使用在身體上。可選擇使肌膚柔軟的檀香精油，或對保養保濕及問題肌膚很有效用的廣藿香精油吧！

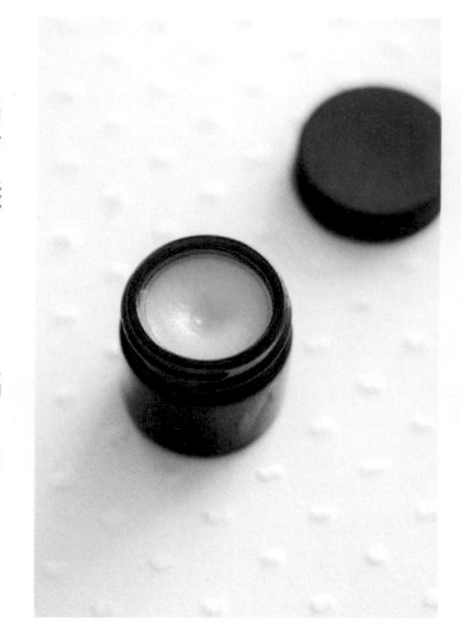

基本配方

❶使用電子秤量出蜜蠟3公克。加入植物油21公克，再以精油加溫器或隔水加熱混合蜜蠟與植物油。
❷將①倒入保存容器中，一邊攪拌一邊慢慢冷卻，等周圍逐漸泛白時，加入5滴精油，再混合攪拌。
❸靜置完全冷卻後蓋上蓋子即完成。

用法

取出少量放在手上，像按摩一樣地塗抹在肌膚上。

保存●放在陰暗處保存，請在1個月內使用完畢。

〔護唇膏〕

嘴唇對於少量的刺激，也是非常敏感的，所以不建議使用精油來製作護唇膏。蜜蠟與植物油倒入護唇膏專用的器具內凝固後，就成為容易如同市售的護唇膏。具有高度美肌效果的金盞花植物油與玫瑰果植物油，都很常用來製作護唇膏。

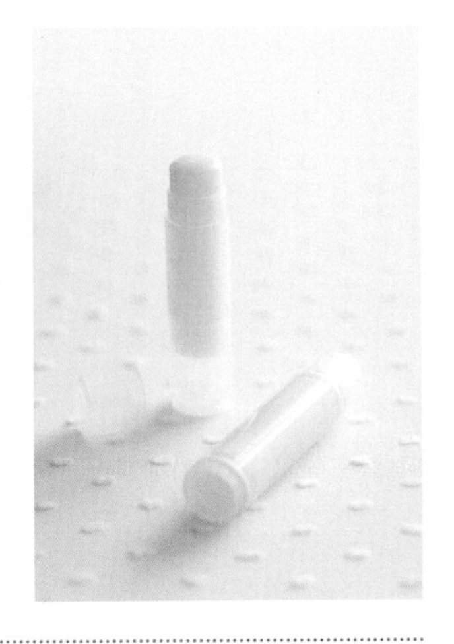

基本配方

❶將蜜蠟2公克加入6公克植物油（金盞花油），再以精油加溫器或隔水加熱混合蜜蠟及植物油。

❷將①倒入護唇膏瓶中，放置完全冷卻後，再蓋上蓋子。

用法

在乾燥的嘴唇上薄薄塗抹一層。

保存●放置在常溫下保存，請在1個月內使用完畢。

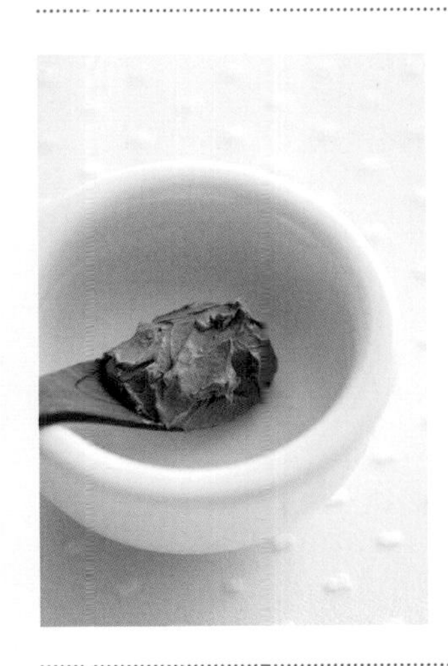

〔黏土面膜〕

利用黏土吸附污垢的特性，緩和肌膚並去除毛孔的汙垢與多餘油脂。可加入活化肌膚的天竺葵精油和調整皮脂分泌的快樂鼠尾草精油，試試看吧！

基本配方

❶在研磨臼裡放入1大匙黏土，加入1大匙純水。待黏土與純水充分混合後，以研磨杵將材料搗成糊狀。

❷慢慢加入1小匙植物油，繼續攪拌混合，再加入1滴精油後攪拌均勻。

用法

洗完臉後，將臉上的水分擦拭乾淨，避開眼睛及嘴周圍，在臉部整體塗抹，塗抹完後靜待3至5分鐘，以溫熱水沖洗乾淨。沖洗完後將臉上水分擦拭乾淨，塗抹上肌膚化妝水。

保存●每次製作當次使用的分量，製作好的分量請當次使用完畢。

〔爽身粉〕

在容易流汗的季節裡，可保持身體清爽乾燥的就是這款精油爽身粉。材料中的滑石粉是天然滑石的粉末，可使肌膚變得滑嫩。再加入有消臭作用的苦橙葉精油及薰衣草精油，會更具爽身效果。

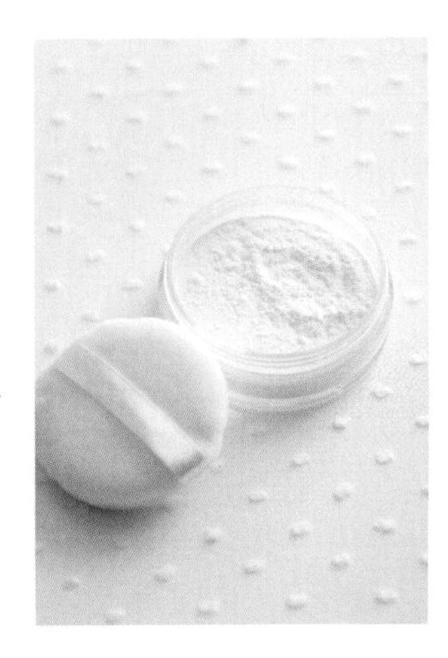

基本配方

❶在燒杯中放入太白粉及滑石粉各1大匙，充分混合。

❷將精油3滴（各種不同精油混合也可以）加入①中，以玻璃棒一邊攪拌一邊慢慢滴入，精油完全滴入後再充分攪拌均勻，接著以茶篩過濾，放入粉盒中。

用法

讓肌膚保持乾爽清潔，再使用乾淨粉撲或化妝棉，少量的撲抹在身體上。

可於常溫下保存，請在1個月內使用完畢。

〔古龍水〕

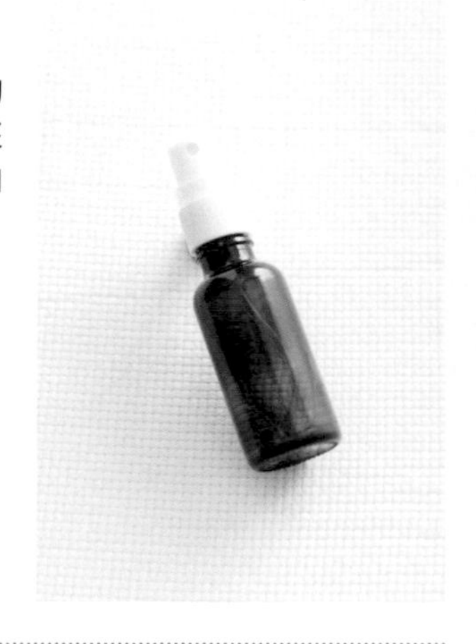

可享受天然香味的古龍水，主要成分是純水。可隨著溫暖的體溫一起揮發，使人享受溫柔與芳香的氣息。可選擇會帶來幸福感的依蘭依蘭精油，或使心情變明亮開朗的佛手柑精油等，依照自己的心情選擇喜愛的精油來調配喔！

基本配方

❶在燒杯中加入無水酒精10公克，再加入10滴精油混合。精油可選擇1至4種左右，隨自己的喜好自由搭配。

❷加入40公克純水混合後，倒入遮光噴霧瓶中保存。

用法

使用前充分搖晃混合，噴在手腕、腳踝，胸口。

※注意不要噴到臉上。※請注意光敏性。

保存●保存在冰箱中，請在1個月內使用完畢。

〔香精油〕

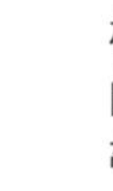

植物油裡添加精油來提香，就叫作香精油。比使用酒精稀釋的古龍水，還能使芳香氣息留在肌膚上，使香味持久。使用帶來奢華高級感的橙花精油或高山冷杉等樹木調製的精油，也適用於男性身上！

基本配方

❶在燒杯中加入基底油（荷荷芭油等，香味不強的基底油）5公克，接著加入5滴精油。精油可以選擇1至4種左右，隨自己喜好自由搭配。

❷以玻璃棒攪拌均勻，倒入遮光瓶中保存。

用法

使用前充分搖晃混合瓶罐內容物，少量塗抹在手腕及胸口。

保存●放置在陰暗處保存，請在1個月內使用完畢。

〔香膏〕

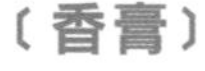

以蜜蠟封住香氣，可以塗抹的香氛稱為香膏。肌膚上塗抹著以蜜蠟封存的精油香氣，香氣會緩緩漂散出來。可以配合當天心情，選擇能深度療癒人心的安息香精油，也可以選擇讓心情美好的玫瑰精油。

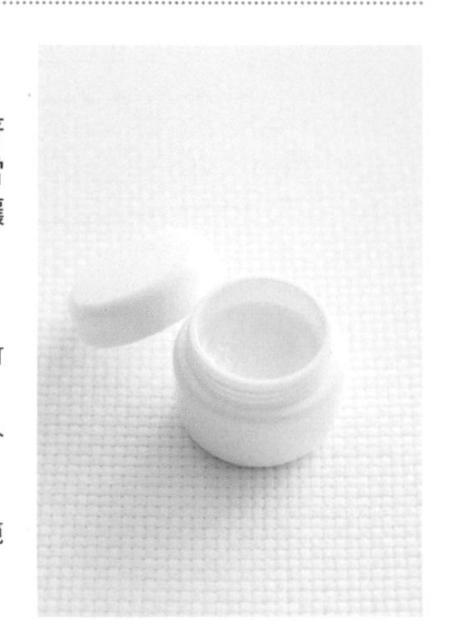

基本配方

❶精油加溫器裡放入2公克蜜蠟及植物油（荷荷芭油等）約10公克，以竹籤仔細混和使之融化。

❷蜜蠟完全融化後放入容器內，混和攪拌後冷卻。待周圍稍微凝固後加入11滴精油，再充分攪拌混合，放涼凝固後就完成了。

用法

以手指取少量塗抹在手腕或胸口。由於精油濃度很高，請不要塗抹太大範圍。

保存●放置在陰暗處保存，請在1個月內使用完畢。

活用在生活＆家事上的芳療手製品

精油具有殺菌、抗菌及消臭、分解油汙等效用，我們可以利用這些精油的特性，
製作出用於掃除、清淨房間空氣的芳療手製品。
讓精油的芳香成分，使心情更加開朗、明亮。

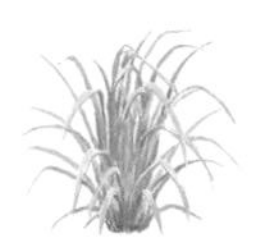
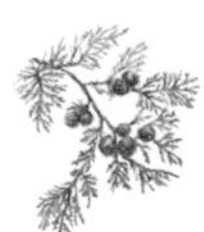
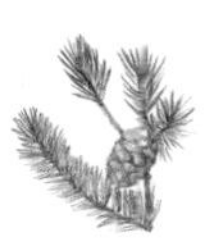

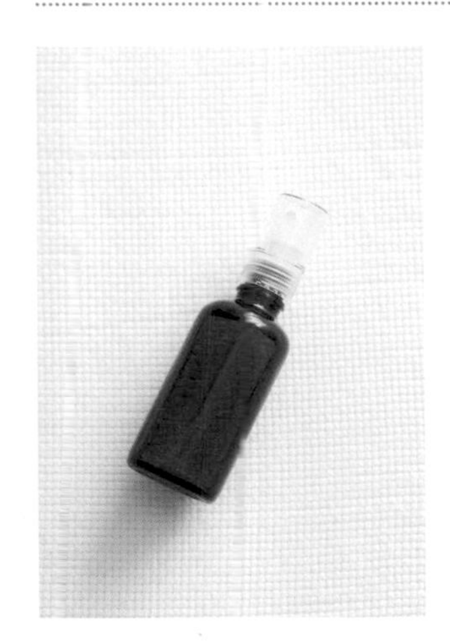

〔室內噴霧劑〕

可在房間或車子裡噴灑，比起精油擴散器，能使精油芳香傳遞到更廣之處，也可用於清除有髒污之處。胡椒薄荷及絲柏都是具有高度除臭作用的精油，可以改善空氣品質喔！

基本配方

❶在噴霧容器內放入5公克的無水酒精，再加入5至10滴精油，充分拌勻。

❷在①裡加入45公克純水後，充分搖晃噴霧容器，使之完全混合。

用法

使用前充分搖晃瓶身，使之混合後噴在所到之處。

保存●保存在冰箱中，請在2週內使用完畢。

〔清潔粉〕

使用小蘇打粉製作，可作為掃除用的清潔粉，可以在浴室、廚房等會碰到水或有水的地方，發揮它的清潔功能。小蘇打粉的洗淨力，再搭配上精油本身的作用，享受香味的同時也可以達到清潔的效果。檸檬精油中的檸檬烯成分具有除去髒汙的效果，或使用一些具有除臭成分的精油，都可以使得清掃工作變得更加容易喔！

基本配方

❶在小蘇打粉100公克裡加入20滴的精油（可以混合兩種左右精油），使精油與小蘇打粉充分混合，仔細拌勻。

用法

使用海綿或刷子沾上一些精油清潔粉，加上些許水分後，清除油污。

保存●放入密閉容器內，保存在乾燥之處，請在1個月內使用完畢。

※廚房家具及浴缸等，可能會因為材質的不同不適合使用，或在使用時造成損害，請在使用之前取少量試用，確認沒問題後再進行全面的清掃。

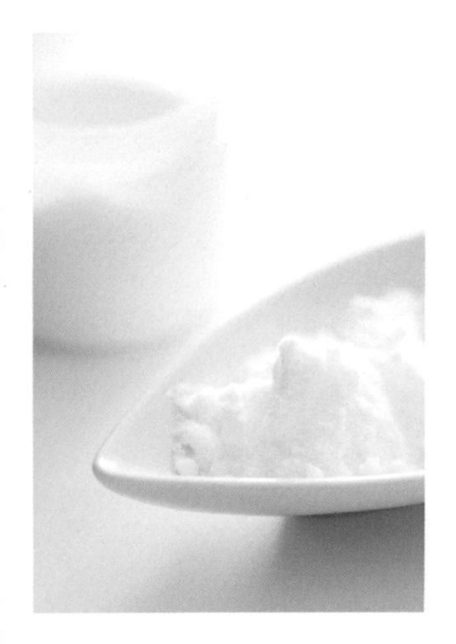

沐浴時可使用的芳療手作品

在沐浴時間想要享受精油樂趣時，最輕鬆的方式當然就是直接將精油滴入浴缸中使用（請一定要遵守精油使用量），但也有其他方法，讓我們以天然鹽與植物油，動手製作一些沐浴中可使用的芳療手製品，將精油的芳香成分融入到日常生活中！

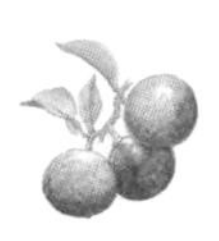
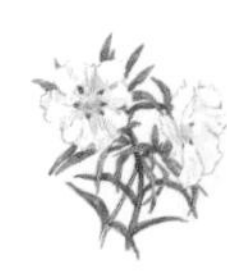

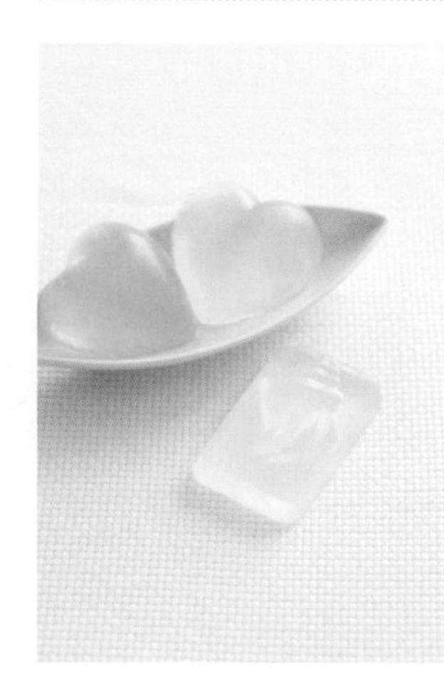

〔透明皂／再製皂（MP皂）〕

使用市售的皂基就可以輕易製作出堅固的肥皂。將皂基溶化加入精油，混合後再倒入皂模裡，接下來就等放涼凝固就好了。推薦使用具有清爽香味，能使人重振心情的柑橘調精油，或具有高度殺菌作用的茶樹精油。

基本配方

❶希望讓肥皂帶點色彩，可將香草粉以少量溫水溶化後，預先製成糰狀備用。
❷在燒杯中加入皂基100公克，放入微波爐加熱至完全融化，再加入①充分攪拌，再加入20滴精油充分攪拌。
❸將拌勻的肥皂基底直接倒入皂模中，放在通風良好處，待完全凝固後再取出。置於通風良好處3至4天，讓肥皂完全乾燥後就可以使用。

用法

以溫熱水或清水搓揉起泡後使用。可用於洗手、臉部清潔等。

保存●保存在乾燥場所，常溫下約可保存1年。

〔手揉皂〕

運用雙手的揉合，將皂基作成自己喜歡造型。以下介紹的基本配方放入香草來取代精油。大家可以加入玫瑰或芹菜等自己喜愛的香草來試試看喔！

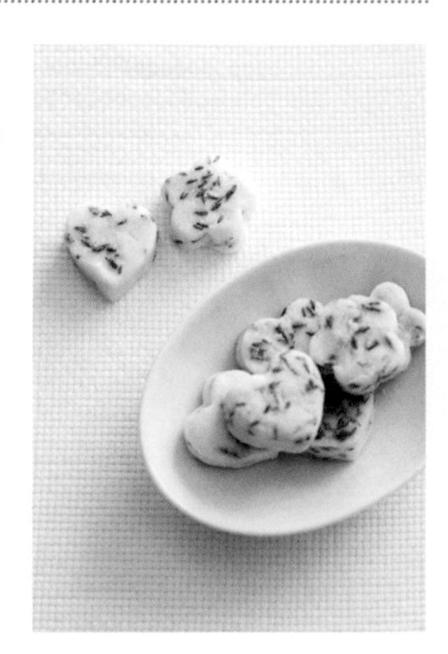

基本配方例

❶在鍋子內煮沸100公克純水，加入3公克乾燥薰衣草，然後熄火。蓋上蓋子約放置10分鐘後，使用濾茶器濾過，留下薰衣草萃取液。接著，將濾過的香草靜置備用。
❷將肥皂皂基150公克放入有拉鍊的塑膠袋中，將①的萃取液在溫熱時加入1至2大匙，以雙手揉捏混合皂基。
❸將備用的香草加入肥皂中，再繼續搓揉，等到整體形狀搓揉成一體後，放在通風良好處乾燥4至5天。

用法

使用溫熱水或清水搓揉起泡後使用，可用於手部及身體的清潔。

保存●常溫下約可保存1年。

〔沐浴鹽〕

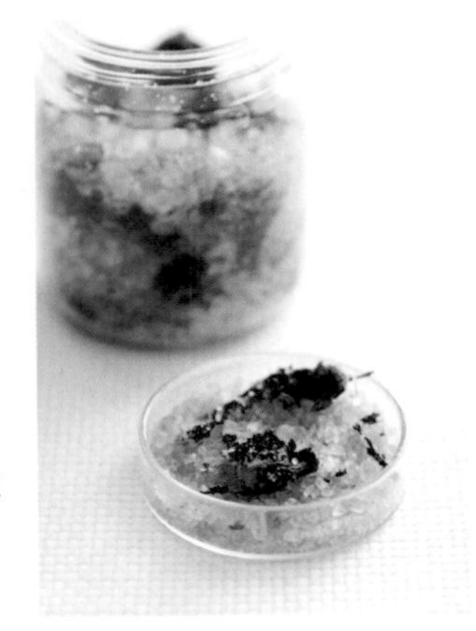

天然鹽的排汗作用與精油效用相乘，可製作出讓身體溫暖的入浴劑。再加上香草，可使香味更持久，在視覺上也可享有更多樂趣。以下的基本配方加入乾燥錦葵香草，也可加入洋甘菊、迷迭香、薰衣草……來享受更多變化的芳療樂趣。

基本配方

❶將天然鹽300公克裡加入20滴精油，然後充分攪拌均勻。

❷加入5公克至10公克的錦葵香草充分攪拌。

用法

每次加入熱水中約2大匙，充分攪拌後入浴。如果有添加香草，可將沐浴鹽放入茶包袋中，再放入熱水中使用。

保存●放入密閉容器內，避免放置於高溫高濕處，請1個月內使用完畢。

※浴缸有時會沾染顏色，使用完畢後請盡速將水排掉，再清洗浴缸。

〔沐浴油〕

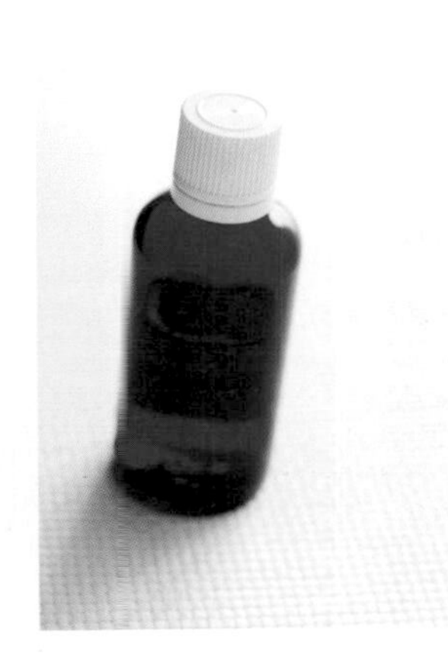

由於精油不易與水或熱水混合，若要在沐浴時享受精油樂趣，可混入植物油就能安心使用。加入植物油也可提高保濕作用，使身心放鬆。在沮喪、缺乏元氣的日子裡，若希望提振士氣時，可使用依蘭依蘭精油；冥想時建議使用乳香精油。

基本配方例

❶在燒杯中放入30公克植物油，再加入精油20滴（以不同精油一起調配也可）。

❷以玻璃棒充分攪拌後，放入遮光瓶。

用法

每次入浴前，將瓶子充分搖晃，將1小茶匙沐浴油倒入浴缸的熱水裡，充分攪拌混合後即可。

保存●放入遮光瓶中，保存在陰暗地方，請盡量在1個月內使用完畢。

精油讓浴缸變光滑，請注意安全！使用後請速將浴缸中的水放掉，並盡速清理浴缸！

〔身體去角質鹽〕

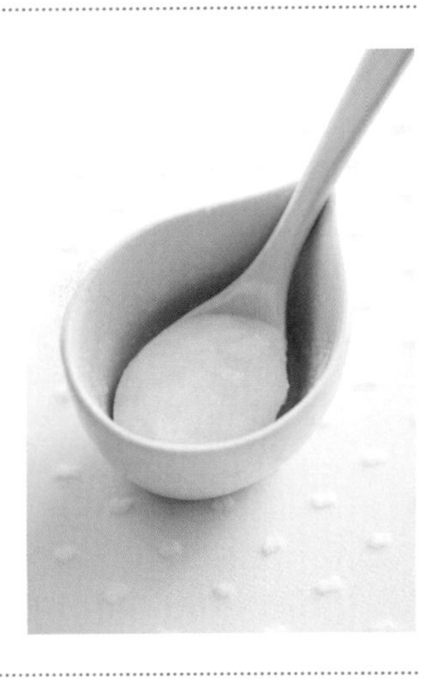

這是一款可以使身體變得光滑的去角質精油鹽，將天然鹽放入研磨臼中仔細搗碎後使用，每一次都只製作一次用量，非常新鮮，能使身心獲得元氣。也可以加入對瘦身有效的葡萄柚精油，可以讓效果倍增喔！

基本配方例

❶在研磨臼裡放入1大匙天然鹽。無法使用手動研磨，可使用粉末狀的天然鹽，以研磨臼磨碎。

❷將1大匙植物油加入①中混合，再加入3滴精油（以不同種類精油調配也可）後，再度混合均勻。

用法

取少量鹽放在手上，在肌膚上，輕輕按摩。以溫熱清水將精油鹽洗乾淨後，即擦乾水分，再塗上乳霜保養。

保存●一次使用完畢。

使用按摩油
讓身體與心靈透過芳療法放輕鬆

只要在植物油中加入精油，就可以作成按摩油。
步驟雖然簡單，卻能有效調製出舒緩身體與心靈的按摩油。
依照使用目的不同來調整配方，按摩油對於肌膚具有滋潤的效果。
若要調製成身體按摩油，在植物油裡加入1%以下的精油為準則。
以植物油30公克的分量來計算，合計需使用6滴以下精油。
若要調製成臉部按摩油，請使用最低濃度。
由於肌膚質地和精油濃度都有所不同，
使用前務必先進行過敏測試（P.15）。
各個部位的按摩方式則請參照P.164。

基本精油調配例

在燒被中放入30公克基底油後，再加入6滴以下精油，以玻璃棒充分攪拌後，倒入到遮光瓶子保存。
※臉部按摩，請加入3滴以下的精油。

用法

使用前請充分搖晃瓶身，使內容物充分混合，取適量在手掌心上，溫熱後將精油塗抹在想要保養的部位上後充分按摩。

保存

請放置在陰暗處，並於一個月內用完畢。

依照不同目的 調配簡單的精油 按摩油

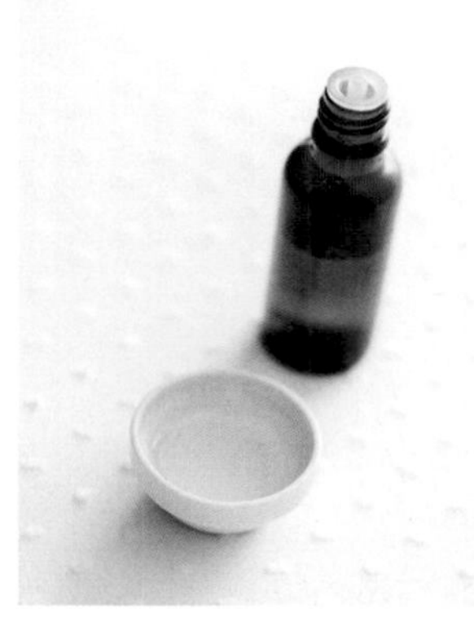

調整平衡賀爾蒙

快樂鼠尾草………2滴
佛手柑*………2滴
薰衣草………2滴
甜杏仁油………30公克

●像是撫摸般，輕輕按摩腹部及腰部。

感到憂鬱時

羅馬洋甘菊………1滴
薰衣草………2滴
甜橙………2滴
甜杏仁油………30公克

●找到舒適位置放鬆後，就可開始進行手部按摩。

當肩膀疲痛&眼睛疲勞

薰衣草………2滴
迷迭香・樟腦………2滴
檸檬香茅………2滴
荷荷芭油………30公克

●將按摩油深深揉進肩膀及脖子筋絡。

腳部水腫時

絲柏………2滴
杜漿松果………2滴
葡萄柚………2滴
荷荷芭油………30公克

●請從小腿肚開始按摩至腳底為止。

＊具光敏性的精油，使用後請注意避免日光及紫外線的照射。

Part 5

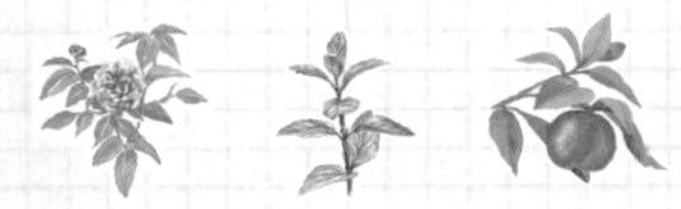

針對不同目的調配適合的精油配方

分成心靈狀態、身體狀態、美容、空間及房間等四個主題，介紹48種單一目的及混和目的的精油調製配方。芳療的魅力，就是對為身體與心靈都能帶來健康。找出現在所需的配方，將適合的配方加入每天的生活中使用吧！

依自己想要的目的、效果，使用精油吧！

一開始不妨先選出幾款你喜歡的精油，看看自己是否適合。接著循序漸進的熟悉精油的香氣，習慣後便可以開始找出符合目的性使用的精油。精油對於身體、心靈、肌膚都有一定作用，雖然精油不是藥物，但是成分具有藥理作用，對於身體皆能發揮一定效用。如果理解這些精油的特性，就能更為廣泛的使用精油。

芳療上受到歡迎的精油，不僅具有使人喜愛的香氣，它們對於日常生活也皆有助益；可廣泛運用在日常生活的各種狀況上，大部分也都是比較容易入手的精油。在以下章節我將為大家介紹相關精油配方，無論在哪個部分都會出現的就是以下10種精油，記住精油的效用後，就能更加容易使用，調配出喜愛的精油配方。

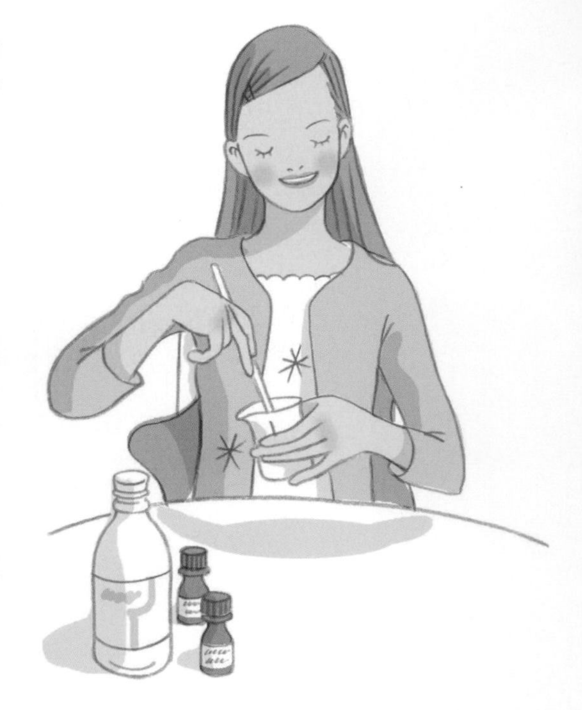

精油	關鍵字
甜橙	放鬆、安眠、產生積極向上的心情、促進消化
葡萄柚	分解脂肪、減肥、紓解憂鬱感、帶來蓬勃生氣
檀香	卓越的鎮靜作用、沉穩情緒
茶樹	抗菌、抗病毒、帶來蓬勃生氣
胡椒薄荷	帶來蓬勃生氣、抑制睡意、抗發炎、促進消化、抗菌
尤加利	帶來蓬勃生氣、提高集中力、緩和鼻子及呼吸道部位相關症狀
薰衣草	卓越的鎮定作用、調整緩和自律神經、安眠、修復皮膚作用
檸檬	帶來蓬勃生氣、提高集中力、促進油性肌膚的緊實
檸檬香茅	帶來蓬勃生氣、提高新陳代謝、促進血液循環
迷迭香	活力、蓬勃生氣、消除疲勞、增進記憶力

4 類重點精油效用介紹

Mental Care

[調和心情狀態]

以下精油都有慰藉憂鬱心情、
導向安眠、鎮定焦躁感、
讓心情開朗明亮之效用，
也可以提高集中力。

- 薰衣草
- 依蘭依蘭
- 甜橙
- 檀香
- 檸檬
- 玫瑰
- 迷迭香

Body Care

[調和身體狀態]

以下精油有鎮定發炎、排出老廢物質、
促進新陳代謝之效用。
這些精油對於病菌或細菌
都有抵抗能力，在容易感染的季節或
相關狀況下使用都相當有助益。

- 葡萄柚
- 茶樹
- 胡椒薄荷
- 尤加利
- 薰衣草
- 檸檬
- 迷迭香

Beauty & Skin Care

[美容&調整肌膚狀況]

以下精油有保濕力且可讓肌膚柔軟、
緊緻，使肌膚保持在美麗狀態。
這些精油相對刺激性較小，
可以使用在各種狀況。

- 天竺葵
- 橙花
- 乳香
- 薰衣草
- 玫瑰
- 迷迭香

House Keeping

[使房間&家空間舒適]

對於家事、除臭效果、殺菌更具有效果。
柑橘系精油因其油質具有親和性，
所以可以使用在去污上。

- 甜橙
- 絲柏
- 茶樹
- 胡椒薄荷
- 尤加利
- 檸檬

Mental Care

[調和心情狀態]

植物的香味會帶給心靈很大的影響。
美好的香味不僅能發揮療癒的效用，就如同P.7所述，
精油的芳香成分，從鼻子吸入後直接傳導進入腦部，
會刺激本能與情感部位，能喚起記憶力。
精油能鎮定高度緊張的心情，並提高幹勁，
讓我們來好好運用這些植物的力量吧！

想要讓自己更生氣蓬勃時

酸甜的葡萄柚香，可以讓我們舒適地重振心情。以溫濕布溫暖肩膀及脖子，可使血液循環變好，也能緩和緊張的心緒。

●溫濕布

[材料（1 次用量）]
葡萄柚精油 ……………… **3滴**

[道具]
洗臉台、毛巾

[作法]
將熱水倒入洗臉槽中，在滴入幾滴精油，接著將摺疊好的毛巾浸泡至水中後，以像是要撈起滴在水面上的精油的方式，將毛巾後拿起擰乾使用。

[用法]
將毛巾擰乾後，濕敷在肩膀及脖子上。

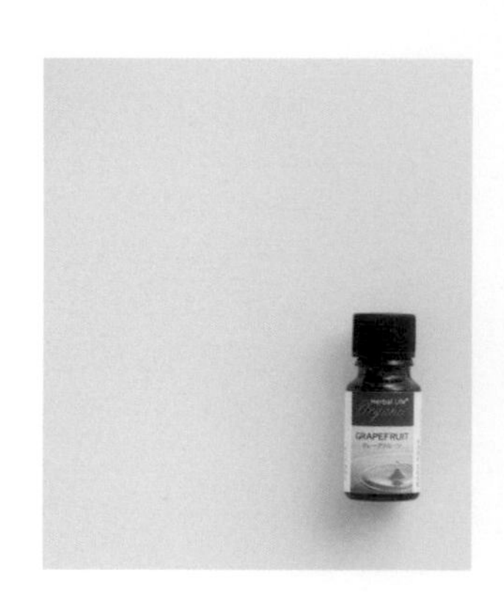

注意＆POINT

由於皮膚會接觸熱水，因此請注意不要燙傷。
葡萄柚精油具有光敏性，溫濕敷療程結束後，請避免曝曬在紫外線下。

想要放鬆緊張情緒時

甘甜濃厚的依蘭依蘭精油香味，對神經系統有效用，能解放緊張與不安的心情。由於也能提高戀愛感覺，在與自己喜愛的人見面時可塗抹一些依蘭依蘭的香味喔！

●芳香浴

[材料（1次用量）]

依蘭依蘭精油 ………… **1滴**

[道具]

手帕

[作法]

在手帕上滴入精油後，將沾有精油的那一面手帕往內摺。

[用法]

在遇到緊張狀況時，先將手帕貼近臉部，然後深呼吸。

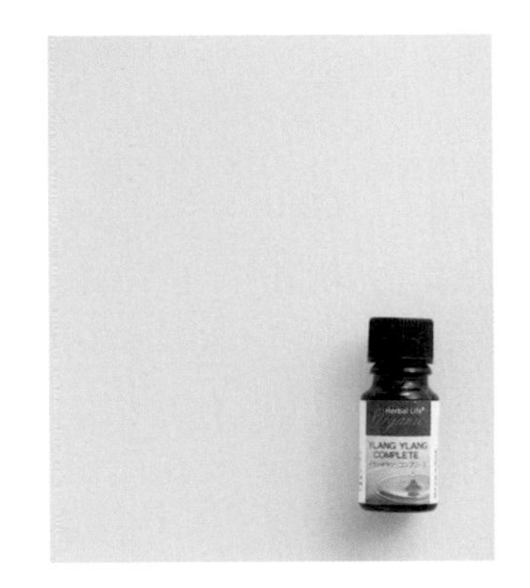

注意＆POINT

手帕沾到精油的那一面，避免直接接觸肌膚。

手帕芳香浴的注意事項見P158。

當睡不好時

安眠精油為薰衣草的代名詞，是擔心煩惱而無法入睡時的最好幫手。清新的香味似乎對著心靈說「沒關係，不要緊的！」讓你可以安心沉睡。

●芳香浴

[材料（1次用量）]

薰衣草精油 ………… **1滴**

[道具]

衛生紙

[作法]

在一張面紙上滴上精油 讓精油充分在面紙上暈染開來。

[用法]

將衛生紙擺放在枕頭下。

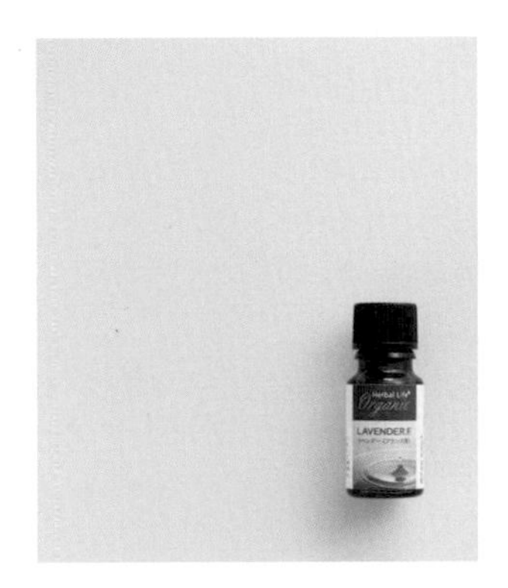

注意＆POINT

沾到精油的那一面面紙，請不要直接接觸肌膚。

想要熟睡時

即使是只有短暫的時間，也想要熟睡的時候，就寢前的精油全身浴是最適合的，舒服的泡在熱水中，讓心情放鬆在充滿蜂蜜甘甜香味及乳香的神祕氛圍裡吧！

●全身浴

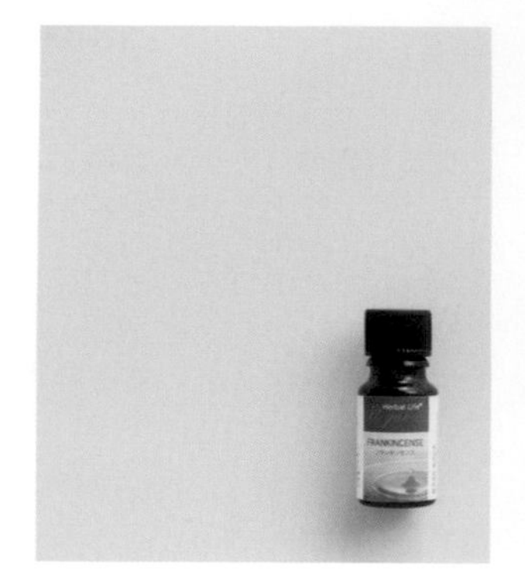

[材料（1次用量）]
乳香精油……………………… **5滴**
蜂蜜 ………………………… **1大匙**

[道具]
小容器（燒杯也可以）、玻璃攪棒

[作法]
容器內放入蜂蜜後，再加入1滴精油，以玻璃棒混合攪拌。

[用法]
將加入精油的蜂蜜，倒入注滿熱水的浴缸內，入浴。

注意&POINT

蜂蜜對滋潤皮膚有很好的效果喔！

在心情沮喪的時候

讓人沉醉的茉莉花香，具有療癒沮喪心情的效用。將指尖到手腕皆浸泡在溫熱水中放鬆，讓你的心靈都溫暖起來。

●手浴

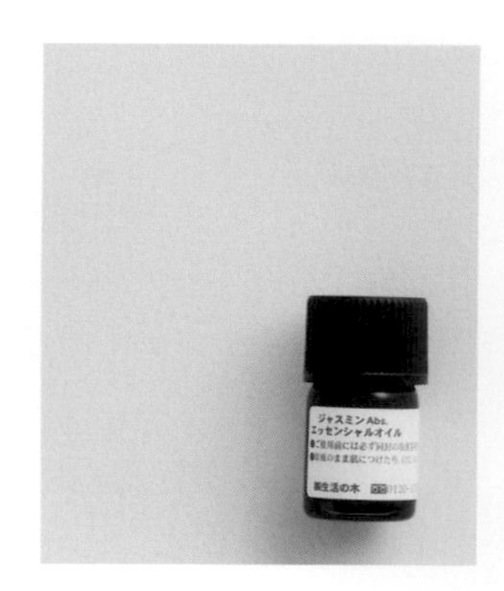

[材料（1次用量）]
茉莉花精油 ………………… **2滴**

[道具]
洗臉槽、玻璃棒

[用法]
在洗臉盆裡放入溫熱的熱水（約38℃左右），滴入精油後以玻璃棒攪拌混合。手浸泡到手腕，浸泡約5至10分鐘，充分享受精油的芳香。

注意&POINT

手浴結束後，在手上塗上護手霜，避免雙手乾燥。

想要徹底放鬆時

在努力一天想要將緊張的心情好好放鬆的時候，請使用帶來幸福感的依蘭混合檀香與薰衣草，進入深層的放鬆！

●芳香浴

[材料（1次用量）]
依蘭依蘭精油 ………… 1滴
薰衣草精油 ………… 2滴
檀香精油 ………… 1滴

[道具]
精油噴霧器、蠟燭精油燈

[用法]
運用精油噴霧器等一般的芳香浴方法，讓香味飄散在房間裡（P.159）。

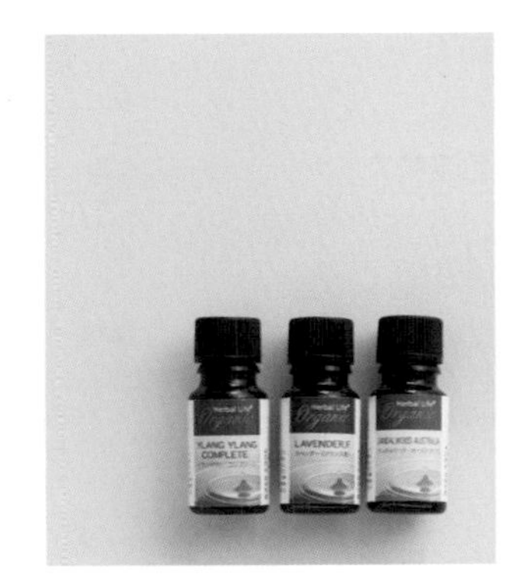

注意&POINT

精油燈、精油噴霧的用法及注意事項請參照P.159。

想要從睡意中清醒時

早上起床有起床氣，覺得心情不好時，想要在工作及學習上努力一下時使用。柑橘調的新鮮香味搭配上香草的透心涼香味，可讓意識清晰，讓我們更加清醒。

●芳香浴

[材料（1次用量）]
檸檬精油 ………… 2滴
迷迭香精油 ………… 2滴
胡椒薄荷精油 ………… 1滴

[道具]
精油噴霧器

[用法]
在精油噴霧器裡，將精油依照順序一滴一滴地滴入，使房屋充滿芳香氣息。

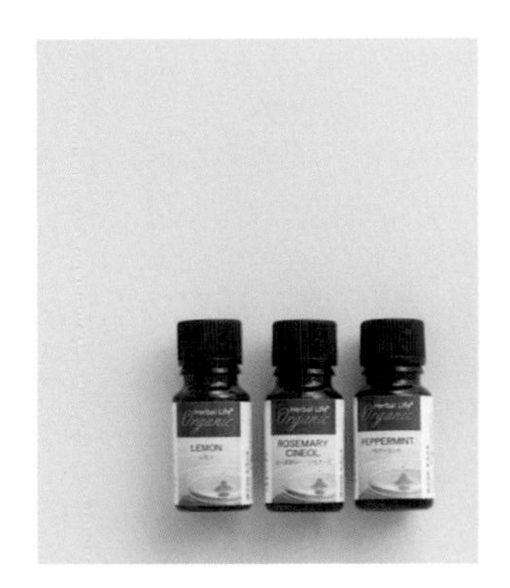

注意&POINT

精油噴霧的用法及注意事項請參照P.159。

平穩焦躁感時

像是涼透胸口的清新尤加利香味，以馬克杯進行簡單的芳香浴。即使在辦公室也可以感受到身處森林般的感受，讓心情變得開朗，也可以鎮定怒意。

●芳香浴

[材料（1次用量）]
尤加利精油 ……………… 3滴

[道具]
馬克杯

[用法]
在馬克杯內放入約八分熱水或清水，放入精油，享受精油芳香氣味。

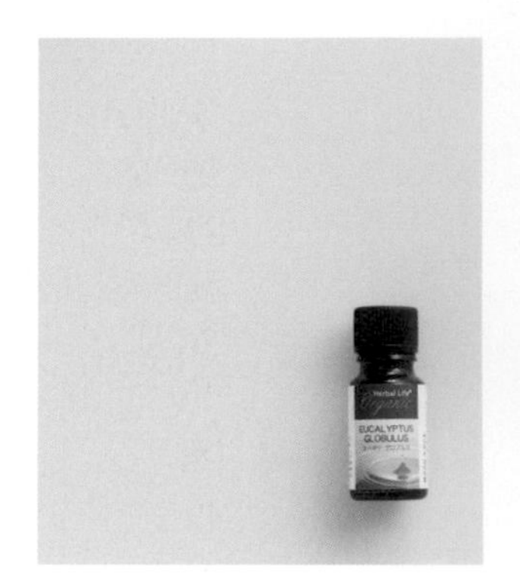

注意 & POINT

請務必另準備芳療專用馬克杯，與飲用的馬克杯分開。

經前憂鬱時

在月經來前容易引發的沮喪心情及憂鬱的感覺，藉由可以調整平衡賀爾蒙的快樂鼠尾草精油力量來改善它們吧！

●香油

[材料]
佛手柑精油 ……………… 3滴
薰衣草精油 ……………… 2滴
快樂鼠尾草精油 ………… 1滴
荷荷芭油……………………… 10公克

[道具]
燒杯、玻璃棒、遮光瓶

[作法]
❶在燒杯裡加入荷荷芭油後，再加入精油。
❷在步驟❶內以玻璃棒充分拌勻，再倒入遮光瓶。

[用法]
取少量（數滴）塗抹在手腕及胸口，享受精油芳香樂趣。

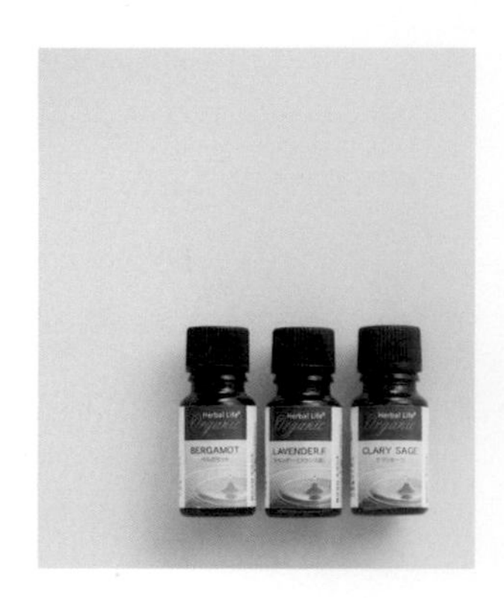

注意 & POINT

佛手柑具有光敏性，所以在使用完畢後不要馬上接觸紫外線。
請放在陰暗處並在1個月內使用完畢，如果香味已經變質就請馬上停止使用。

想要安眠時

舒適的甜橙的甘美香味中，加入具有深度的檀香香氣，在辛苦一天過後做一個美好的芳香浴，可以獲得高質感的睡眠，隔天可以有一個清爽&開朗的一日。

●芳香浴

[材料（1次用量）]

甜橙精油…………………… **3滴**
檀香精油…………………… **2滴**

[道具]

精油噴霧器、蠟燭精油燈、衛生紙

[用法]

運用精油噴霧器等以一般的芳香浴方法，讓香味飄散在房間裡（P.159）。
或是將噴進精油的衛生紙放在枕頭旁邊，聞香入眠。

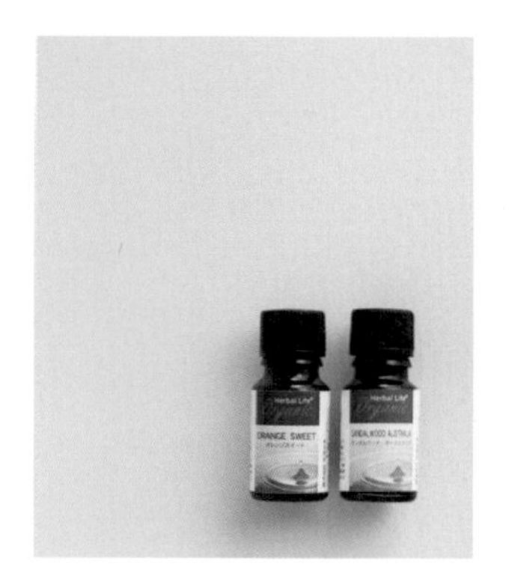

注意&POINT

精油燈、精油噴霧器的用法及注意點請參照P.159。
沾有精油那一面的請不要碰觸到肌膚，所以請將衛生紙摺好後使用。

想要提升集中力時

想要讓心情完全集中，拚命努力一下的這個時候，迷迭香精油是最適合的了！把迷迭香精油作成香膏帶在身邊，需要時就可以馬上使用！

●練香膏

[材料]

迷迭香精油…………………… **2滴**
檸檬精油…………………… **2滴**
蜜蠟…………………… **3公克**
荷荷芭油…………………… **18公克**

[道具]

精油燈、保存容器、玻璃棒

[作法]

❶精油燈裡放入蜜蠟及荷荷芭油等，待完全融化後倒入保存容器內。
❷在步驟❶內以玻璃棒混和攪拌後冷卻，等周圍稍微凝固後在一滴一滴加入精油，再以玻璃棒充分攪拌混合。
❸放涼凝固就完成了。

[用法]

以手指頭沾取少量香膏，塗抹在手腕或胸口。

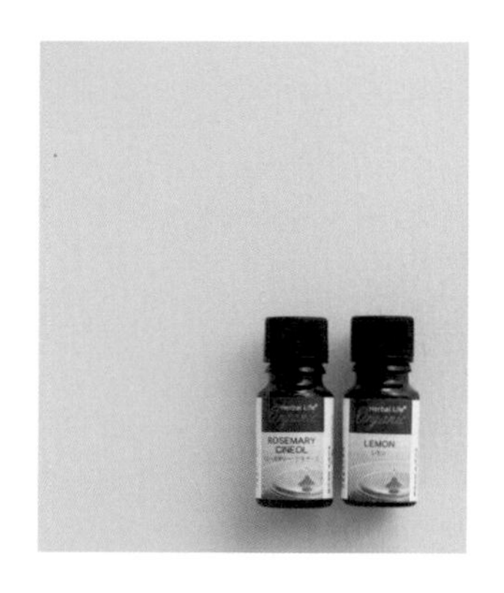

注意&POINT

約可以保存1個月，如果香味已經變質就請馬上停止使用。檸檬具有光敏性，所以在使用完畢後不要馬上接觸紫外線。

產後陷入憂鬱心情時

使用自苦橙中所萃取出來的三種精油，是非常高極奢華的調配精油。清爽且高級的甜味，可以緩和產後的壓力。

●全身浴（沐浴精油鹽）

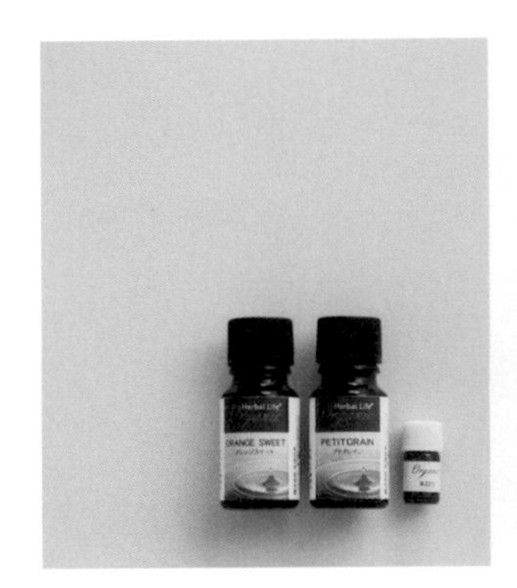

[材料（1次用量）]

甜橙精油 ……………………**2滴**
苦橙葉 ……………………**2滴**
橙花 ……………………**1滴**
天然鹽 ……………………**1大匙**

[道具]

小盆子、玻璃棒

[作法]

將天然鹽加入盆子裡，再將精油一滴一滴地加入後，以玻璃棒充分攪拌混合。

[用法]

浴缸裡放水，放入浴鹽後，讓鹽與水充分溶化後，舒服且放鬆的入浴。

注意＆POINT

全身浴的方法請參照P.160。

女性特有的心情沮喪時

利用防止老化的有利助手——大馬士革玫瑰的香氣，可讓因為女性荷爾蒙所引起心情不適症狀，得到緩和，利用全身浴讓身心沉醉在大馬士革玫瑰的花香中吧！

●全身浴

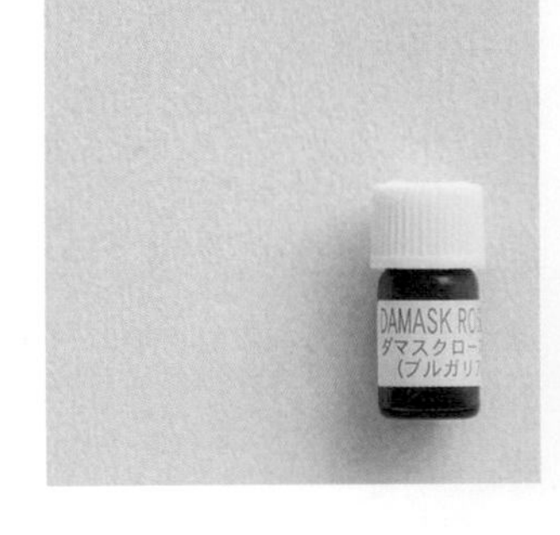

[材料（1次用量）]

大馬士革玫瑰精油 …………**2滴**
蜂蜜 ……………………**1大匙**

[道具]

燒杯、玻璃棒

[作法]

將蜂蜜加入燒杯裡，再加入精油後，以玻璃棒充分攪拌。

[用法]

浴缸裡放水，放入加有精油的蜂蜜與水充分溶化後，舒服且放鬆的入浴。

注意＆POINT

充滿著蜂蜜的甘甜香味，給予肌膚滋潤的效果值得期待。
全身浴的方法請參照P.160。

Body Care

[調和身體狀態]

● ● ● ● ● ●

利用濕布及按摩，經由肌膚吸取精油成分，
藉由血液循環讓精油效用散布全身，使血液循環變好，緩和疼痛及壓力。
因為在家裡就可以輕鬆做到，讓我們更加勤奮的重振身心靈！
只是請務必要注意，請將精油稀釋後再使用，不要讓精油直接接觸肌膚。

頭痛時

因為肩膀僵硬及眼睛而引起的頭痛，可以使用清爽的透鼻香味來解除及緩和。利用溫暖的濕布可以促進血液循環，提高精油的緩和效用。

●溫濕布

[材料（1次用量）]
胡椒薄荷精油 ………… 1滴

[道具]
洗臉槽、毛巾

[作法]
洗臉槽裡放入熱水，在精油滴入的同時，將摺疊好的毛巾像把精油撈起一般的浸泡水裡後擰乾取出。

[用法]
將擰乾的毛巾，放在脖子及肩膀上。

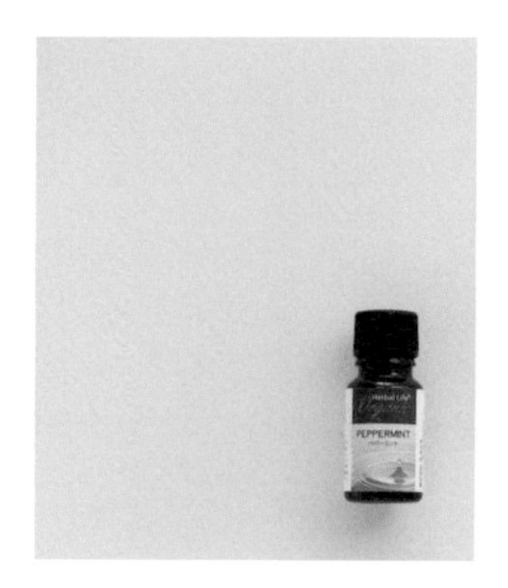

注意＆POINT

在處理熱水時請注意不要被燙傷，也不要讓精油直接接觸肌膚。

感冒時（有感冒初期症狀時）

在覺得「咦？會不會是感冒了？」的時候，就可以選擇具有抗菌效果的精油。羅文莎葉精油有著與薰衣草相似的功能，是一款用途很廣泛的精油。木質的芳香可以讓心情沉醉，恢復元氣！

●吸入

[材料（1次用量）]

羅文莎葉精油 …………… **3滴**

[道具]

洗臉槽、浴巾

[用法]

在臉盆裡注入稍微溫熱的熱水，滴入精油。為了不要讓從熱水中散發出來的蒸氣跑掉，以浴巾蓋住後再吸入蒸氣。

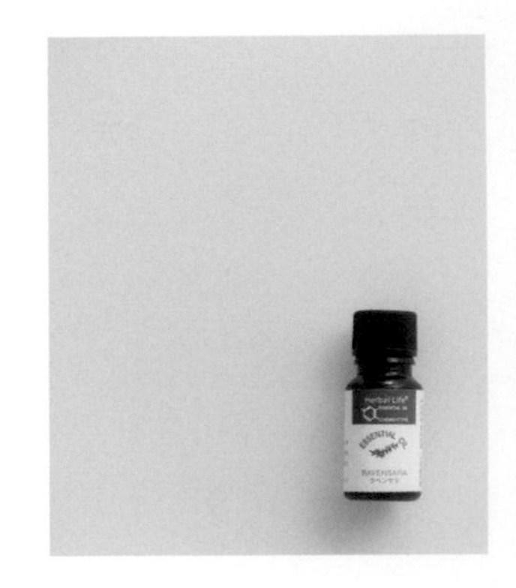

注意＆POINT

蒸氣精油吸入注意事項請參照P.162。

改善手腳冰冷

在手腳冰冷感覺到很痛苦的時候，可以直接從手腳末端進行足浴，能有效率的溫暖全身。迷迭香及天竺葵的溫暖香氣，可以促進血液循環。

●足浴

[材料（1次用量）]

迷迭香精油 ……………… **2滴**

天竺葵精油 ……………… **1滴**

天然鹽 ……………………… **1大匙**

[道具]

小盆子、玻璃棒、可以將腳放入較深的水桶或臉盆

[作法]

將天然鹽放入小盆子內，滴入精油，然後以玻璃棒仔細拌勻。

[用法]

在水桶或臉盆裡，放入適合浸泡到腳踝的溫水，再放入混合精油的天然鹽，仔細攪拌溶化後，讓腳浸泡5至15分鐘。

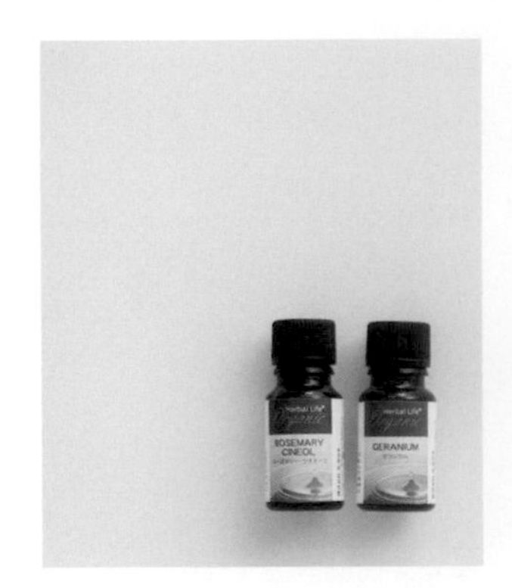

注意＆POINT

天然鹽可以讓血液循環更好。

感冒（預防）

空氣一旦開始變冷，就是感冒病毒活耀的季節。利用茶樹清淨空氣，讓可以提高免疫力的精油，作為我們預防感冒的好夥伴吧！

●芳香浴

[材料（1次用量）]
尤加利精油 ……………… **2滴**
茶樹精油 ……………… **2滴**
檸檬香茅 ……………… **1滴**

[道具]
精油噴霧器、蠟燭、精油燈、衛生紙

[用法]
運用精油噴霧器等以一般的芳香浴方法，讓香味飄散在房間裡（P.159）。

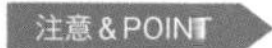

精油蒸氣吸入注意事項請見P.162。精油燈、精油噴霧的使用方法及注意點請參照P.159。

便秘症狀

規律生活及飲食，對於我們日常作息是非常重要的。可以好好的利用按摩刺激淋巴，將堆積在腹部的脹氣，藉由這一方法排出，這是款可以幫助增進腸胃蠕動作用的精油喔！

●按摩油

[材料（1次用量）]
檸檬精油 ……………… **2滴**
馬鬱蘭精油 ……………… **2滴**
胡椒薄荷精油 ……………… **2滴**
荷荷芭油 ……………… **30公克**

[道具]
燒杯、玻璃棒、遮光瓶

[作法]
將荷荷芭油加入燒杯裡，再將精油一滴一滴地加入後，以玻璃棒充分攪拌混合，再倒入遮光瓶中。

[用法]
手取按摩油，以體溫讓油稍微溫暖後，在肚子上畫圓按摩。

注意&POINT

因為檸檬精油具有光敏性，所以使用後請不要直接接觸紫外線。保存在陰冷的地方約在1個月內使用完畢，一旦香味變質，就請馬上停止使用。便祕改善要讓心情放鬆比較容易解除，所以讓我們緩和的利用精油來按摩吧！

咳嗽症狀嚴重時

乳香精油可以促進深層的沉靜。利用可以鎮定奪走體力的咳嗽及心靈深層的香味，療癒身體與心靈，讓我們更容易睡得安穩。

●芳香浴

[材料（1 次用量）]

甜橙精油······················· **3滴**
薰衣草精油 ·················· **2滴**

[道具]

精油噴霧器、蠟燭精油燈、衛生紙

[用法]

運用精油噴霧器等以一般的芳香浴方法，讓香味飄散在房間裡（P.159）。

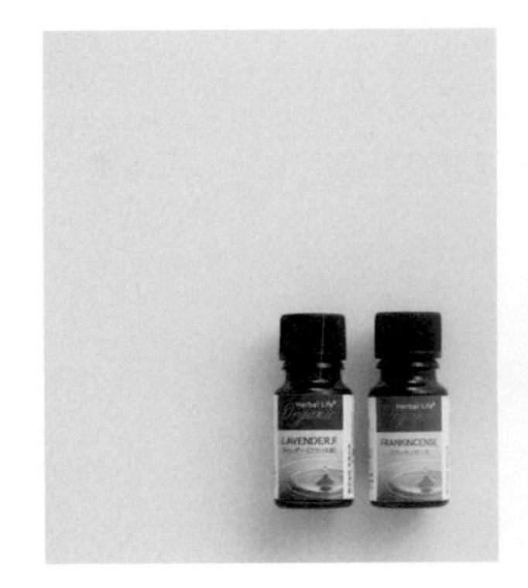

注意＆POINT

精油燈、精油噴霧的使用方法及注意事項請參照P.159。

宿醉時

酒喝太多的隔天，可以利用具有除臭效果的葡萄柚香味來做足浴。可以幫助全身血液循環變好，有助肝臟功能變佳，可以讓心情都重新恢復元氣。

●足浴

[材料（1 次用量）]

葡萄柚精油 ·················· **3滴**
天然鹽 ·························· **1大匙**

[道具]

小盆子、玻璃棒、可以將腳放入的較深的水桶或臉盆

[作法]

將天然鹽放入小盆子內，滴入精油，然後以玻璃棒仔細拌勻。

[用法]

在水桶或臉盆裡放入可以浸泡到腳踝的溫水，接著放入混合精油的天然鹽，仔細攪拌溶化後，讓腳浸泡入溫水中。

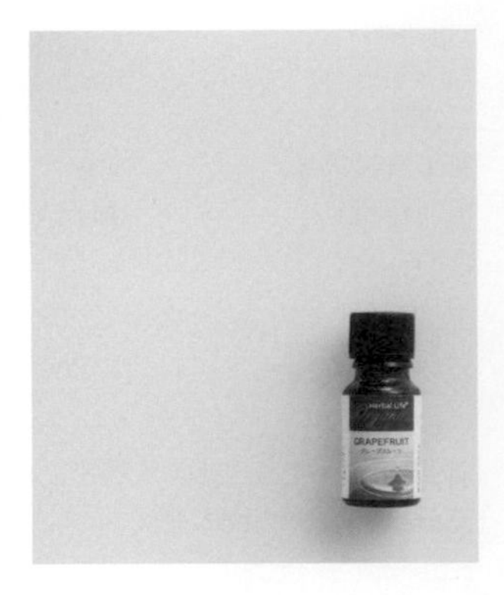

注意＆POINT

浸泡約10分鐘左右，等溫水變涼後就可以結束了，也可以直接將精油滴入使用。
藉由天然鹽的效用可讓血液循環更好。

腰痛

因為下半身冰冷所引起的腰痛，使用溫濕布可以讓身心都覺得舒服。所以使用具有鎮定發炎效果的德國洋甘菊精油作成溫濕布，溫柔和緩的香味吸引人進入放鬆感中。

●溫濕布

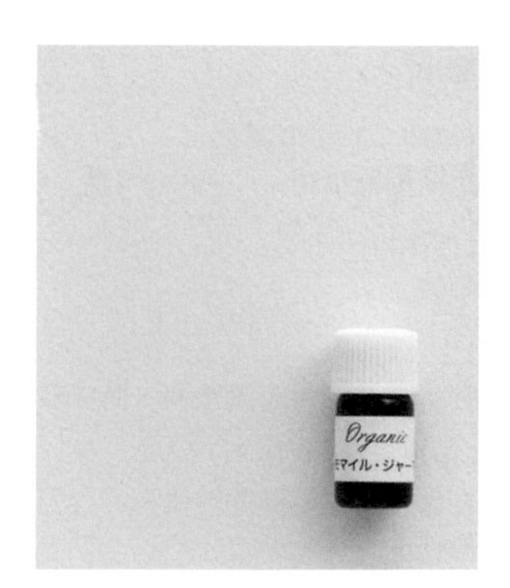

[材料（1次用量）]
德國洋甘菊精油 ………… **3滴**

[道具]
洗臉槽、毛巾

[作法]
洗臉槽裡放入熱水，在精油滴入的同時，將摺疊好的毛巾浸泡至水裡後，再像要把精油撈起般，將毛巾取出後擰乾。

[用法]
將擰乾的毛巾，放在脖子及肩膀上。

注意&POINT

在處理熱水時，請注意不要被燙傷。也不要讓精油直接接觸肌膚。

肩膀僵硬

肩膀僵硬者請一定要在症狀變得非常嚴重前，就要經常作按摩將僵硬處鬆開來。所以利用可以鬆弛肌肉的迷迭香氣，來製作出合適的按摩油吧！

●按摩油

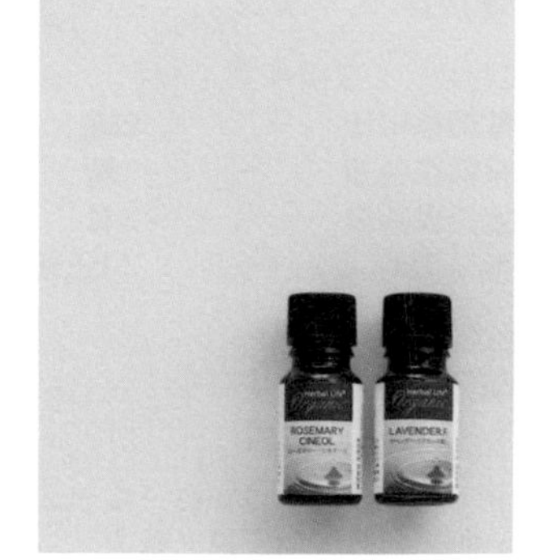

[材料]
薰衣草精油 …………… **3滴**
迷迭香精油 …………… **3滴**
荷荷芭油………………… **30公克**

[道具]
燒杯、玻璃棒、遮光瓶、乾淨的化妝棉

[作法]
將荷荷芭油加入燒杯裡，再一滴一滴地加入精油後，以玻璃棒充分攪拌混合，倒入遮光瓶中。

[用法]
手取按摩油，稍微以體溫讓按摩油溫暖後，請參考P.166介紹的肩膀按摩方式，於不舒服之處進行按摩。

注意&POINT

自我按摩的相關事項請參考P.163。按摩油請保存在陰暗處，並在1個月內使用完畢。

花粉症

鼻子或眼睛覺得痛苦不舒服的時候，胡椒薄荷的醒腦香味可以讓你覺得神清氣爽。在頭覺得重重的不舒服的時候也可以讓頭腦清晰。如果使用手帕來做芳香浴，即便外出也都可以享受到精油香氣的樂趣。

●吸入

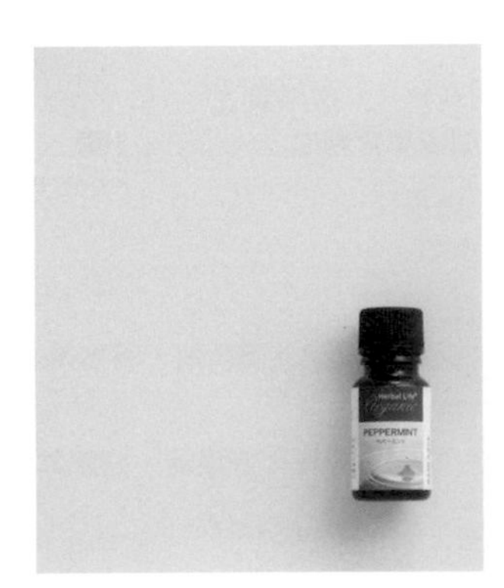

[材料（1 次用量）]
胡椒薄荷精油 …………… **1滴**

[道具]
手帕

[作法]
在手帕上滴入1滴精油，將接觸到精油的部分折入內側。

[用法]
在鼻子覺得搔癢不舒服時，讓臉接近手帕進行深呼吸。

注意＆POINT

沾有精油的部分不要直接與肌膚接觸。

驅蟲

有些植物會發出銳利的香味，使蚊蟲不易靠近，進而保護自己。所以我們就可以利用防蟲成分中，包含有的尤加利及香茅力量的精油，來保護我們免於蚊蟲咬傷！

●噴霧

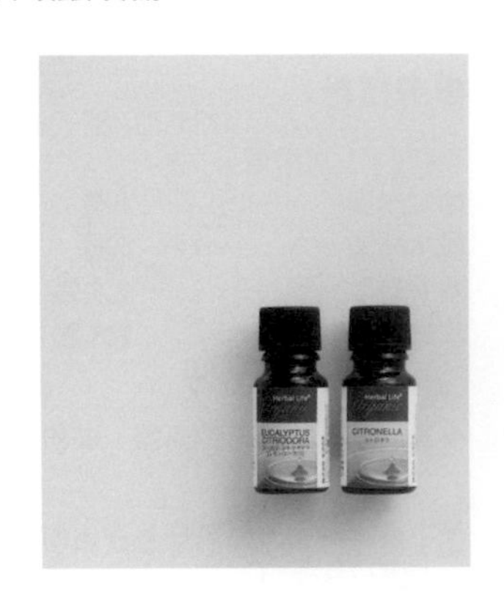

[材料]
尤加利精油 ……………… **3滴**
香茅精油…………………… **3滴**
無水乙醚…………………… **5公克**
純水 ………………………… **25公克**

[道具]
燒杯、玻璃棒、遮光噴霧瓶

[作法]
❶將無水乙醚加入燒杯裡，在加入精油後以玻璃棒充分攪拌混合。
❷在步驟❶裡加入純水，再度攪拌混合後，倒入遮光瓶中。

[用法]
外出前，或是想要驅蟲，以避免被蚊蟲咬傷的時候，可以在肌膚露出部分噴上這個噴霧。

注意＆POINT

保存在陰暗處，請在 1 週內使用完畢。請不要噴灑到臉上，也可以作為室內噴霧劑使用。

燒燙傷時

輕度的燒燙傷時，可以利用薰衣草的殺菌效果來治療。薰衣草也具有促進傷口恢復的能力，可以混合低刺激性的荷荷芭油來使用。

●身體油

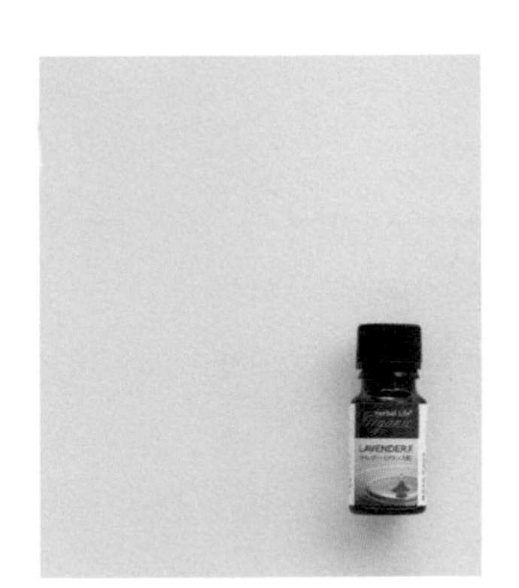

[材料（1次用量）]

薰衣草精油……………… **3滴**
荷荷芭油……………………… **15公克**

[道具]

燒杯、玻璃棒、遮光瓶、乾淨的化妝棉

[作法]

將荷荷芭油加入燒杯裡，在加入精油後以玻璃棒充分攪拌混合，倒入遮光瓶中。

[用法]

化妝棉上吸滿油後，覆蓋在傷患部位上。

注意＆POINT

請在保存在陰暗處，並於1個月內使用完畢。也可以作為保濕保養的身體油使用。

割傷＆擦傷時

小小割傷擦傷時，可以利用茶樹及薰衣草精油的殺菌效果。因為油分的使用及滋潤，可以藉此保濕肌膚，更能促使肌膚再生功能。

●乳膏

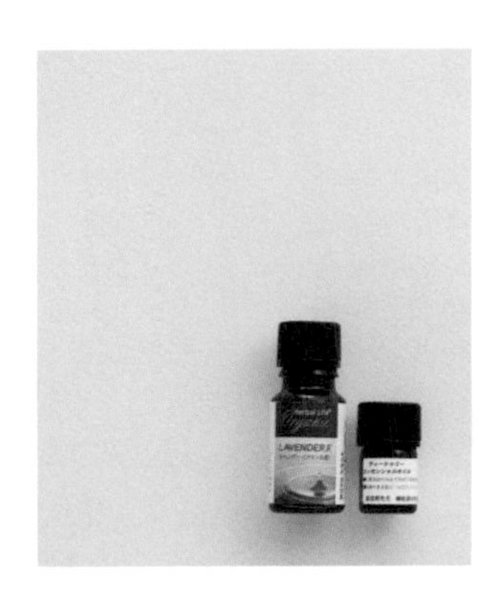

[材料]

茶樹精油………………………… **2滴**
薰衣草精油……………………… **2滴**
蜜蠟……………………………… **3公克**
荷荷芭油………………………… **20公克**

[道具]

精油燈、保存容器、玻璃棒

[作法]

❶精油燈裡放蜜蠟及荷荷芭油等，待完全融化後倒入保存容器內。
❷在❶中以玻璃棒混和攪拌後放置冷卻，等周圍稍微凝固再一滴一滴地加入精油，並以玻璃棒充分攪拌混合。
❸放涼凝固就完成了！

[用法]

傷口請以清水清洗完畢後，將傷口水分擦乾，清潔後再將傷口完全止血。接著在傷口上塗上少量的乳膏。

注意＆POINT

保存在陰暗處，請在1個月內使用完畢。

運動時（散步&集中精神）

芳香療法也非常受到專業運動選手的歡迎。可以使用提高集中力的檸檬精油來享受運動樂趣，也很適合讀書時使用。

●芳香浴

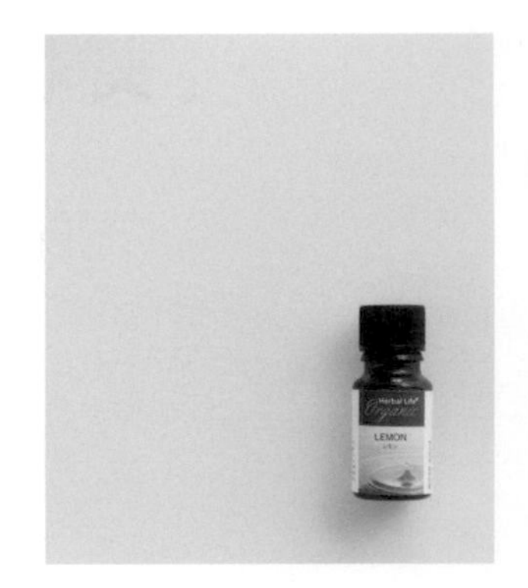

[材料（1次用量）]
檸檬精油…………………… **2滴**

[道具]
護腕

[作法]
在護腕上滴2滴精油。

[用法]
帶著護婉，在散步或運動空檔時聞香。

注意&POINT

沾有精油的部分不要直接與肌膚接觸。

運動時（瑜伽&冥想）

原產地為印度的檀香，有著深度鎮定心靈的力量，適合在練習瑜伽或冥想時使用。再搭配上甜橙輕盈的甜味，香味讓人更容易貼近，也更加喜愛。

●芳香精油噴霧

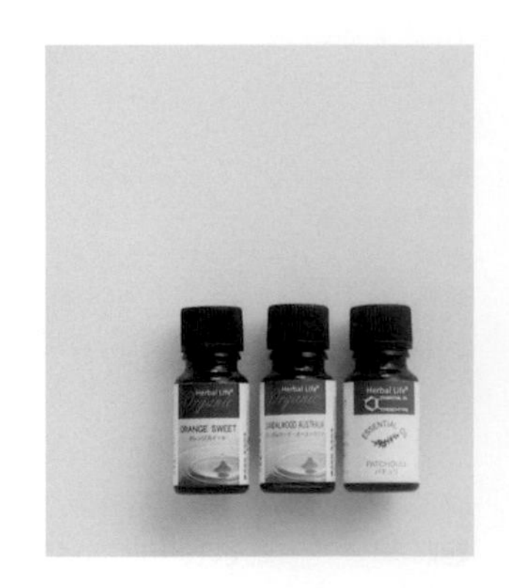

[材料]
廣藿香精油 ……………… **2滴**
檀香精油…………………… **2滴**
甜橙精油…………………… **2滴**
無水乙醇…………………… **5公克**
純水 ……………………… **25公克**

[道具]
燒杯、玻璃棒、遮光噴霧瓶

[作法]
❶將無水乙醇加入燒杯裡，再加入精油後，以玻璃棒充分攪拌混合。
❷在步驟❶裡加入純水，再度攪拌混合後，倒入遮光瓶中。

[用法]
使用前將瓶身仔細搖晃後，在空氣中噴霧，在香味中冥想、練習瑜伽。

注意&POINT

保存在陰暗處。約1週內使用完畢，請盡量不要噴灑到臉上。

Beauty & Skin Care

[美容&調整肌膚狀況]

● ● ● ● ● ●

精油含有加速肌膚保濕，淨化肌膚，及使肌膚恢復彈力的效用。
可以挑選自己喜愛的香味，選擇配合使用目的的精油，
製作一些天然手工芳療保養品來好好享受一番。
如果能夠好好的活用基底油及甘油，可以讓效果更明顯。
可以製作單次使用的分量，或製作成可以分次使用的芳療保養品，
並趁著這些保養品在最新鮮的狀態時使用完畢。

適用乾燥肌膚&保濕

具有保濕作用的羅馬洋甘菊，在搭配上任何膚質都適用，刺激性少且對於肌膚有個高度修復效用的薰衣草，製作出每日都可以使用的基底化妝水！

●化妝水

[材料]

羅馬洋甘菊精油 ………… **1滴**
薰衣草精油 ………………… **1滴**
無水乙醇 ……………………… **5公克**
甘油 ……………………………… **5公克**
純水 ……………………………… **40公克**

[道具]

燒杯、玻璃棒、遮光瓶、清潔化妝棉

[作法]

❶將無水乙醇加入燒杯裡，接著加入精油後，以玻璃棒充分攪拌混合。
❷在步驟❶裡加入甘油拌勻。
❸在步驟❷裡加入純水後，再度攪拌混合，倒入遮光瓶中。

[用法]

在使用前請充分搖晃瓶身，可以以手沾取，也可以倒入乾淨的化妝棉中，然後輕拍在臉上。

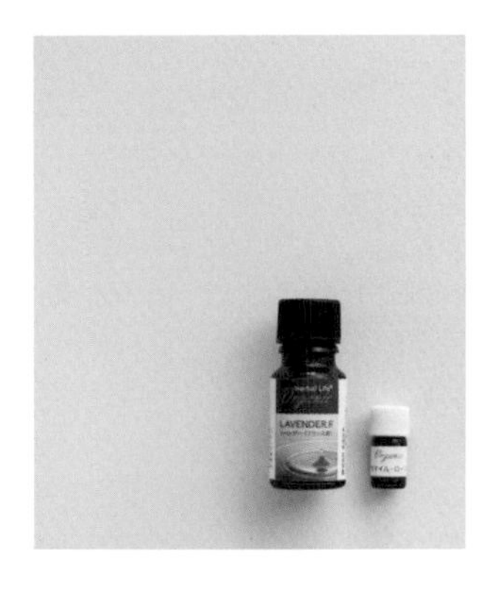

注意&POINT

保存在冰箱中，請在1週內使用完畢。

乾燥對策

使用具有防止老化力量的摩洛哥堅果油，富含清爽卻又對肌膚有著扎實的滲透力，再加上可以緩和皺紋及肌膚鬆弛的橙花精油，輕鬆製作出具有美容效果的美容液。

●美容液

[材料]
橙花精油⋯⋯⋯⋯⋯⋯⋯ **1滴**
摩洛哥堅果油 ⋯⋯⋯⋯ **10公克**

[道具]
燒杯、玻璃棒、有滴管的遮光瓶

[作法]
將摩洛哥堅果油加入燒杯裡，並在加入精油後，以玻璃棒充分攪拌混合，倒入遮光瓶中。

[用法]
在使用前充分搖晃瓶身，滴數滴在手中使之溫熱後，像把臉頰包起來一樣的，以手溫柔的塗抹在臉整體上。

注意＆POINT

在使用化妝水保濕後的肌膚上，再塗上護膚油，這麼保養就有著像蓋子般一樣的功能，可以將水分鎖在肌膚裡。請保存在陰暗處，並且在短時間內用完。

臉部保養

使用可以調整平衡臉部油脂，且具有美肌效果的天竺葵精油來製作。不但可以清除毛孔的髒污，還可以利用荷荷芭油的天然效用滋潤肌膚。

●面膜

[材料（1 次用量）]
天竺葵精油 ⋯⋯⋯⋯⋯ **2滴**
白色黏土⋯⋯⋯⋯⋯⋯⋯ **1大匙**
純水 ⋯⋯⋯⋯⋯⋯⋯⋯ **2小匙**
荷荷芭油⋯⋯⋯⋯⋯⋯⋯ **2小匙**

[道具]
搗藥杵、搗藥臼

[作法]
❶在搗藥臼裡放入白色黏土，加入純水後稍微放置。等黏土與純水充分混合後，以搗藥杵將黏土搗麵團狀。
❷加入些許荷荷芭油後，再繼續將黏土搗至成黏著的麵團狀。
❸最後加入精油，並繼續攪拌使之混合。

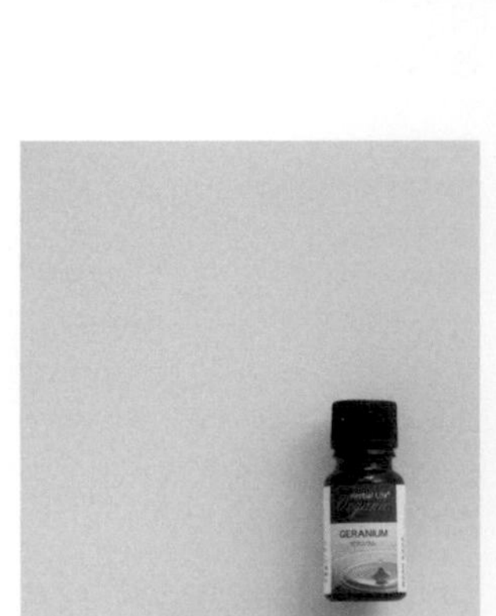

[用法]
洗完臉後，將臉上的水分擦拭乾淨，避開眼睛及嘴巴周圍然後在臉部整體塗抹，塗抹完後放置3至5分鐘後，以溫熱水沖洗乾淨。沖洗完後將臉上水分擦乾，塗抹上肌膚化妝水保養肌膚。

注意＆POINT

每次只能作一次使用的分量，並且當場使用完畢。肌膚若是感覺到有任何的異常，請馬上以清水清洗乾淨。

手部保養

可以抑止肌膚發炎症狀的天竺葵，加上可以活化肌膚的甜橙，再加入滲透性高的甜杏仁油的組合配方，是一款可以防止手部水分流失的按摩油！

●按摩油

[材料]
天竺葵精油 ……………… **1滴**
甜橙精油 ……………… **2滴**
甜杏仁油 ……………… **15公克**

[道具]
燒杯、玻璃棒、遮光瓶

[作法]
❶將甜杏仁油加入燒杯裡，再加入精油以玻璃棒充分攪拌混合後，倒入遮光瓶中。

[用法]
手取少量按摩油按摩，手部按摩的方法請見P.165，請多次塗抹使用。

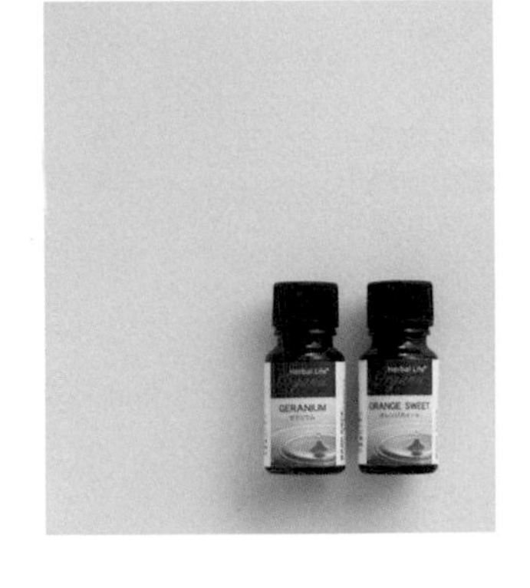

注意＆POINT

保存在陰暗處。請盡量在1個月內用完。推薦在入浴後使用。
按摩前進行手浴讓手溫熱，會更加有效果。

消除水腫

具有排出身體老廢物質作用的杜松漿果精油，搭配有瘦身效果的葡萄柚精油，可以直接使用按摩方式，將水腫一口氣消除！

●按摩油

[材料]
葡萄柚精油 ……………… **3滴**
杜松漿果精油 ……………… **1滴**
迷迭香 ……………… **2滴**
荷荷芭油 ……………… **30公克**

[道具]
燒杯、玻璃棒、遮光瓶

[作法]
將荷荷芭油加入燒杯裡，再加入精油，以玻璃棒充分攪拌混合，倒入遮光瓶中。

[用法]
在手上取一些按摩油，按摩水腫處。足部按摩的部分請參考P.168。

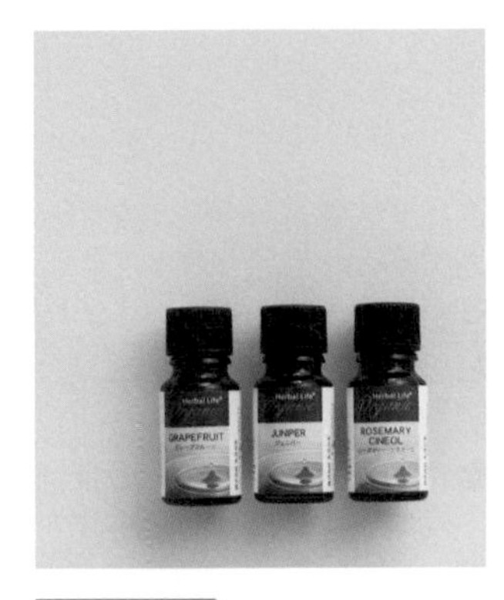

注意＆POINT

在洗完澡之後，血液循環好的時候按摩會更加有效果。因為葡萄柚精油具有光敏性，使用後請盡量避免直接接觸紫外線。

頭皮保養

使用具有緊緻肌膚、高度收斂作用的馬丁香，來製作可以讓頭皮毛細孔清除得乾乾淨淨的護頭皮水。洗完頭後加以按摩，更加具有效果，不管男女皆可使用。

●護髮水

[材料]

馬丁香精油 ………………… **3滴**
檸檬香茅………………………… **3滴**
無水乙醇………………………… **5公克**
純水 ……………………………… **25公克**

[道具]

燒杯、玻璃棒、遮光瓶

[作法]

❶將無水乙醇加入燒杯裡，再加入精油以玻璃棒充分攪拌混合。
❷加入純水，再度攪拌混合後，倒入遮光瓶中。

[用法]

洗完頭後，以毛巾將頭髮擦半乾後，取適量的護髮水，讓護髮水滲透進頭皮並進行頭部按摩。頭皮＆頭部按摩請參考P.166。

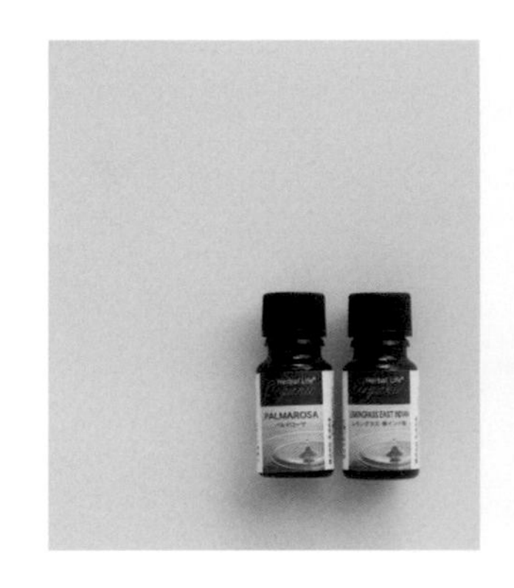

注意＆POINT

保存在冰箱中，請在1週內使用完畢。

腿部保養（腳跟去角質）

在腳跟出現乾燥裂痕前，以保濕效果絕佳的蜜蠟與乳木果油所調製的乳霜，來為腳跟部進行去角質保養。安息香有柔軟肌膚的效果，塗了乳霜之後再穿上襪子，就能使乳霜充分滲透進入腳部的角質層。

●足部乳霜

[材料]

安息香精油 ………………… **2滴**
甜橙精油………………………… **2滴**
澳洲堅果油 ……………… **15公克**
乳木果油………………………… **3公克**
蜜蠟 ……………………………… **3公克**

[道具]

精油加溫器、乳霜容器、玻璃棒

[作法]

❶按照比例取出蜜蠟、乳木果油、澳洲堅果油，在精油加溫器裡陸續放入蜜蠟及澳洲堅果油、乳木果油，使之完全融化。
❷將步驟❶倒入容器內後，以玻璃棒混和攪拌後冷卻。等周圍稍微凝固後一滴一滴地加入精油，再以玻璃棒充分攪拌混合。
❸將乳霜放涼凝固就完成了。

[用法]

在介意的腳底部位，或出現乾燥或龜裂之處塗上乳霜。

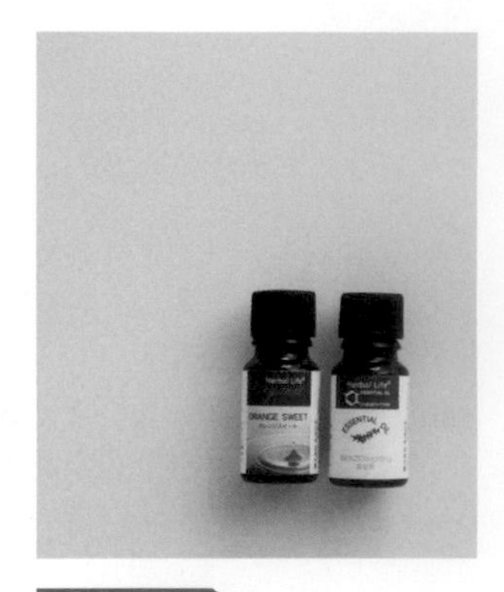

注意＆POINT

將乳霜保存在陰涼處，請盡量在1個月內使用完畢。特別推薦在入浴後使用，在保養前先進行足浴可以讓肌膚變得柔軟，效果更好。

指甲保養

檸檬精油不只可以帶給指甲光澤，也可以保養指甲乾皮部位。指甲與肌膚相同，都需要同等給予油分來滋養細胞，才能保持指甲的健康。

●指甲保養油

[材料（1次用量）]

檸檬精油……………………… **2滴**
酪梨油 ……………………… **5公克**
荷荷芭油……………………… **15公克**

[道具]

燒杯、玻璃棒、有滴管的遮光瓶

[作法]

❶將荷荷芭油及酪梨油加入燒杯裡，加入精油後以玻璃棒充分攪拌混合，倒入遮光瓶中。

[用法]

使用滴管在每一根手指頭上滴上1至2滴按摩油，接著從指甲根部到指尖像按摩一樣，將按摩油抹到指甲上。

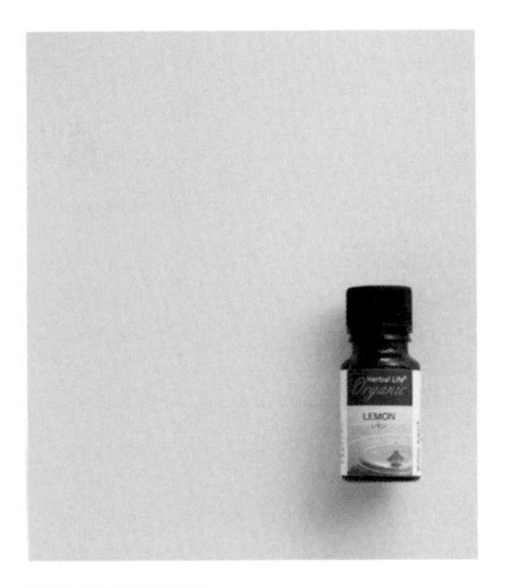

注意＆POINT

請放入遮光瓶後保存在陰涼處，盡量在1個月內使用完畢。由於檸檬精油具有光敏性，使用後盡量避免直接接觸紫外線。

足部保養（腳的疲倦感）

需要長期站立的工作或長時間走路的日子裡，使用讓淋巴循環變好的精油噴霧來療癒雙腳吧！令人介意的悶臭味也可以藉由噴霧消除喔！

●足部噴霧

[材料（1次用量）]

胡椒薄荷精油 ……………… **2滴**
尤加利精油 ……………… **2滴**
迷迭香精油 ……………… **2滴**
無水乙醇……………………… **5公克**
純水 ……………………… **25公克**

[道具]

燒杯、玻璃棒、遮光瓶

[作法]

❶將無水乙醇加入燒杯裡，加入精油後以玻璃棒充分攪拌混合。
❷在步驟❶裡加入純水，再度攪拌混合後，倒入遮光瓶中。

[用法]

在洗完澡後，於潔淨完畢且血液循環良好的雙腳上，噴上足部保養噴霧再輕輕按摩。需要長時間走路或工作需長久站立時就隨身攜帶，腳部一出現疲倦時就可以噴抹在腳上。

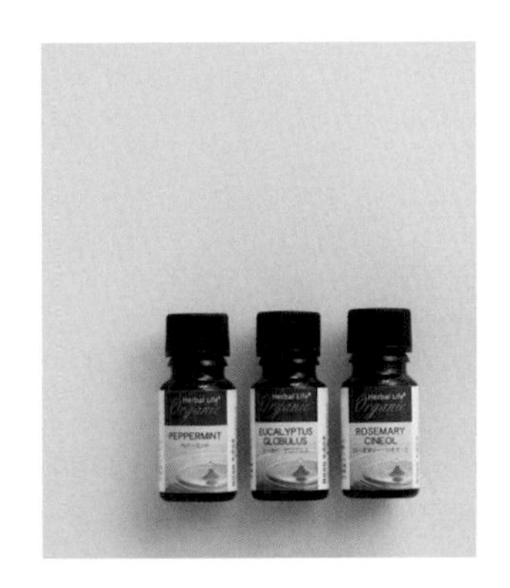

注意＆POINT

保存在冰箱中，請盡量在1週內使用完畢。

腿部保養（抗菌肥皂）

一起來製作可抑制腳臭味的手工皂吧！茶樹的殺菌效果能防止異菌產生，將肥皂的皂基運用不同皂模作出自己喜愛的形狀吧！

●手工精油皂

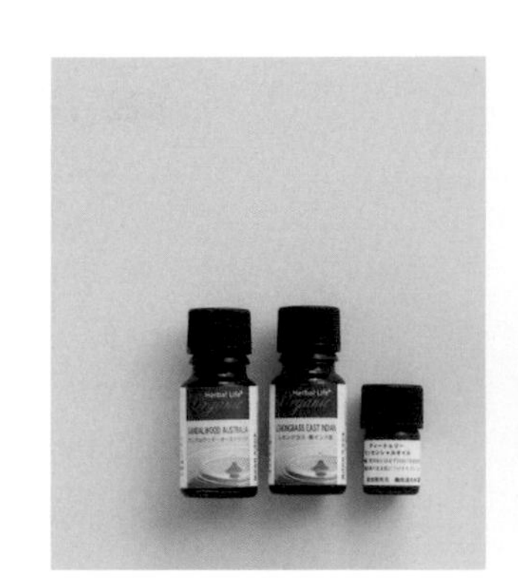

[材料]

檸檬香茅精油 ……………… 10滴
檀香 ……………………………… 5滴
茶樹精油………………………… 5滴
皂基 ……………………………… 100公克

[道具]

燒杯、微波爐、皂模、玻璃棒

[作法]

❶在燒杯內放入皂基，放入微波爐加熱。
❷完全融化後加入精油，接著以玻璃棒仔細拌勻，倒入皂模裡。
❸放在通風好的場所，完全凝固後從皂模中取出肥皂。
❹將取出的肥皂放置在通風處，乾燥3至4天。

[用法]

以水沾濕肥皂後搓揉起泡，用來清洗雙腳。以清水沖洗完畢後，再以足部保養水保養腳部。

注意＆POINT

乾燥處約可保存一年，也可放入鞋櫃中清除異味，同時享受芬芳樂趣。

痘痘＆臉部長出異物時使用

將洗臉槽內注滿溫水後，滴入幾滴精油，再讓臉接觸蒸氣，進行簡單的精油蒸臉氣。可保持臉部肌膚清潔，有助於改善長痘痘的肌膚，清爽的香味也能使人放鬆心情。

●臉部蒸氣

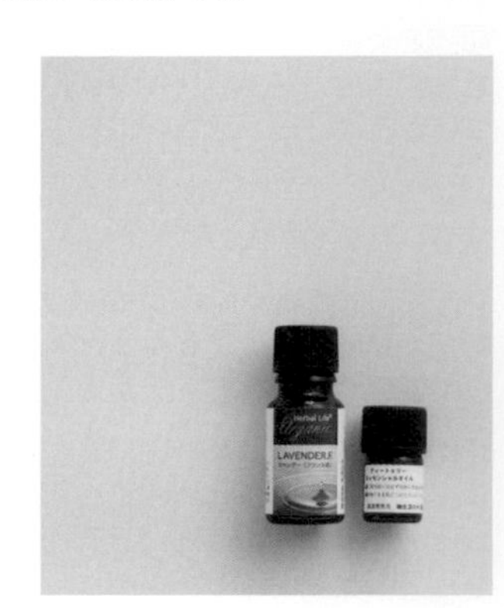

[材料（1次用量）]

薰衣草精油 ……………… 2滴
茶樹精油………………………… 1滴

[道具]

洗臉槽、浴巾

[用法]

在臉盆裡注入稍微溫熱的熱水，滴入精油。以一條浴巾蓋住頭部，如此可避免熱水蒸氣散出。

注意＆POINT

蒸氣精油吸注意事項請參閱P.162。

House Keeping

[讓房間 & 空間更舒適]

借助精油的力量，讓家事效力加倍！
精油不僅具有殺菌或除臭的效能，對於去污也有相當成效。
將精油帶入清掃中，不僅使居家空間更加清潔乾淨，還可消除家中異味，
在做完家事的時候，也因為精油本身的療癒作用，
讓疲倦的身心更為放鬆，也可以保持愉悅的心情，
在精油中加入小蘇打粉及其他天然素材，讓做家事變得更快樂吧！

廚房的清潔

小蘇打粉能取代清潔劑，具有去油污油漬的效果，加上兩種殺菌除臭的精油，就可以製作成好用的天然精油清潔劑！

●廚房清潔劑

[材料（1次用量）]

檸檬香茅精油 ………………… **15滴**
茶樹精油 ………………………… **5滴**
小蘇打粉 ………………………… **100公克**

[道具]

盆子、湯匙、保存容器

[作法]

在盆子內加入小蘇打粉後再加入精油，以湯匙將所有的材料均勻混合攪拌後，放入保存容器內。

[用法]

倒出適量精油，以少量水打濕，直接清洗焦掉的鍋子、廚房水槽的油垢，再以擰乾的毛巾將污垢及精油廚房清潔劑擦掉。

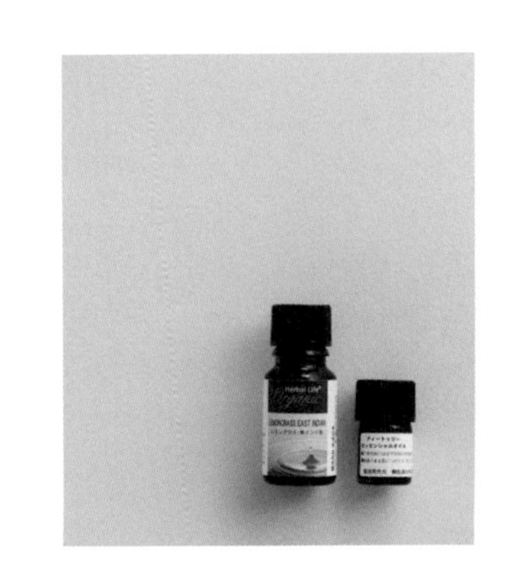

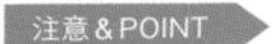

請保存在陰涼處，盡量在1個月內使用完畢。

窗戶玻璃擦拭噴霧

擦拭玻璃時使用精油噴霧，能保持空氣清新無比。噴灑過精油噴霧再擦拭窗戶，窗邊就會傳出淡淡的精油清香。紅柑的成分還能使窗戶乾淨透亮！

●精油噴霧

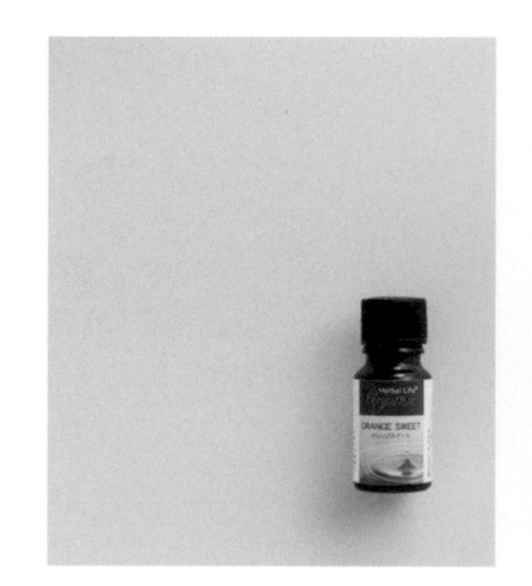

[材料（1次用量）]

甜橘精油…………………… **10滴**
清水 ………………………… **300公克**

[道具]

噴霧容器

[作法]

將清水加入噴霧容器內，加入精油後，蓋上蓋子充分搖晃混合後使用。

[用法]

將噴霧噴到窗戶玻璃上後，以毛巾等擦拭乾淨即可。

注意＆POINT

精油噴霧請在製作當天使用完畢。

除臭芳香劑

在精油內加入小蘇打粉就可以清淨空氣，發揮強化除臭效果，天然的消臭芳香劑不僅適用於廁所，擺放在玄關除臭，也可以在煙味相當重的房間中發揮很好的除臭效果喔！

●精油芳香劑

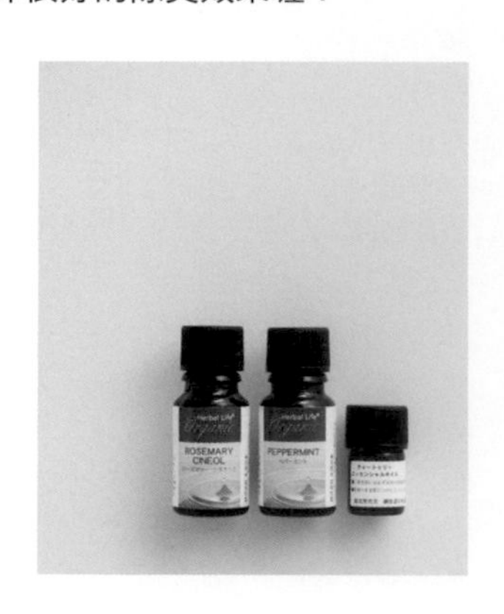

[材料]

茶樹精油…………………… **5滴**
迷迭香 ……………………… **10滴**
胡椒薄荷…………………… **5滴**
小蘇打粉…………………… **100公克**

[道具]

盆子、湯匙、廣口瓶或一般器皿

[作法]

盆子放入小蘇打粉後加入精油，以湯匙充分攪拌混合。

[用法]

將混合好的小蘇打粉放到廣口瓶或器皿中，再擺放在廁所除臭。

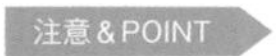

若香味逐漸變淡無味請換新，香味變淡的芳香劑可運用在清掃廁所時使用。

吸塵器的排氣消臭

吸塵器的排氣有時會散發異味。只要在過濾器或集塵袋中，點入3滴尤加利精油，即可達到除臭的效果。在香氣繚繞的環境之下，清爽地掃除一番吧！

●排氣消臭

[材料（1次用量）]

尤加利精油 ……………… **3滴**

[用法]

替換吸塵器內部的過濾器心時，在新的過濾器心上滴上3滴精油，將過濾器心裝回吸塵器中後開始進行清掃即可。

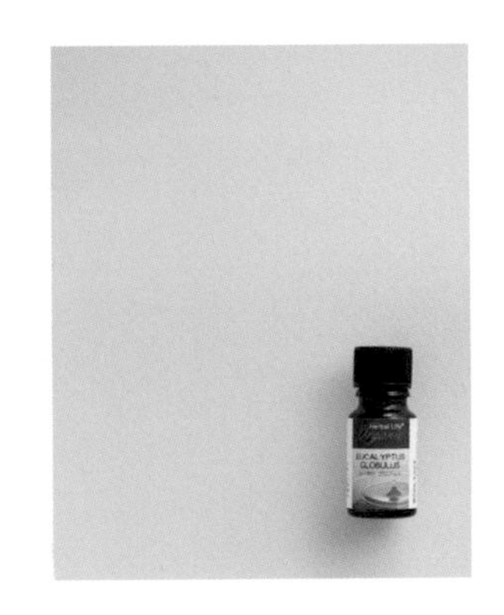

注意 & POINT

排氣口會排放出尤加利的香味。

車內除臭

利用樹木調的芳香氣味搭配果香氣味的精油，來擊退車子內令人介意的臭味！精油混合天然鹽後，放在車子內就能保持車內舒適清爽感。

●芳香浴

[材料（1次用量）]

胡椒薄荷精油 ……………… **5滴**
雪松精油 ……………………… **5滴**
葡萄柚精油 ………………… **5滴**
萊姆精油 ……………………… **5滴**
天然鹽 ………………………… **100公克**

[道具]

盆子、湯匙、廣口瓶

[作法]

在調配容器內放入天然鹽後，加入精油，使用湯匙充分攪拌混合。

[用法]

將芳香浴鹽放入廣口瓶內，放置在車內不容易撞到或晃動的地方。

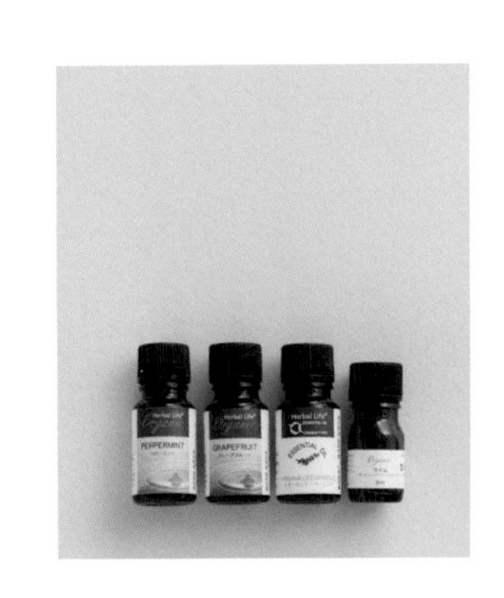

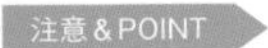

小朋友可能會不小心去舔食，請特別留意放置精油的位置。
可在瓶口蓋上一層通氣的薄布，瓶子被撞倒時可以防止瓶裡的鹽傾倒出來。

精油作用用語解說

精油含有各種不同天然的藥理成分，因此每種精油具有不同的作用，使用這些精油對於身心也會產生不同效果。在本書中介紹各種精油的效用，其中有些是比較不常聽過的名詞，所以在此以用語列表，再次說明其明確涵意。

用語	作用
摩擦生熱	增加血液流量・溫暖局部身體
去除瘀血	改善血液的滯留
促進腸胃蠕動	舒緩腸胃、促進排便
強肝	刺激肝臟、活絡肝臟機能
強心	刺激心臟、活絡心臟機能
強身	提升身體機能及能力
去痰	除去支氣管中過剩的黏液
驅蟲	驅除腸內的寄生蟲及害蟲
驅風	排出積存在腸內的脹氣
降低血壓	將血壓降下
提高血壓	讓血壓增高
擴張血管	擴張血管壁
收縮血管	收縮血管壁
促進血液循環	促進血液循環
解毒	中和毒性物質
解熱	冷卻身體、降低過高體溫
抗過敏	減輕過敏症狀
抗病毒	抑止病毒的繁殖
抗憂鬱	讓憂鬱的情緒變得開朗
抗發炎	平息發炎症狀、抗黏膜炎、緩和流鼻水等黏膜症狀
抗菌	抑止細菌的繁殖
抗氧化	防止細胞氧化 減緩老化現象
抗真菌	抑制真菌（黴菌引起的香港腳或念珠菌）的繁殖
振奮精神	使情緒高昂
催情	提高性慾
催乳	增加母乳的分泌
促進皮膚細胞成長	促進皮膚細胞成長
催眠	促進睡意
殺菌	殺除細菌
除蟲	殺滅蚊蟲
舒緩	放鬆肌肉
強壯子宮	提高子宮機能，使其正常化

刺激	從外部產生作用，引發感覺或心靈反應
止血	停止出血
收斂	緊緻組織、減少組織內的分泌
促進消化	幫助消化
除臭	消除異味
增進食慾	提高食慾
調整自律神經	使自律神經的機能正常化
激勵神經	提高腎上腺素分泌量、增進能量
調整神經平衡	平衡自律神經
清晰頭腦	使頭腦清楚
制汗	抑止流汗
振奮精神	提高精神、充滿幹勁
整腸	提高腸內消化、吸收、蠕動等機能
組織再生	使受傷的組織再生
利膽	促進膽汁分泌
抗痙攣	抑制痙攣
鎮靜	平息興奮
止痛	緩和疼痛
通經	促進生理機能規則化
改善分泌物過多	可鎮定黏膜，有效改善分泌物過多的情形。
發汗	汗
治癒傷口	治癒傷口、幫助傷口結痂
光敏性	皮膚受到日曬造成雀斑產生、造成皮膚問題
皮膚細胞再生	幫助皮膚細胞生成
回復皮膚彈力	恢復皮膚彈力
軟化皮膚	柔軟肌膚
消除疲勞	除去疲勞、恢復體力
促進分娩	幫助安產
防蟲	防止寄生蟲與害蟲靠近
保濕	保持肌膚水分
類雌激素（女性荷爾蒙）功用	發揮如同女性荷爾蒙的作用
調整免疫	調整免疫力平衡、提高免疫機能
活絡免疫力	調整免疫機能並使其正常化
冷卻	變涼，平息症狀

精油
芳香成分及特徵

精油含有多種芳香成分。
以下將芳香成分分為十三類，分別介紹特徵。
學習並熟悉精油的芳香成分，能幫助你獲得更深奧的精油知識！

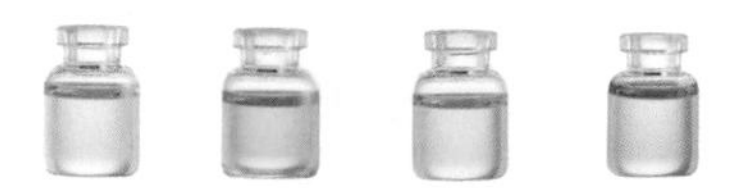

乙醛類

特徵●
強身、安定神經系統、刺激免疫作用。因對皮膚的刺激較強，請以低濃度來使用。
成分名稱●
茴香醛、枯茗醛、檸檬醛、香茅醛、癸醛、香蘭素、橙花醛、香葉醛、辛醛、紫蘇醛
含有此成分較多的精油●檸檬香茅

酯類

特徵●
抗病毒、抗發炎作用之外，還有鎮定神經系統作用，毒性少。
成分名稱●
氨茴酸酸甲酯、白芷酸異戊酯、白芷酸異丁酯、安息香酸苄酯、香葉酯、乙酸橙花脂、乙酸龍腦酯、乙酸桃金娘烯醇酯、乙酸芳樟酯、乙酸薰衣草酯、基丙酸橙花酯、安息香酸酸甲酯、乙酸松油酯
含有此成分較多的精油●依蘭依蘭、茉莉花

有機酸

特徵●
具有抗氧化作用。
成分名稱●
安息香酸、桂皮酸
含有此成分較多的精油●安息香

酮類

特徵●
提升肝臟機能、分解脂肪，有助傷口結痂作用。具有神經毒性，含酮類較多的精油請謹慎使用。
成分名稱●
α-鳶尾酮、γ-鳶尾酮、α-紫羅蘭酮、β-紫羅蘭酮、異薄荷酮、L-酮類、d-酮類、香樟酮、錫安酮、cis-茉莉酮、二氫大馬酮、大馬烯酮、側柏酮、諾卡酮、葑酮、萬壽菊酮、蒿酮類、香根酮、巖蘭酮、薄荷酮
含有此成分較多的精油●胡椒薄荷、蓍草

氧化物類

特徵●
抗病毒效用，質地非常容易變化，不耐高溫，氧氣與水對於肌膚刺激性強。
成分名稱●
trans-芳樟醇氧化氮、cis-芳樟醇氧化氮、1.8桉油醇、紅沒藥醇氧化氮
含有此成分較多的精油●胡椒薄荷、迷迭香、尤加利

雙萜烯乙醇類

特徵●
具有類似雌激素的作用，會影響賀爾蒙，並有抗菌作用。
成分名稱●
香紫蘇醇、植醇
含有此成分較多的精油●快樂鼠尾草、茉莉花

倍半萜烯乙醇類

特徵●
具有類似雌激素的作用，會影響賀爾蒙，並有抗菌、抗過敏作用。
成分名稱●
藍桉醇、檀香萜醇、雪松醇、橙花醇、廣藿醇、綠花白千層醇、金合歡醇、苯乙醇
含有此成分較多的精油●檀木、廣藿香

倍半萜烯碳氫類

特徵●
具有抑制發炎症狀，有去除瘀血、抗過敏等效用。
成分名稱●
蘭香油奧、β-石竹烯、反式-β-石竹烯、Curzerene、可巴烯、愈創木烯、β-水芹烯、α-柏木烯、廣藿香烯、紅沒藥烯、α-金合歡烯、β-金合歡烯
含有此成分較多的精油●雪松、沒藥

含氮化合物

特徵●
茉莉花香中含有的香味成分。
成分名稱●
吲哚
含有此成分較多的精油●茉莉花

苯酚類

特徵●
具有強烈殺菌力。長期大量使用時，肝臟會有負擔，刺激肌膚等問題。
成分名稱●
丁子香酚、香芹酚、trans-茴香腦、檜醇、甲基丁香酚、芹菜腦、肉荳蔻醚
含有此成分較多的精油●丁香、肉桂葉、芹菜籽

單萜烯乙醇類

特徵●
抗病毒、殺菌作用、調整免疫系統等作用，毒性少。
成分名稱●
香葉醇、香茅醇、松油醇、松油烯-4-醇、橙花醇、龍腦、薄荷醇、薰衣草醇、ℓ-芳樟醇、d-芳樟醇
含有此成分較多的精油●大馬士革玫瑰、花梨木

單萜烯碳氫化合物

特徵●
多半精油都含有的成分，具有去除瘀血、強身、去痰、抗發炎症狀之作用。
成分名稱●
trans-β-羅勒烯、萜烯、δ-3-蒈烯、莰烯、香檜烯、γ-松油烯、對聚繖花素、α-蒎烯、β-蒎烯、α-水芹烯、β-水芹烯、β-月桂烯、檸檬烯
含有此成分較多的精油●甜橙、葡萄柚、佛手柑

內酯類

特徵●
能有防止血栓、降低血壓。由於會刺激肌膚、具神經毒性，含有此成分較多的精油請謹慎使用。
成分名稱●
茉莉內酯、呋喃香豆素、苯酞化合物、佛手柑內酯
含有此成分較多的精油●佛手柑

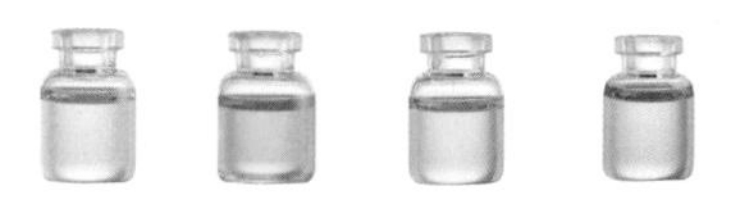

INDEX

香味調
INDEX

PART1
想要知道香味特性時
請使用 NDEX
香味調性則參考 P.9。

ページ

對心靈有效用分類 INDEX

使用精油香氛時，
先了解其對身心靈的作用，
知道切確的目的後，
使用起來會較得心應手，
例如：想要放鬆心情、集中精神、
想轉換成某某狀態等，
依循當下的狀況及目的，
去尋找契合的香氛吧！

想讓心情變得開朗明亮時

有助睡眠

103	香桃木
帶來元氣	
20	洋茴香籽
27	多香果
34	白千層
42	丁香
47	芫荽
55	肉桂葉
59	薑
61	八角茴香
65	天竺葵
69	龍艾
75	肉豆蔻
80	歐洲赤松
95	西班牙金雀花
96	緬梔
107	金合歡
108	沒藥
114	萊姆
119	山雞椒
提高集中力	
44	月桃
48	絲柏
68	百里香（百里香・芳樟醇）
77	綠花白千層
81	甜羅勒
112	尤加利
121	檸檬
128	迷迭香

安定情緒	
22	土木香
23	永久花
36	白松香
57	茉莉花
78	橙花
82	廣藿香
90	甜茴香
93	乳香
94	藍絲柏
109	香蜂草
124	檸檬香桃木
130	月桂
緩解壓力	
21	歐白芷根
37	胡蘿蔔籽
62	穗花薰衣草
76	穗甘松
83	日本薄荷
87	牛膝草
89	羅漢柏
104	甜馬鬱蘭
122	檸檬香茅
129	荷花
鎮靜作用	
49	檀香
50	澳洲檀香
重振士氣時	
29	康乃馨

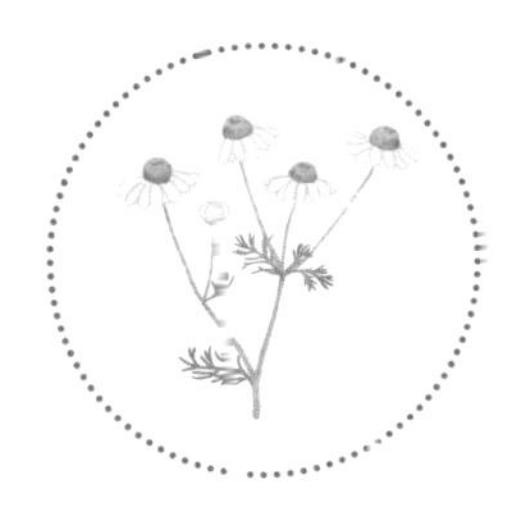
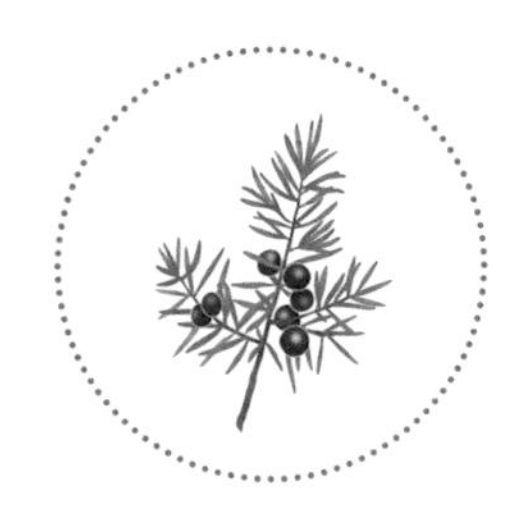
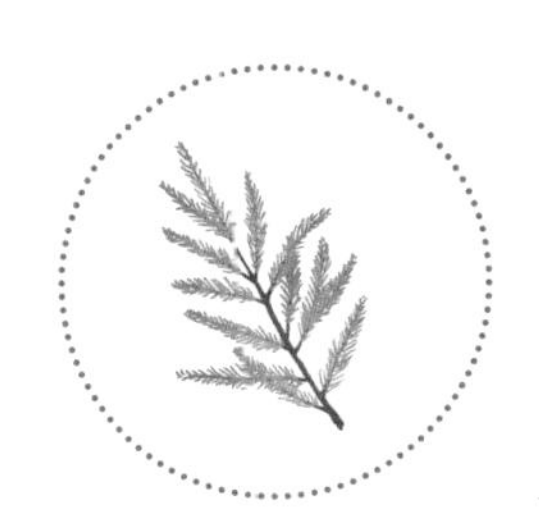